NORBERT KLUGMANN

Lüneburger Elefanten

NORBERT KLUGMANN

Lüneburger Elefanten

Historischer Roman

GMEINER

Immer informiert

NEWSLETTER

Spannung pur – mit unserem Newsletter informieren wir Sie
regelmäßig über Wissenswertes aus unserer Bücherwelt.

Gefällt mir!

Facebook: @Gmeiner.Verlag
Instagram: @gmeinerverlag
Twitter: @GmeinerVerlag

FSC
www.fsc.org
MIX
Papier | Fördert
gute Waldnutzung
FSC® C083411

Besuchen Sie uns im Internet:
www.gmeiner-verlag.de

Im Ehnried 5, 88605 Meßkirch
Telefon 07575/2095-0
info@gmeiner-verlag.de

1. Auflage 2023

Lektorat: Claudia Senghaas, Kirchardt
Herstellung: Mirjam Hecht
Umschlaggestaltung: U.O.R.G. Lutz Eberle, Stuttgart
unter Verwendung eines Bildes von: © https://commons.wikimedia.org/
wiki/File:Wenceslas_Hollar_-_The_tame_elephant.jpg
Druck: CPI books GmbH, Leck
Printed in Germany
ISBN 978-3-8392-0389-7

1

Er legte einen Arm um Trine und sagte mit dem Schmelz, den er seiner Stimme in entscheidenden Momenten überzustreifen verstand:

»Alles wieder gut?«

In einem Umkreis von 100 Metern wurde die Welt von dröhnendem Schweigen überzogen. Er griff zum Äußersten und legte beide Arme um ihre Hüften. Vielleicht war es auch die Taille. Sie hatte ihm den Unterschied auseinandergesetzt, mehrfach. Und er hatte sich auch wirklich Mühe gegeben, die Unterschiede zwischen Taille und Hüfte zu begreifen. Wenn er sich recht erinnerte, hatte er ihr versprochen, in Zukunft die richtigen Bereiche am Körper seiner Liebsten mit den treffenden Bezeichnungen zu belegen. Sie mochte es, wenn sie ihn dazu brachte, Versprechen abzugeben, Eide zu schwören und den heutigen Tag zum Beginn eines neuen Zeitalters zu erklären. Sein Gesicht war dann so weich wie sonst nie; seine hageren Züge gruben sich noch tiefer ein, was nur eins bedeuten konnte: Deichmann litt an der Unbarmherzigkeit seiner Liebsten. Dabei hätte sie es doch besser wissen können: Er hatte es bisher nicht gelernt und er würde es auch in Zukunft nicht lernen. Nichts war Trine gleichgültiger als der Unterschied zwischen Hüfte und Taille, aber wenn das Leiden die Herrschaft über seine Gesichtszüge gewann, hatte sie ihn noch lieber als sonst und als in allen elf Jahren, die sie nun schon zusammen waren. Er gab sich Mühe, daran zweifelte sie nicht. Aber mochte er auch darum kämpfen, die Teile des Körpers einer Frau mit Ausdrücken zu belegen, die in Sichtweite der Wahrheit kamen: So blieb er doch ein Mann, ein begriffsstutziger Mann. In seinem Gasthaus übte er sein Regiment als Wirt mit Umsicht, Charme und zur Not auch mit Härte aus. Trine war Zeugin gewesen, wie er reiche Kaufleute und schneidige Offiziere vor die Tür gesetzt hatte. Sie hatte hinter der Theke gestanden, als der Bischof von Bremen Deichmann zwingen wollte, vor ihm das Knie zu beugen. Angeblich ging es in dem Moment um den Respekt vor dem Schöpfer, aber Deichmann hatte ihn ausgelacht und gesagt: »Ihr liebt es, Macht auszuüben. In solchen Momenten seid Ihr einem Räuberhauptmann, einem Fürsten und einem Betrüger ähnlich. Und meistens geht Ihr aus solchen Duellen bestimmt als Sieger hervor. Mein Beileid, guter Mann, aber Ihr seid an den Falschen geraten. Ihr befindet Euch in meinem Reich. Schickt mir Euren Herrn, und er wird bei uns aufs Beste bewirtet werden. Denn Euer Herr hat Stil und Kultur und Noblesse. Deshalb nennt man ihn Herr. Ihr seid nur ein kostümierter Aufschneider, der sich hinter der Macht eines Höhergestellten versteckt. Aber in Wirklichkeit seid Ihr so groß.«

Deichmann hatte Daumen und Zeigefinger fast aufeinandergelegt und die Hand dicht vor das teigige Gesicht des Bischofs gehalten. Dann hatte er sich die Hand vor sein eigenes Gesicht gehalten und hatte den bereits geringen Abstand der beiden Finger noch weiter verkleinert, bis es aussah, als würden sie sich berühren.

Mit dieser Hand vorm Gesicht hatte der Bischof auf den Moment gewartet, an dem die Hand zu zittern beginnen würde. Aus Erfahrung wusste er, dass dieser Moment kommen würde. Seine Erfahrung bezog er daraus, andere Menschen klein zu machen, einzuschüchtern, ihnen Angst einzujagen und ihnen alle irdischen Strafen anzudrohen.

Mit dieser Einstellung beging der Bischof gleich mehrere Fehler auf einmal. Er kannte diesen Wirt nicht. Er wusste nicht, wer in dessen Gasthaus verkehrte und wie sehr viele von diesen hochstehenden Gästen diesem Wirt zu lebenslangem Dank verpflichtet waren, weil er sie aus höchster Bedrängnis befreit hatte und dafür seinen Körper auf eine Weise eingesetzt hatte, die niemand für möglich halten wird, der es nicht miterlebt hat.

Ein Mann, der seinen Körper auf diese Weise einzusetzen weiß, hat keine Angst vor einem Bischof, und vor einem angeberischen und unkultivierten Bischof am allerwenigsten. Er übt sein Hausrecht im Rahmen der Gesetze und der Tradition aus und er weiß genau, wer sich in diesem Moment alles in diesem Haus befindet und welches Verhältnis der Wirt zu diesen Menschen hat und diese Menschen zu ihm.

Im Grunde stand der Bischof in diesem Moment einer Armee gegenüber. Sein Pech war, dies nicht zu wissen. Aber es war auch sein Glück, weil er sonst mit seinem Leben abgeschlossen hätte.

Trine hatte hinter der Theke gestanden. Als Hebamme kannte sie sich besser mit dem menschlichen Körper aus als 99 von 100 Menschen. Und die eine Person, die noch mehr wusste als sie, war eine ältere Hebamme. Sie wusste, dass Deichmann dem Großkotz jetzt helfen musste, sein Gesicht zu wahren. Nicht weil an diesem Gesicht irgendetwas zu finden war, was einen für den Besitzer des Gesichts einnahm. Sondern weil er eine Chance brauchte, um weiterzuleben.

Es gibt Begebenheiten, die im Verlauf einer Sekunde töten. Ein Schlag, ein Stich, ein Schuss – und es ist passiert.

Es gibt aber auch Begebenheiten, die schleichend das Leben aus einem Menschen entfernen. Weil der Mensch ein schwatzhaftes Lebewesen ist, spricht sich herum, was in einem Gasthaus passiert ist – wer dabei gut aussah und wer nur ein aufgeblasener Kerl war. Bischöfe sind darauf angewiesen, dass man ihnen Respekt entgegenbringt. Zwar steht hinter ihnen die Kirche, das hilft im Alltag. Aber wenn es heißt: Mann gegen Mann, Eins gegen Eins, dann muss der Bischof zeigen, was er darstellt, wenn er sein Ornat ablegt. Ist er dann ein Mann? Oder ein Skelett? Im Fall des Wirts Deichmann ist diese Frage seit Langem beantwortet. Einmal Mann, immer Mann. Mann in jeder Kostümierung. Mann von Trine Deichmann – das kann zum entscheidenden Vorteil werden. Wen eine Hebamme mag, ist ein guter Charakter oder ein mutiger Mann. Und manchmal beides zugleich.

In den damaligen Minuten hinter der Theke hatte Trine viel abzuwägen. Sie musste Frieden stiften, ohne Deichmann ein Stück aus seiner Autorität herauszubrechen. Sie musste, was sie tat, für den widerlichen Bischof tun. Sie wusste, dass sie von ihm keinen Dank zu erwarten hatte. Aber dieses lastende Schweigen musste beendet werden. Wie lange hatte sich schon niemand mehr in der Gaststube bewegt? Die meisten Augen waren auf Deichmann gerichtet. Was sein Körper und sein Gesicht ausdrücken oder andeuten würden, würde im Handumdrehen den Raum erfüllen. Danach würden vom Bischof nur noch Reste übrigbleiben. Und danach würden mehrere Männer gegenüber der Policey mit einer Stimme schildern, was an diesem Abend passiert war. Und die Policey würde diese kollektive Aussage akzeptieren, weil sie sich nicht mit den Angehörigen von einem Dutzend Männern anlegen wollte. Auf diese Weise entstehen Aufstände. Sie fangen klein an und blähen sich in einem Tempo auf, das man nicht erwartet hat und dem man nichts entgegensetzen kann.

Der Kollaps des Bischofs rettete die Situation. Er bewahrte die Inneneinrichtung der Gaststube vor einem großen Reparaturauftrag und erhielt das Leben des geistlichen Würdenträgers. Später würde Trine zu Protokoll geben, dass ein Kreislaufversagen des Bischofs, das aus dem Nichts hervorgebrochen sei, den Mann zu Boden geworfen habe, nachdem er sich vorher mit beiden Händen an die Brust gefasst habe, an die Region, wo bei anständigen Menschen das Herz seinen Sitz hat, weshalb es keinen Grund zu der Annahme gibt, dass es bei dem Bischof nicht ebenso der Fall sein sollte.

Trine machte diese Aussage vor bekannten Gesichtern. Lübeck war nicht ihre Heimatstadt, aber seit Langem ihr Wirkungsort. Trines untadeliger Ruf ersetzte die Vereidigung. Der Wirt Deichmann hatte ihren Aussagen nichts hinzuzufügen und daran nichts zu verbessern. Dass ihm die fahle Gesichtsfarbe des Gastes vom ersten Moment an aufgefallen war, setzte er erst nach einigem Zögern hinzu. »Man denkt ja nicht gleich an eine Gefährdung«, sagte er. »Gerade wenn eine Persönlichkeit vor einem steht, zu der das geistige Element gehört wie der Schlamm zum Schwein, da denkt man doch: Das ist nichts, was nicht durch einen hochprozentigen Becher wieder hinzukriegen wäre.«

Die drei vernehmenden Büttel nickten verständnisvoll wie ein Chor. Und der anwesende Bischof war schlau genug, den gerade abschwellenden Bocksgesang durch unbewiesene und unbeweisbare Äußerungen nicht erneut anzufachen.

2

Zollenspieker und die Fährstation und damit die Elbe waren erreicht, das dortige Gasthaus besaß wegen seiner exponierten Lage und langen Historie einen größeren Ruf als Deichmanns

Haus. Die beiden Wirte kannten sich. Oder wie Deichmann zu sagen pflegte: »Wirte erkennen einander am Geruch.«

Trine hatte bisher nicht das Vergnügen gehabt, und der Wirt war nach dem Tod seines populären Vorgängers noch kein Jahr im Amt. Trotzdem war Deichmann mit ihm offensichtlich bestens vertraut. Trine nahm das am Rande wahr und hütete sich, die Vertrautheit der Männer zum Thema aufzuwerten, zumal sie keinen Versuch unternahmen, ihre Bekanntschaft zu verbergen. Dass Deichmann ein Vorleben hatte, war Trine bewusst, und sie akzeptierte es. Dass er auch seit ihrer Heirat kein Stubenhocker geworden war, hatte zwischen den Eheleuten nicht zu Spannungen geführt. Die Vorstellung, den weit herumgekommenen Mann an die häusliche Kette legen zu wollen, war ihr stets abwegig erschienen.

Von Lübeck waren sie mit dem Wagen gekommen. Leichtes Gepäck, Verzicht auf sperrigen Hausstand. Die treue Liese hatte den Weg problemlos bewältigt. Für sie war die Arbeit fast schon geschafft. Vom Zollenspieker würde es mit einem Salzboot weitergehen: über den breiten Strom in die Ilmenau hinein und von dort mit gutem Wind bis hinauf nach Lüneburg.

Was man als Arbeit bezeichnen mag, hatte im Vorfeld zwischen den Eheleuten stattgefunden. Deichmann, aus dem weiter südlich gelegenen Uelzen stammend, hatte den Gedanken aufgebracht: noch einmal zu den Wurzeln; die Stätten von Kindheit und Jugend aufsuchen und vielleicht … aber nur vielleicht … nur bei allergünstigsten Bedingungen könnte man dann unter Umständen dem Gedanken nähertreten, die Zelte hier aufzuschlagen. Unter allergünstigsten Umständen und nicht für den Rest des Lebens, sondern für ein Jahr, möglicherweise zwei, möglicherweise ein halbes Jahr länger. Aber jede Entscheidung in offener Abstimmung zwischen den Eheleuten. In dieser Zeit hatte Trine den Ausdruck »allergünstigste Umstände« verabscheuen gelernt, mit dem Deichmann seine Sehnsucht nach den Wurzeln immer wieder überzuckert hatte. Es war ihr etwas zu viel geworden mit den immerwährenden allergünstigsten Umständen.

»Sag, was du wirklich willst!«, hatte sie ihn aufgefordert. Er hatte sie angeblickt, wie waidwundes Wild den gefräßigen Wolf anschaut. Dieser Ausdruck passte nicht zu Deichmann. Trine spürte seinen Wunsch: Er hatte Sehnsucht nach seinem Heimatort. So verständlich sie das fand, so fern lag ihr die Vorstellung, das vertraute Lübeck zugunsten eines verschlafenen Städtchens aufzugeben, von dem sie wenig wusste und von dem man wenig hörte. Nicht einmal schlechte Nachrichten. Keine Warnungen, keine Abenteuergeschichten. Als würde die Weltgeschichte stets einen großen Bogen um Uelzen gemacht haben. Auch die Lübecker Tentakel reichten nicht bis dorthin. Von der Elbe mochten es zwei Tagesreisen sein, selbst über die genaue Entfernung herrschte keine Einigkeit.

Trine hielt sich nicht für eingebildet. Sie war in der Lage, Interesse für Unbekanntes zu entwickeln. Wenn aber dieses Unbekannte den Namen Uelzen trug, spürte sie das Nachlassen ihres Interesses wie einen abrupten Temperatursturz.

Deichmann hatte das Thema nicht vertieft. Das mochte gut gemeint sein, aber seine Rücksichtnahme war Trine auch wieder nicht recht. Nicht dass sie sich vor einem Konter zu einem späteren Zeitpunkt fürchtete. Dafür war ihre Beziehung zu harmonisch. Die Eheleute sprachen miteinander – nicht immer gleich, nicht immer ausführlich. Aber das unselige Schweigen, das wie eine schwarze Regenwolke über vielen Beziehungen hängt, fand bei ihnen nicht statt. Ein Teil von Deichmanns Beruf war das Reden. Bei Trine war es nicht anders. Schweigemönche werden weder Gastwirt noch Hebamme.

Als Trine realisierte, dass er sie seit Längerem auf seine rücksichtsvolle Weise aushorchte, lag sein neuer Vorschlag schon auf dem Tisch. Drei Monate Lüneburg, in denen Trine ihren Beruf ausüben würde. Drei Monate, in denen Deichmann für einige Tage Richtung Süden aufbrechen würde, um die Erinnerung an seine Wurzeln neu zu beleben. Lüneburg war die größere Stadt, das Lüneburger Salz war ein Begriff, der 95 von 100 Menschen etwas sagt. Lüneburg war eine erste wirtschaftliche Adresse mit einer Bürgerschaft von anspruchsvoller bis selbstbewusster bis eingebildeter Ausstattung. Es existierten Beziehungen, das Netzwerk der Hebammen ist groß und verästelt. Schreiben waren hin- und hergegangen. Die wilden Reiter aus dem Umfeld von Deichmanns Gasthaus, die für zwei festliche Essen und einige Tage mit stets gut gefüllten Gläsern zu vielem bereit waren – auch zu nicht immer gesetzestreuen Aktivitäten –, hatten ihren Pferden den Weg gewiesen. Der charmanteste Hund unter ihnen hatte eine Verdoppelung seines Tempos in Aussicht gestellt, wenn Trine sich bereit erklären würde, einen Blick auf seine alten Eltern zu werfen, die in dem Aberglauben lebten, dass das menschliche Leben durch die Begegnung mit einem Medicus dramatisch ins Wanken kommt.

Am Tag ihres Aufbruchs lebte Trine in der Gewissheit, sich in Lüneburg nicht zu langweilen. Die gute Freundin einer sehr guten Freundin aus Lübeck verfügte über zwei Räume und als Heilerin über beste Beziehungen in das Lüneburger medizinische Netzwerk hinein. Zwei Adressen, die allen Einheimischen Respekt abnötigten, freuten sich auf kundige Hände aus dem Norden.

So hatte Deichmann den Rücken frei, sich nach Lust und Laune auf die Ausflüge nach Uelzen zu machen. An seiner Freude erkannte Trine, wie erleichtert er war, keine gelangweilte und früher oder später quengelnde Ehefrau mitschleppen zu müssen. Sie selbst freute sich darüber, nicht in eine Rolle fallen zu müssen, auf die sie nicht stolz gewesen wäre.

Sie hätten mit dem Wagen fahren können, aber die Aussicht, eine unerwartete – wenn auch sehr kurze – Schiffsreise zu unternehmen, sagte beiden zu. Langeweile und Überdruss waren nicht zu befürchten, Aussteigen war jederzeit möglich.

Die Salzkähne kamen aus Norden und Osten, in jedem Fall ohne Ladung. Die Schiffer würden sich über unerwartete Passagiere freuen, der Wagen war klein genug, um Platz zu finden, ohne dass Umbauten nötig wurden.

Die ersten beiden Schiffer lehnten ab, in beiden Booten verhüllten Planen und Decken eine Ladung, über die sich die Kapitäne partout nicht näher auslassen wollten. Deichmanns Augen sagten: Mund halten, lächeln, abwarten. Trine hatte ein Problem mit ihrer Neugier, immer gehabt.

3

Im Anschluss an eine nicht geplante Übernachtung nach der Bekanntschaft mit einer Fischplatte von unerwarteter Üppigkeit klappte es dann nach dem Frühstück. Deichmann machte der Wirtin schöne Augen, darin war er gut. Und wurde noch ein wenig frecher, wenn er davon ausgehen konnte, mit Trines Einwilligung zu agieren.

»Echter Tee«, murmelte Trine in der ersten Stunde auf der Ilmenau. »In dieser Kaschemme. Wer rechnet denn mit so was?«

»Jeder Kenner«, korrigierte Deichmann sanft. »Zollenspieker ist besser sortiert als die meisten Geschäfte in Lübeck.«

»Nie im Leben!«

»Aber bei allem, was aus den Niederlanden zu uns kommt.«

Nach fünf Minuten Austausch von Theorien einigte man sich, der Sache bei der Rückfahrt auf den Grund zu gehen.

Trine kannte Tee. Lübecker Bürgerhäuser, die etwas auf sich hielten, zeigten gerne, was die Küche hergab. Tee durfte man erwarten, wenn auch nicht jeden Tag und nicht in unbegrenzter Menge.

Die Besatzung bestand aus drei Personen: ein Kapitän, dem in seinem Leben erkennbar mehr als einmal schwere Ladung auf verschiedene Stellen seines Körpers gefallen war. Und zwei junge Kerle. Einen erlebten sie ausschließlich schlafend, dem anderen wünschte man ein Stündchen Schlaf. Er sabbelte ununterbrochen und war dabei keineswegs unangenehm. Es wurde nur bald zu viel, und ein Ende war nicht absehbar. Trine verguckte sich in das Segeltuch, milder Wind beulte es aus. Jede Form war zerbrechlich und wurde nur zwei Momente alt, bevor sie von einer neuen Form abgelöst wurde. An den Ufern nichts als Natur. Kein Mensch, keine Hütte, abwesender kann Stadt nicht sein.

Die Sonne schaffte es nicht gegen die Wolken. Auf dem Bug fuhren zwei Vögel mit, freche Vertreter aus der Familie der Krähen.

Sabbelkopp sagte: »Ich fang einen für euch. Welcher soll's sein?«

Deichmann sagte: »Stimmt es, dass kein Seemann schwimmen kann?«

»Kein Mensch kann schwimmen. Das wäre ja, als wenn ein Fisch fliegen kann.«

»Kann eines Tages nützlich sein«, sagte Deichmann.

»Diebe können schwimmen. Diebe brauchen immer einen Ausweg.«

Die Ilmenau war ein gemütliches Gewässer. Alles an ihr war bedächtig und überlegt. Der Kapitän blätterte in einem Folianten. Langsam und überlegt, aber auch sehr interessiert. Einmal verlangte er nach Sabbelkopp. Der las ihm etwas vor.

Der Kapitän sagte: »Veralbern kann ich mich alleine.«

»Aber so reden die Holländer«, behauptete Sabbelkopp.

»Das ist Latein«, sagte Trine mit geschlossenen Augen.

»Kein Wunder, dass die Lateiner ausgestorben sind«, sagte der Kapitän. »Sollen aber gute Seeleute gewesen sein. Wenn du denen die Ilmenau gezeigt hättest, hätten sie sich totgelacht.«

»Meine Frau kann lateinisch«, sagte Deichmann.

»Denkt man gar nicht«, murmelte der Kapitän. »Sieht aus wie eine Hiesige.«

Trine lächelte mit geschlossenen Augen. Ihre Mutter war auch so gewesen. Wenn Trine vorgelesen hatte, musste die Mutter ihr dabei ins Gesicht sehen.

»Ich kriege es noch raus, den Trick«, sagte sie.

»Du musst nicht lesen lernen, du weißt schon alles.«

»Ein bisschen was passt noch rein in meinen Kopf.«

Die Mutter wollte nicht glauben, wie wenig an einem Kopf für das Denken zuständig war.

»Denkt man gar nicht«, sagte sie. »Und was machen die klugen Leute, wenn ihr Kopf voll ist? Kaufen sie dann einen neuen?«

»Niemand war jemals so klug, dass es ihm aus den Ohren rauskam.«

»Du musst aufpassen, Kind. So viel, wie du liest. Und das Meiste ist nicht von hier.«

»Mich interessiert, was die Menschen vor einigen 100 Jahren von meiner Profession wussten.«

»Du kannst auch Kinder bekommen, wenn du dumm bist.«

»Du kannst sogar Kinder machen, wenn du dumm bist«, murmelte Trine.

»Ich wünsche mir, dass du schöne Kinder bekommst. Es soll heller werden, wenn sie das Zimmer betreten. Nicht solche Tranfunzeln wie die beiden Glaubrechts von nebenan. Das hat sich doch gar nicht gelohnt, dass die auf die Welt kommen. Von denen hat die Welt keinen Vorteil.«

Damals wusste Trine bereits, dass es für sie schwer werden würde. Aber die Mutter wusste es noch nicht. Zu diesem Zeitpunkt stand Trines Entschluss noch nicht fest, aber sie dachte darüber nach. Natürlich wusste sie, dass du nicht automatisch Kinder bekommst, wenn du Hebamme bist. Aber ein Teil von ihr sagte: versuch es. Doch du darfst nie Kinder hassen, weil du keine bekommen kannst.

Sie war ein kluges Mädchen und hatte eine Art, die Erwachsene dazu brachte, sich mit ihr zu beschäftigen. Man glaubte ihr, dass sie interessiert war. »Es sind die Augen«, sagte der Lehrer in der Schule. »Viele haben Augen, da wirst du beim bloßen Hingucken schon müde. Deine Augen sind anders.«

Aber es waren nicht die Augen, die sie zu einer so guten Schülerin machten. Man mochte ihren langen Atem. Trine konnte einen Tag mit einer kundigen Frau mitgehen und wurde nicht müde. Auch nicht unaufmerksam.

Ruth, mit der sie sich besonders gut verstand, sagte: »Am besten finde ich an dir, dass du nie im Weg stehst.«

Das erzählte sie oft, und sie lachten beide jedes Mal darüber. Erst viel später begriff Trine, dass dies nicht nur ein gut gemeintes Scherzwort gewesen war. Sie besaß wirklich die Gabe, in jedem Moment am richtigen Ort zu stehen, wenn man sich zu zweit um eine Schwangere bemühte. Manchmal war es auch Trines Aufgabe, den Platz rund um das Bett von aufdringlichen Frauen zu befreien. Viele meinten es gut, viele wollten helfen, manchmal ließ sich auch ein werdender Vater nicht ausreden, noch einige Minuten vor der Tür auszuhalten. Dann durfte und musste Trine energisch werden, dann erkannten die Familienangehörigen, Hausbewohnerinnen und Frauen, dass das Wort der Hebamme in dieser Phase mehr bedeutete als andere Meinungen. Ruth kümmerte sich um die Schwangere, und Trine kümmerte sich um den Rest. Im Einzelfall konnte das ein halbes Dutzend Menschen umfassen, denen sie erst gut, danach streng zureden musste. Wenn das alles nicht half, durfte sie auch energisch werden. Dann konnte sie die Störenfriede am Arm packen, sie dirigieren und schieben. Zur Not blieb immer noch der Verweis aus dem Zimmer.

Auf das Konto der blutjungen Trine ging ein genialer Schachzug, der zwei Fliegen mit einer Klappe erledigte. Sie bat den Vater um Hilfe, sie nannte ihn »Kavalier« und »Medicus der Muskelkraft« und behauptete, dass nichts der Schwangeren jetzt so sehr helfen würde wie Freiheit rund um ihr Lager. Besonders Frauen, die zum ersten Mal Mutter werden wollten, wäre am meisten geholfen, wenn man eine sehr private Situation herstellte, in der sich die Frau völlig auf sich konzentrieren konnte und nicht von dem Hin und Her und Auf und Ab und von zahlreichen Stimmen gestört und nervös gemacht würde. Die meisten Männer nahmen die Bitte bereitwillig an. Die Anekdote von dem Vater, der sich vor lauter Eifer auch die verdutzte Hebamme über die Schulter warf und vor die Tür trug, wurde noch lange nach dem Vorfall gern erzählt, wobei die Zahl der Ausschmückungen schnell märchenhafte Ausmaße annahm.

Plötzlich eine Bewegung an Trines Hand! Daran erkannte sie, dass sie in den letzten Minuten eingeschlummert sein mochte. Ihre Augen blieben geschlossen, die Hand blieb an Ort und Stelle und die andere Hand auch. Es war nicht so, dass Trine in Lübeck von morgens bis abends auf den Beinen war. Aber die Hebamme ist stets ansprechbar, jeder kennt das Haus, in dem die Hebamme lebt. Und auch wenn es in der Stadt mehr als nur eine kundige Frau gab, versuchten viele Familien ihr Glück zuerst bei Trine. Wohl wissend, dass die begehrtesten Hebammen am meisten Zuspruch erfahren, legten besonders die wohlhabenderen Familien Wert darauf, sich die Dienste der Hebamme im Voraus zu reservieren. Unvergessen blieb der Tag, an dem sich im Flur von Trines Haus die Mutter einer Schwangeren und der werdende Vater einer zweiten Schwangeren in die Haare bekamen. Beide bestanden darauf, dass Trine augenblicklich mit ihnen aufbrechen sollte. Beide bemühten sich, die Konkurrenz wegzubeißen – erst mit Worten und Stimmen, die immer energischer wurden. Zuletzt lag man sich in den Haaren, wobei die Mutter deutlich rabiater vorging als der Mann. Der danebenstehenden Trine gelang es nicht, schlichtend einzugreifen, und es war Deichmann zu verdanken, der zufällig ins Haus kam, das streitende Paar voneinander zu trennen. Seiner Diskretion war es zu verdanken, dass der peinliche Vorfall keine hohen Wellen in der Stadt schlug.

Plötzlich gab es keine Hand mehr, die zart über Trines Arm strich. Plötzlich gab es eine Hand, die ihren Arm in den Schraubstock nahm. Trine fuhr in die Höhe. Der neben ihr sitzende Deichmann beachtete sie gar nicht. Er blickte auf das Wasser oder auf das gegenüberliegende Gestade. Hier standen die Bäume bis dicht ans Ufer. Der kleine Fluss hatte sich ein tieferes Bett gegraben, sodass sich ein Mensch, der am Ufer stand, zwei Meter über dem Wasser befand. Die drei Schiffer waren jetzt alle wach, die jungen hielten Knüppel in der Hand, am herunterhängenden Arm des Bootsführers befand sich eine Pistole mit langem Lauf.

Die Beine waren lang, der Hals war lang, es war lebendig, auch wenn es sich nicht bewegte. Im winzigen Kopf saßen große Augen und ein Schnabel. Deichmann stand neben dem Bootsführer.

Der Schiffer sagte: »Sie werden immer frecher.«

»Was ist das?«, fragte Deichmann. »Ich kenne das nicht.«

»Willkommen in Afrika.«

»Rede, Mann!«

Die Augen des Wesens fixierten das Boot. Man sah ihm nicht an, ob es sich fürchtete. Oder überrascht war. Oder drohte. Aber es war groß, größer als ein erwachsener Mann.

Sabbelkopp schlug mit dem Knüppel auf das Wasser, das

Wesen zog sich zurück. Keine wilde Flucht, sondern ein geordneter Rückzug. Es tauchte zwischen die Bäume und war verschwunden.

»Wir hören«, sagte Deichmann zum Schiffer.

Man sah ihm an, dass er sich nicht wohlfühlte. Am liebsten hätte er wohl geschwiegen oder eine ausweichende Auskunft gegeben. Trine hätte ihm sagen können, dass er damit nicht durchkommen würde, nicht bei Deichmann. Wenn den Mann etwas interessierte, konnte er drängend werden. Dringend und drängend. Aber auch Trine wollte mehr wissen. Dies war ihre Heimat. Und auch wenn sie ihr halbes Leben in der Stadt verbracht hatte, wollte sie wissen, in was für einer Welt sie lebte. Sie kannte sich mit Tieren aus. Nicht so wie eine Bäuerin. Aber sie hatte lebendige Tiere gesehen, hatte ausgestopfte Tiere gesehen. Vor allem hatte sie Bücher in der Hand gehalten, in denen Tiere abgebildet waren. Fremde Arten aus fremden Gegenden. Aber auch merkwürdige Wesen aus der Vergangenheit, die es heutzutage nicht mehr gibt. Und natürlich die anderen Tiere, die besonderen, die die Fantasie anregen, weil man seit Langem über sie redet und mutmaßt, aber streng genommen hat niemand jemals ein lebendiges Exemplar von diesen Wesen gesehen. Manchmal fanden sich Knochen, viele Knochen, aus denen sich ein Tier zusammensetzen ließ. Und wenn einige Teile fehlten, wurden sie durch die Fantasie ersetzt. Aus dem Zusammenspiel von Natur und Vorstellungskraft entstanden seltsame Wesen. Niemand hielt es für unmöglich, dass solche Lebewesen existierten – oder existiert hatten. Die Welt außerhalb der Städte bestand überwiegend aus Wäldern, die nie ein Mensch betreten hatte. Höchstens ein Köhler, ein Jäger, Einsiedler oder Menschen, die gut daran taten, nie mehr eine Stadt zu betreten.

Natürlich war Sabbelkopp wieder der Erste, der mit seinem Wissen herausplatzte. »Das ist aus der Station«, sagte er eifrig.

»Kann sein«, entgegnete der Schiffer. »Kann aber auch nicht sein.«

»Aus der Station«, beharrte der Junge. »Einige sind schon ausgebrochen. Das erzählt man sich.«

»Was du abends im Gasthaus hörst, ist nicht das Gleiche wie die Wahrheit«, wandte der Schiffer ein.

»Wenn ein einziger Suffkopp es erzählt, ist es der Suff«, rief Sabbelkopp eifrig. »Wenn es der Zehnte erzählt, was ist dann?«

»Suff ist Suff«, sagt der Schiffer ruhig. »Es wird nicht wahrer.«

Und an seine Gäste gerichtet: »Er meint die Wisente. Kennt ihr bestimmt oder habt davon gehört. Wisente.«

Deichmann sagte: »Die wilden Rinder. Die Vorfahren unserer Rinder.«

Der Schiffer nickte. »Genau die. Die sind ja nicht ausgestorben, die gibt es noch. Aber sie sehen wilder aus als unsere gutmütigen Kühe. Sie sind größer und stärker. Und man zeigt sie gerne. Auf den Märkten, auf den Festen. Und eben auf den Schlössern und vor den Schlössern, wo sie ihre Tiere ausstellen.«

»Wer stellt Tiere aus?«, fragte Trine.

»Na, die Herren. Der Adel. Die Könige natürlich. Aber im Grunde jeder, der auf einem Schloss sitzt und dem Land gehört. Der also Platz hat. Und ungestört ist.«

»Ich erinnere mich«, sagte sie. »In Lübeck lieben sie jetzt die Papageien. Vögel, die wir bei uns nicht haben. Alle Farben, die es gibt, in einem einzigen Federkleid. Wunderschön. Ich denke immer, sie sind verkleidet worden. Etwas so Schönes kann es doch gar nicht geben.«

»Es gibt Tiere, da fallt ihr vom Glauben ab«, sagte der Schiffer und legte die Pistole weg.

»Ihr seid informiert?«, erkundigte sich Deichmann.

»Ich war in Bremen. Ich wollte auch nach Frankreich, aber das hat nie geklappt. Dort und in Bremen kommen die Tiere an.«

Er studierte die Gesichter seiner Gäste und las aus ihnen ab, dass er ganz von vorn beginnen musste.

Der hohe und der niedere Adel sind ständig auf der Suche nach Gegenständen, mit denen man Eindruck schinden kann.

Früher war es die Kunst in allen ihren Facetten: Malerei, Bildhauerei, die Dichter und natürlich die Musikanten. Nur die Schauspieler haben es nie geschafft, sich ein warmes Plätzchen auf den Adelssitzen zu ergattern. Sie ziehen noch wie seit Urzeiten durch die Lande und führen Jux und Tollereien auf den Marktplätzen und vor dem Rathaus auf. Wenn sie Glück haben und sich in die Gunst der hohen Herren hineinschlawinern, dürfen sie ins Allerheiligste und vor ihren Gastgebern herumtollen.

»Ihr mögt keine Komödianten«, sagte Deichmann ihm auf den Kopf zu.

Der Schiffer zögerte und sagte dann freimütig: »Sie haben mich meine Liebste gekostet. Haben ihr Honig ums Maul geschmiert, haben ihr Kleider versprochen, von denen sie nur träumen konnte. Leider haben sie vergessen, ihr zu verraten, dass sie die Kleider nach dem Ende der Vorführung wieder ausziehen muss.«

»Frauen«, sagte Deichmann.

Trine musste nicht eingreifen, sie wusste, dass er das Gespräch am Laufen halten wollte. Gastwirte sind Meister darin, Schweigemönche in Schwätzer zu verwandeln und verschlossene Austern zu öffnen. An Deichmann war ein Mitglied der Policey verloren gegangen. Das wusste auch die Policey – mit der unangenehmen Folge, dass sie nach jedem Verbrechen auf Lübecker Boden bei ihm auftauchten. Ob Einbruch, Straßenraub oder Handel mit Diebesgut – sie hofften, dass bei Deichmann einige Körnchen für sie in den Napf fielen, die sie der Wahrheit näherbringen würden. Trine war bei einigen solchen Gespräche anwesend gewesen. Sie bewunderte Deichmann für sein Talent, Gespräche zu lenken und einen Weg zu finden, der die Fahnder zufriedenstellte und ihn nicht nötigte, mehr zu verraten, als er für notwendig hielt. »Ein Viertel bleibt immer bei mir«, hatte er Trine gestanden. »Ich muss mit allen Seiten im Gespräch bleiben, sonst bin ich bald weg vom Fenster.«

»Du bist per du mit vielen aus dem faulen Volk.«

»Ich bin Deichmann, der Wirt. Nicht Deichmann, die rechte Hand der Büttel.«

»Du verachtest die Büttel?«

»Es muss sie geben, sie sorgen für Stabilität. Für das Gleichgewicht, du weißt schon. Aber ich weiß auch, dass sie stets sehr schnell auf die üblichen Verdächtigen verfallen.«

»Weil das nicht selten der richtige Weg ist.«

»Und weil sie faul sind.«

Trine wusste viel über Deichmann. Hätte sie eine Ahnung gehabt, was sie alles nicht wusste, hätte sie ihn nicht so oft verliebt und treuherzig angeblickt. Deichmann wusste das, deshalb wollte er sie nicht mit Wissen belasten, das eine grundanständige Frau wie Trine nicht verkraften würde. Die Welt war schmutziger, als sie sich wünschte. Ihm war bewusst, dass das Leben an der Seite einer allseits respektierten Frau Schutz bot. Andererseits führte er kein Doppelleben. Die Aussicht, mit mehr als einem Bein in der illegalen Welt zu stehen, lockte ihn nicht. In den Jahren seiner wilden Jugend hatte er Gelegenheit gehabt, diese andere Seite kennenzulernen. Wenn er an zwei oder drei Kreuzungen seines Lebens anders abgebogen wäre, gäbe es heute womöglich den Räuberhauptmann Deichmann. Oder eine zwielichtige Gestalt auf der Nahtstelle zwischen anständiger und unanständiger Welt. Das kann prickelnd und aufregend sein, es kann einen aber auch den Kopf kosten. Wenn nicht den Kopf, so doch eine Hand, einen Arm, eine Kniescheibe oder den Verlust von anderen Körperteilen, deren Fehlen sich sehr schnell nachteilig auswirken würde.

Deichmann hatte einen Traum, von dem niemand wusste. Er wäre gern der oberste Vertreter der Policey in Lübeck gewesen. Oder in Hamburg, Bremen, Rostock, Kiel. Er wusste mehr als der am besten informierte Policey-Agent. Er war in allen gesellschaftlichen Sphären vernetzt und bekannt. Und es gab einige Menschen, bei denen er noch einen Gefallen guthatte. Vielleicht würde er sie nie darum ersuchen müssen. Aber das Gefühl, es tun zu können, verschaffte ihm jeden Tag ein wohliges Kribbeln.

Er war zu klug, um sich zu schlagen. Aber er war kräftig genug, es zu tun. Er schoss gut und war ein überdurchschnittlicher Fechter. Auf dem Rücken von Pferden fühlte er sich zu Hause, und er hatte zwei Fremdsprachen in Reserve, von denen Trine nichts wusste. Im Gasthaus einer bedeutenden Hafenstadt konnte das noch einmal von Vorteil sein.

»Was?! Was hast du gesagt?«

Der Schiffer blickte ihn erstaunt an und sagte: »Ich sagte, sie züchten jetzt. Die Wisente, aber auch alles andere, was in den Häfen ankommt. Das Meiste geht schief, die Verluste sind groß. Aber die Nachfrage ist riesig. Wenn sie den Bogen raushaben, sitzen sie auf einer Goldmine.«

»Dann sag doch mal, von welchen Tieren wir gerade reden?«

»Das, was wir vorhin gesehen haben, dürfte ein Strauß gewesen sein. Von dem war bisher selten die Rede. Daran sieht man, dass sie Vieles ausprobieren.«

»Die Tiere!«

»Die Tiere, richtig. Das mit den Bären war noch einfach, dazu musst du nicht nach Afrika oder über den Atlantik. Im Osten und Süden wimmelt es von Bären. Du musst nur hinfahren und sie einsammeln. Affen sind zurzeit sehr beliebt.«

»Beliebt bei wem? Bei den Züchtern?«

»Ja, natürlich. Aber sie lieben das am meisten, was am meisten nachgefragt wird. Letztlich entscheiden die Käufer die Nachfrage. Das ist wie im richtigen Leben. Meine Kunden lieben Zander und Aal. Ich könnte ihnen ein großes Fass Hering vor die Tür stellen, das lässt sie kalt.«

Trine sagte: »Ich habe nicht gehört, dass es hier ein Schloss gibt.«

»Gibt es auch nicht«, entgegnete der Schiffer. »Das nächste steht in Celle, das ist weit weg. Hier gibt es mehrere Güter. Das müsst ihr euch wie ein kleines Dorf vorstellen. Ein Herrenhaus als Kern und Zentrum, aber dann wurde angebaut. Dann gab es Werkstätten, Lagerraum, eine Halle für die Kutschen.

Und natürlich Ställe, die Ställe brauchen Platz. Platz ist hier ja im Überfluss vorhanden. Und du hast keinen Nachbarn, der sich gestört fühlen könnte. Sie haben früh begonnen, Pferde zu züchten. Haben viel ausprobiert, gekreuzt, neue Rassen herangeschafft. Manches klappte, das Meiste ging schief. Aber dazu musst du züchten und nicht Bücher lesen. Und dann kamen die Menagerien in Mode. Das hat alles geändert.«

4

Trine wartete die erste Gelegenheit ab, um ungestört mit Deichmann zu reden. Das traf bei ihm auf Gegenliebe, denn er lauerte ebenfalls auf eine Gelegenheit, seiner Frau einen Vorschlag zu unterbreiten. Beide waren verblüfft, dann amüsiert.

Trine sagte: »Ich wusste es. Ich kenne dich. Du würdest es dir nicht verzeihen, wenn du daran vorbeifährst.«

»Ich würde nichts gegen deinen Wunsch unternehmen.«

»Nein, so plump bist du nicht. Du würdest mir um den Bart gehen, wenn ich einen hätte. Du würdest das Thema immer wieder ansprechen.«

»Nicht plump! Auf keinen Fall plump!«

»Natürlich nicht. Aber ansprechen. Immer wieder. Und am

liebsten wäre dir, wenn du es so hindrehen könntest, als wäre es im Grunde mein Wunsch gewesen. Meine Neugier.«

In seinem Gesicht fand das Wetterleuchten statt, das ihr die gesamte Geschichte erzählte.

»Es wäre nur ein Umweg«, sagte er. »Wir fahren nach Lüneburg. Du wirst dort pünktlich ankommen. Höchstens mit einer winzigen Verspätung.«

»Allerhöchstens.«

»Genau.«

»Eine mit bloßem Auge gar nicht wahrnehmbare winzige Verspätung.«

»Ich wusste, dass wir uns verstehen.«

»Du hast es gehofft.«

»So sehr gehofft! Du machst dir keine Vorstellung.«

»Können wir uns vorher einigen, dass ich mein weiteres Leben nicht an der Seite eines Mannes verbringen will, der Nashörner und Kamele und Drachen aus Afrika heranschafft?«

»Einverstanden. Mit einer Ausnahme: Wenn wir auf Drachen stoßen, müssen wir die Chance unbedingt ergreifen. Mit Drachen werden wir unsterblich. Dann wird man diese Jahre als Drachen-Zeitalter bezeichnen. Du bist die Drachenmutter und ich der ... ist ja klar.«

»Der, der den Ruhm einsackt.«

»Wie gesagt: Ich spreche durch deinen Mund.«

Die nächste Stelle, die es ermöglichte, den schweren Wagen samt Pferd gefahrlos an Land zu bringen, kam 90 Minuten später, sie lag sogar auf der richtigen Flussseite.

Deichmann kümmerte sich um das Pferd, geduldig ließ Liese sich von ihm alles erklären. Die drei Schiffer mischten sich nicht ein, um die vertrauensvolle Situation nicht zu zerstören.

Den Wagen schob man mit vereinten Kräften, Trine übernahm die Entlohnung.

Der Schiffer sagte: »Ihr habt einen schönen Mann.«

Lachend sagte Trine: »Das weiß er.«

Damit konnte sich der Schiffer jedes weitere Wort sparen.

Im letzten Moment bot Sabbelkopp an, ihnen den Weg zu zeigen. Das war nicht nötig, die Angaben des Schiffers waren eindeutig und nachvollziehbar, aber der Junge machte es dringend und drängend, und in einem günstigen Moment hauchte er: »Bitte! Ich muss da raus!«

Deichmann sagte: »Du bist mir ja ein schöner Seemann.«

»Schön bin ich, Seemann will ich nicht sein.«

»Junger Mann, es ist die Ilmenau.«

Letztlich gab der Schiffer den Ausschlag.

»Tu, was du nicht lassen kannst, du Lump«, knurrte er. Er mochte den Jungen, aber weil er ein kluger Mann war, wusste er auch, was für ihn das Beste war.

»Mein Gott, ist das schön«, rief Sabbelkopp und streckte auf dem Wagen Arme und Beine von sich.

Trine erkundigte sich nach seinem richtigen Namen. Er tat so, als würde er die Frage nicht verstehen. Dann tat er so, als gäbe es nichts Schöneres als Sabbelkopp.

Deichmann sagte: »Ich stelle mir das so vor: Du langweilst dich auf den Salzfahrten von morgens bis abends. Du willst aufs Meer hinaus, größer und weiter und wilder als das Baltische Meer. Deine Idee ist: über die Menagerie Kontakt zu den Tierhändlern bekommen, über die Tierhändler auf die Schiffe, auf den Schiffen glücklich werden.«

Sabbelkopp starrte ihn an und fragte Trine: »Ist er ein richtiger Mensch oder ein Orakel?«

»Ein Mann. Einfach ein Mann, der sich noch an die Zeit erinnern kann, als er jung war.«

5

Die Wegbeschreibung des Schiffers erwies sich als idiotensicher. Jedes Mal, wenn Sabbelkopp mit seiner Ortskenntnis auftrumpfen wollte, kam ihm Deichmann zuvor.

Die letzten Meter waren wie nicht von dieser Welt. Der bis dahin eher zweckmäßige als breite Weg verdoppelte seine Ausmaße. Zu beiden Seiten brach der vorher endlose Wald mit sehr seltenen kleinen Gehöften radikal ab. Rechts fand Landwirtschaft statt, links lag eine Wiese, auf deren Grundfläche ein komplettes Dorf Platz gehabt hätte. Auf dem eingezäunten Areal grasten Schafe und Rinder in großer Zahl. Die Zahl der Tränken war ungewöhnlich groß. Das fiel Trine ebenso ins Auge wie der Zustand der Tiere. Sie befanden sich in ausgezeichneter Verfassung, sauber waren sie sowieso. Für einen Menschen, der verdreckte, heruntergekommene und lieblose Viehhaltung gewohnt ist, war das ein wohltuender Schock. Es war nur ein erster Eindruck und hatte nichts mit exotischen Tieren zu tun. Aber Trine fühlte sich sofort wohl.

Einige Dutzend Meter vor dem ersten Gebäude ragte ein hölzernes Gerüst über den Weg. »TOWER DER TIERE.« Das war Zweisprachigkeit mit viel Mut. Trine bezweifelte nicht, dass jeder Besucher, der das zum ersten Mal las, in Grübeln verfallen würde.

Man fuhr auf ein steinernes Gebäude zu, das mit der Längsseite vor einem lag. Nur drei Geschosse, sachlich, zweckdienlich, kein Versuch, Betrachter zu überwältigen. Durch die hallenartige Zufahrt ging es aufs Gelände. Aber dazu kam es vorerst nicht. Denn eine Person trat ihnen entgegen, in ihrer Begleitung waren zwei Hunde der Rasse »Wir verstehen keinen Spaß«. Sie knurrten nicht und zeigten keine Drohgesten, aber ihr muskulöser Körper erzählte dem Besucher die Geschichte, was mit ihm passieren würde, wenn er sich mit der Frau aus irgendeinem Grund nicht verstehen würde.

Die Erscheinung der Frau empfand Trine vom ersten Moment an als seltsam. Sie trug eine aus rotbraunem Leder geschneiderte Kluft im Stil zwischen Anzug und Uniform. Es war diese Art Leder, die in einem unwillkürlich das starke Bedürfnis weckt, es zu berühren. Was die Hunde aber wohl zu verhindern gewusst hätten. Jedenfalls wäre die Berührung kurz ausgefallen.

Die Frau trug sehr blonde Haare zu gebräunter Gesichtshaut. Die Haarpracht war mit Bändern und Tüchern gebändigt. Trine stellte sich vor, es gäbe einen unsichtbaren Knoten. Wenn er sich löste, würde das Kunstwerk in sich zusammenfallen, und die Frau würde sich von der Wächterin in eine Gastgeberin verwandeln. Und nebenbei in eine Frau, die auf Deichmann Eindruck machen würde.

Sabbelkopp war sofort außer Rand und Band. Von seinen ersten 20 Worten, die der Beschreibung der Frau dienten, mussten 18 zum sofortigen Verweis vom Gelände führen.

»Ganz ruhig, Schürzenjäger«, sagte Deichmann. Er stieg vom Wagen, Trine folgte. Nun befanden sich alle wichtigen Personen auf Augenhöhe.

Zuerst kümmerte sich die Wächterin um das Pferd, berührte es, klatschte auf Hals und Leib, umkreiste es und nickte dann. Offenbar hatte soeben eine Prüfung stattgefunden, die positiv ausgefallen war.

Deichmann übernahm die einführenden Worte. Die Wächterin sagte: »Fleetwood. Ich bin nicht von hier.«

Deichmann sagte: »Wir sind auf dem Weg nach Lüneburg. Auf dem Fluss hörten wir von Eurer Menagerie. Danach haben wir unsere Reiseroute geändert. Wir müssen es sehen, es wäre eine Sünde, Euch zu ignorieren.«

Seine Worte gefielen ihr, auch der Mann gefiel ihr. Zumal er sich sofort vorstellte. Deichmann sagte seinen Spruch auf, danach blickten er und die Frau Trine an.

»Ich bin die Frau des Gastwirts, Trine Deichmann. Von Beruf bin ich Hebamme.«

In einer Zeit, die kürzer war als ein Wimpernschlag, veränderte sich die Atmosphäre. Es fühlte sich an, als habe der Luftdruck zugenommen oder abgenommen. Jedenfalls hatte eine spürbare Veränderung stattgefunden.

»Würdet Ihr wiederholen, was Ihr gerade sagtet?«

»Gerne. Ehefrau, Hebamme aus Lübeck. Ich«, sagte Trine lächelnd.

»Mögt Ihr Tiere, Hebamme Trine aus Lübeck?«

»Ich mag Tiere sehr. Ich finde sie klug, und einige sind weise. Fast alle sind schön, vor allem sind sie natürlich. Sie gaukeln uns nichts vor. Tiere zeigen uns, dass die Schöpfung sinnvoll war. Bei uns Menschen habe ich da manchmal meine Zweifel.«

»Habt Ihr in der nächsten Zeit beruflich in Lübeck zu tun?«

»Nun ja. Kinder kommen jeden Tag zur Welt.«

»Genauer bitte.«

»Wenn ich in Lübeck bin, wartet viel Arbeit auf mich. Wenn ich nicht in Lübeck bin, weiß ich, dass meine Aufgaben in guten Händen sein werden.«

»Ihr seid interessiert, Euch umzusehen? Ihr habt etwas Zeit mitgebracht? Ich führe Euch herum.«

Die Frau hob, ohne sich umzudrehen, einen Arm. Wie aus dem Boden gewachsen, stand der junge Bursche neben ihr. Er trug die Kleidung einer Person, die hart arbeitet. Das Hemd und die Hose waren gepflegt, wenn auch nicht sauber. Aber es gab keine Spuren von Vernachlässigung. Trine kannte Bauernhöfe, Werkstätten und Gärten, in denen die dort Arbeitenden aussahen, als würden sie unter dem Boden arbeiten und dort auch schlafen. Hier hatte sie bisher nur Anzeichen von Pflege und Sorgfalt entdeckt, denn auch die Hunde sahen ja aus, als wären sie kürzlich gewaschen und gebürstet worden. Für manche Menschen mag das ohne Belang sein. Aber Trine hatte Augen für diese Sorgfalt. Weil sie in ihrer Arbeit auf peinliche Sauberkeit angewiesen war, äußerte sie sich oft in dieser Richtung, die ihr in manchen Häusern schon erstaunte Mienen und ungläubige Äußerungen eingetragen hatte. Dann übertrieb sie es nicht mit näheren Einlassungen zu diesem Thema, denn sie wollte vermeiden, sich auf einem Gebiet als klüger und anspruchsvoller als ihre Kunden zu zeigen. In ihrer Anfangszeit hatte sie sich freimütiger geäußert, das hatte sich nicht immer positiv auf ihren Ruf und auf ihre Entlohnung ausgewirkt. Einige Male hatte sie sich sogar weitere Beschäftigung verscherzt.

Nur einen Kunden gab's, bei dem hatte sie sich nicht zurückgehalten. Dieser Kunde hatte sich anfangs gewehrt und ihre Reden als Zumutung bezeichnet. »Du willst keinen Mann, du willst einen Geck.«

»Ich will einen Mann, der gut riecht, denn ich habe vor, ihm bisweilen nahe zu sein.«

»Wie nahe?«

»Sehr nahe. Dass kein Blatt dazwischen passt. Oder nur ein sehr, sehr dünnes.«

Er zog sie an sich und fragte: »So dicht etwa?«

»Du bist auf dem richtigen Weg. Nur der Geruch ist noch nicht richtig.«

»Und wenn ich dich jetzt küssen würde?«

»Dann würde der Kuss so lang dauern, wie ich die Luft anhalten kann.«

»Nicht länger?«

»Nicht länger.«

»Und wenn ich besonders gut küsse?«

»So läuft das nicht, Deichmann. Denn ich kann riechen. Ich kann wegen dir nicht aufhören zu sehen, zu hören oder zu riechen. Nur wenn das alles möglich ist, kann ich auch fühlen.«

Einige Monate war der Geruch immer wieder zum Thema zwischen ihnen geworden. Am Ende hatte sich der stinkende Junggeselle verwandelt. Trine nannte ihn »meine duftende Blüte«. Er nannte sich »Seifenmann« und verstand nicht, was sie daran lustig fand.

Deichmann hatte Angst, dass sie ihn zwingen würde, sich mit einer Wolke von Duftwasser einzunebeln, die empfindliche Männer ins Wanken gebracht und einige minutenlang verwirrt und halb bewusstlos gemacht hatte. Aber das war gar nicht Trines Absicht, und sie dachte nur noch selten daran, wie er ihr seine größte und heimlichste Angst gestanden hatte. Der kernige und energische Gastwirt, der an wilden Tagen ein halbes Dutzend betrunkene Gäste an die frische Luft befördern musste, fürchtete sich vor dem Spott seiner Freunde.

Ein letztes Mal versuchte er, Trine ins Wanken zu bringen, indem er prophezeite: »Wenn ich rieche, wie du es forderst, muss ich doppelt so viele Gäste verhauen. Damit es sich ausgleicht. Kannst du das wollen, dass ich anderen Menschen Schmerzen zufüge?«

»Kannst du wollen, dass du der Nase deiner Frau Schmerzen zufügst?«

Er wusste, was er antworten musste. Aber es war nicht das, was er antworten wollte. Letztlich half ihm eine tückische Taktik von Trine. Sie legte auf den Tischen Seife aus. Pro Tisch drei Stücke aus verschiedener Zubereitung mit unterschiedlichem Duft. Vor die Wahl gestellt, aus drei Angeboten zu wählen, vergaßen die meisten Gäste die vierte Möglichkeit der Wahl: alle abzulehnen. Tagelang machten die Seifenstücke die Runde. Dann war der favorisierte Duft gefunden. Es war der, der die Nase eines erfahrenen Trinkers an guten karibischen Rum denken ließ, wenn auch nur mit geschlossenen Augen. Erst ein Jahr später gestand Trine ihrem Deichmann in einer schwachen Minute, dass es sich dabei nicht um Einbildung gehandelt hatte. Und er begriff, dass er sich nicht getäuscht hatte, als damals der Vorrat in der besten Rumflasche auf dem obersten Regalbrett verdächtig schnell abgenommen hatte. Aber weil er selbst dem Duft erlegen war, kapitulierte er endgültig vor dem Genie seiner Frau.

Die Frau, die Fleetwood hieß oder sich so nannte, führte sie auf das Gelände der Menagerie. Der Tunnel durch das Gebäude war so hoch, dass ein beladener Wagen keine Probleme bekommen würde.

Den Pavillon und seine ungewöhnliche Gestalt erkannten sie erst, als sie wieder im Freien standen. Die beiden Besucher kamen aus Lübeck, sie waren in der Stadt an große Architektur und ungewöhnliche Formen gewohnt. Und wenn einen die Wege nach Hamburg und Bremen und Kopenhagen geführt haben, ist man noch schwerer zu beeindrucken. Aber hier war Urwald. Vom Fluss bis zum Ziel hatte der Weg durch Wald geführt. Die Handvoll Häuser unterwegs waren bessere Hütten gewesen und aus Holz gebaut. Dieser Pavillon war gemauert. Sein Grundriss bestand aus acht Seiten, die Höhe betrug fünf oder sechs erwachsene Menschen. Darüber wölbte sich das Dach, es war grün, es hatte eine verspielte und mit einem Wort kaum beschreibbare Form, und es bestand aus Holz oder metallischen Abdeckungen. Ein Fahnenmast ragte weit in die Höhe, eine Fahne gab es nicht.

»Ja, glaubt man das«, murmelte Deichmann. »Damit rechnet man doch nicht.«

»Was habt Ihr denn geglaubt?«, fragte Fleetwood spöttisch. »Alles provisorisch zusammengenagelt, sodass man es nach jedem Sturm mühsam wieder flicken muss?«

»Ich gestehe, meine Gedanken gingen in diese Richtung.«

»Was ist das?«, fragte Trine. »Es sieht aus wie ein Theater. Ist es ein Theater?«

»Theater klingt nach Menschen«, erwiderte Fleetwood. »Hier werden unsere anderen Gäste auftreten. Aber soweit sind wir noch nicht. Momentan steht etwas anderes im Vordergrund.

6

»Wo steckt Sabbelkopp?«, fragte Deichmann plötzlich. »Eben war er doch noch ...«

Beide Frauen lachten.

»Du solltest es besser wissen«, sagte Trine. »Als das Mädchen kam, um die Hunde zu holen, zog sie mit drei Hunden wieder ab.«

»Dieser Filou«, murmelte Deichmann. »Wir haben ihn erst heute kennengelernt, er war Schiffsjunge auf dem Salzkahn und hat die Gelegenheit genutzt, sich vor der ungeliebten Arbeit zu verdünnisieren.«

»Keine Sorge«, sagte Fleetwood. »Er wird hier nichts anstellen.«

»Seid Ihr sicher? Er wäre exakt der Typ dafür.«

»Das gilt vielleicht für normale Umgebungen. Hier wird er einigen Gästen begegnen, die dafür sorgen, dass er erst nachdenkt, bevor er vorschnell handelt.«

»Gibt es solche Gäste, die einen frechen und vorwitzigen Jungen bremsen können?«

»Lasst uns weitergehen. Ihr werdet die Antwort erkennen, wenn Ihr ihr gegenübersteht.«

Wenn man vor dem Pavillon einige Schritte seitwärts ging, wurden die dahinter liegenden Stallungen sichtbar. Hier gab es keinen Zweifel, dass mit Holz gebaut worden war. Auffällig war die Höhe, es gab immer zwei Stockwerke. Und im Hintergrund ragte eine seltsame Konstruktion in die Höhe, die man sich nicht gleich erklären konnte.

»Freut euch«, sagte Fleetwood. Dafür, dass sie sich bisher als beherrschte Gastgeberin gezeigt hatte, dominierte auf einmal eine jungmädchenhafte Aufregung. Sie freute sich. Gesprochen wurde nun kaum noch. Dafür war die Wucht der Bilder zu überwältigend.

Die erste Stallung besaß einen sehr breiten Mittelgang, von dem zu beiden Seiten Käfige abgingen. Hier war Schluss mit Holzverschlägen; eiserne Gitterstäbe eröffneten den Blick auf einen Bären. Trine kannte diese Art, auf den Lübecker Jahrmärkten traten Tanzbären auf. Wenn sie sich aufrichteten, wich die Menge zurück wie eine Welle. Die Bären auf dem Markt waren angeleint, ihre Mäuler waren mit Leder verschlossen. Der Bärenhüter, der die Leine hielt, betonte immer wieder, wie gefährlich und unberechenbar die Kreatur aus den Karpaten sei. Und warum den Zuschauern keine Gefahr drohte, denn zwei Männer würden das pelzige Ungeheuer jederzeit im Auge und unter Kontrolle behalten. Trine hatte das nie geglaubt. Raubtiere kündigen nicht an, dass ein Angriff oder Ausbruch bevorsteht. Wenn sie sich losreißen wollen, wird ihnen das gelingen. Aber zu diesem Zeitpunkt wusste sie noch nicht, was im Vorfeld geschah, um die Raubtiere sanft zu stimmen. Man versorgte sie mit reichlich Futter, man zeigt ihnen die Peitsche, und die Bären wussten, was eine Peitsche ihnen antun konnte.

Dennoch verfehlte ein hoch aufgerichteter Bär nicht seine Wirkung. Er war der Inbegriff eines Raubtiers. Dazu war es zu ungewöhnlich und zu groß. Seine Pranken waren fürchterlich, den Rest erledigte die Fantasie der eingeschüchterten Menschen. Die Zähne im aufgerissenen Maul waren echt und riesengroß. Und was man nicht sah, rief einem der Schreier ins Bewusstsein, der die Vorführung des Bären begleitete und mit schrecklichen Anekdoten würzte. Stets war jemand in der Menge, der schon ein Unglück und eine Attacke miterlebt – und überlebt hatte. Oder jemanden kannte, der es erlebt hatte und nur mit viel Glück lebendig davongekommen war.

»Er muss noch wachsen, um schrecklich zu werden«, sagte Fleetwood.

»Kein Afrika«, sagte Deichmann.

»Kein Afrika. Was in dem Moment, in dem er zubeißt, dem Gebissenen aber gleichgültig sein wird.«

Der Bär hatte nicht viel Platz in seinem Käfig, aber er wirkte nicht gequält und deprimiert.

»Nach hinten raus haben sie Auslauf«, sagte Fleetwood. »Wenn wir sie zeigen wollen, holen wir sie nach vorne.«

»Zeigen«, sagte Deichmann.

»Dazu kommen wir noch«, sagte sie.

»Eine Frau mit Geheimnissen«, sagte Deichmann und lächelte Trine an. Zu Fleetwood sagte er: »Ich habe auch noch ein Geheimnis.«

»Sag bloß«, entgegnete sie kiebig. »Ein Mann mit Geheimnis. Dabei kennen wir Männer doch nur als aufgeschlagene Bücher.«

»Bevor ich Wirt wurde, habe ich als Apotheker gearbeitet. Und bevor ich als Apotheker gearbeitet habe, habe ich Apotheker gelernt. Bei einem echten Apotheker.«

»Es reicht«, sagte Trine. »Sie hat verstanden. Apotheker.«

»Ich wollte nur auf Nummer sicher gehen«, sagte er lächelnd.

»Heute Morgen sah es aus, als würde der Tag einer wie die meisten anderen werden«, sagte Fleetwood.

»Heute Morgen wussten wir noch nichts von Euch«, sagte Deichmann.

»Dann ist es Bestimmung.«

»Sicher«, sagte Deichmann. »Das wird's sein.«

Der nächste Käfig war leer.

»Das ist Absicht«, sagte Fleetwood. »Sie spüren sich, auch wenn sie sich nicht sehen können. Vor allem riechen sie sich. Das führt dazu, dass Wut entsteht. Nicht etwa Neugier wie bei kleinen Kindern. Sondern Wut und Aufregung und der Wunsch, die Sache sofort in einem Kampf auszutragen. Das können wir nicht brauchen.«

»Ein Wohnheim für Männer«, murmelte Deichmann.

Daneben lebte der Löwe. Ausgewachsen oder fast ausgewachsen, Mähne, großer Kopf, viel Gesicht, Neugier.

»Er ist einer von den Lieben«, sagte Fleetwood.

»Dürfen wir dichter ran?«, fragte Trine.

»Lieber nicht. Wir wollen vermeiden, dass eine Bindung entsteht. Es ist ja nicht für ewig, was hier stattfindet.«

»Bestimmt beginnt Ihr bald, uns die wichtigen Tatsachen mitzuteilen«, sagte Deichmann. Sonst war Trine der neugierige Teil des Paars, sie teilte ihre Gefühle schneller der Umwelt mit. Auch ihre Unsicherheiten. Aber die Tiere reizten Deichmann unverkennbar. Er war begeistert, Trine war beeindruckt. Ständig dachte sie daran, dass der Löwe nicht bis letzte Woche in einem Wald zwischen Lübeck und Lüneburg umhergestreift war. Sie standen Afrika gegenüber. Sie wusste, was Afrika war. Und dass es sehr weit entfernt war. So weit, dass eine Zahl in Meilen ihr nichts mehr sagte, denn es fehlte eine Zahl, um zu vergleichen. Die Erde war unfassbar groß. Nach allem, was man hörte, hatten die Menschen erst vor Kurzem begonnen, in alle Richtungen auszuschwärmen und die unbekannten Länder und Meere zu erkunden. Trine kannte Landkarten. Erst wenn man eine ältere Karte danebenlegte, sprang einen das Unglaubliche an. Vor 100 Jahren wusste man von der Erde gar nichts, jetzt wusste man viel mehr. Der Gedanke, was man in 100 Jahren wissen konnte, überstieg Trines Vorstellungsvermögen. Sie wusste nicht, wann das erste Schiff den ersten Löwen aus Afrika gebracht hatte. Aber es war erst einige Jahre her. Davor hatte es aber auch schon Menschen gegeben. Und davor auch. Und sogar davor. Vielleicht liefen schon seit 1.000 Jahren Menschen durch die Wälder. Warum nicht seit 2.000 Jahren? Oder seit 5.000? Wenn man schon dabei war, solche Gedanken zu wagen … Und in diesen alten Zeiten wusste kein Mensch, dass es Löwen gibt. Dass es Afrika gibt. Trine lebte in Lübeck, sie kannte sich mit Schiffen aus. Bei Schiffen hatte sie eine bildliche Vorstellung, was Entwicklung heißt. Uralte Schiffe, altmodische Schiffe, die modernen Schiffe, die vor fünf oder vor zwei Jahren in Lübeck vom Stapel gelaufen waren. Die Seefahrer und Schiffbauer, die den Überblick haben, waren begeistert von den neuen Schiffen. In Gedanken waren sie schon beim nächsten Schiff, das in diesen Tagen gebaut wurde. Und in ihrer Fantasie dachten sie darüber nach, was danach kommen würde. Denn danach würde etwas kommen. Ein Ende war nicht in Sicht. So dumm waren die Menschen nicht, dass ihnen nach 500 Jahren nichts Neues mehr einfallen würde. Denn es gab ja nicht nur neue Schiffe und unbekannte Tiere. Es gab auch fremde Menschen. Zum Beispiel diese Chinesen. Von ihnen war nicht oft die Rede, aber wenn jemand sie erwähnte, geschah das mit belegter Stimme und achtungsvollem Ton. Den Chinesen traute man viel zu. Angeblich schrieben sie seit Langem auf Papier, machten Musik auf den seltsamsten Instrumenten und erzeugten Töne, die nur die Chinesen für Musik halten. Ihre Schrift hat keinerlei Ähnlichkeit mit unserer Schrift. Als Lübecker Hebamme wäre sie in China die einsamste Frau auf der Erde gewesen. Aber vielleicht auch nicht, denn sie wusste etwas, was auch die chinesischen Hebammen wissen: wie Kinder entstehen, wie sie in ihrer Mutter heranwachsen, wie sie eines Tages in die Welt hinauswollen und wie man ihnen helfen kann, den Weg zu finden. Und wie man ihrer Mutter helfen kann, keine Angst zu haben, nur wenige Schmerzen zu verspüren, richtig zu atmen, richtig zu pressen, richtig zu fluchen und zu schwitzen – und meistens geht es gut. Und manchmal ist der Tod mit im Raum und freut sich, wenn er auch mal wieder zum Zuge kommt. Denn die Hebamme mag ihn nicht, und die Mutter mag ihn nicht, und das Kind, das noch nichts von der Welt gesehen hat, spürt schon genau, wenn der Tod Sachen macht, die er nicht machen soll.

Wenn zwei Hebammen zusammensitzen, reden sie irgendwann über den Tod und den Teufel und wer die auf die Welt gebracht hat. Vielleicht sind sie neidisch, dass sie nie solche makellosen kleinen Engel hinkriegen werden, wie sie die dümmste Mutter auf der großen Erde ohne Probleme fertigbekommt. Wenn du so eine schlichte Frauensperson fragst: »Wie hast du das angestellt?«, glotzt sie dich mit dummen Augen an, weil sie nicht weiß, wie es auf der Welt zugeht. Über das und über alles andere, was Hebammen wissen, könnte sich Trine mit einer chinesischen Hebamme unterhalten. Zur Not mit Händen und Füßen, denn die Chinesen haben kein Talent mit den Sprachen. Sie können nur Chinesisch, da haben wir es doch viel besser.

»Was?! Was ist?«

Deichmann zog eine Hand zurück und trat einen Schritt nach hinten.

»Es ist nichts«, sagte Trine. »Ich war nur gerade … ich habe nur gerade …«

»Sie ist angekommen!«, rief Fleetwood und wollte sich vor Lachen ausschütten. Sie sah, dass sie nicht verstanden wurde, und sagte: »Das passiert nicht selten. Wer zum ersten Mal hier ist und Tiere sieht, die er noch nie gesehen hat, der kommt schnell auf Gedanken, die er noch nie gedacht hat, und nach fünf Minuten herrscht ein großes Durcheinander in den Menschen – auch und gerade in den klügsten und belesensten –, aus dem wir sie dann wieder befreien müssen.«

»Und wie wollt Ihr das anstellen?«, fragte Trine.

Fleetwood winkte, ihr zu folgen.

Raus aus dem Gebäude, hinein in das wenige Meter entfernt liegende. Das Kreischen hörten sie bereits von draußen.

»Oh mein Gott«, murmelte Trine.

»Was glaubt Ihr, was das ist?«, fragte Fleetwood erwartungsvoll.

»Sie streiten sich, sie fressen sich. Einer ist der Starke, einer verliert und wird in 1.000 Stücke zerrissen.«

Fleetwood öffnete das Tor, Trine zögerte, dann ging sie hinein.

Es war noch viel schlimmer, als sie gedacht hatte. Sie war in einem Irrenhaus gelandet. Zehn Affen, große, kleine, dicke, dünne, aber alle pfeilschnell und aufgedreht und laut, so schrecklich laut. Dass so viel Lärm aus so kleinen mageren Körpern herauskommen kann! Sie tobten durch den großen Käfig, im Grunde war es kein Käfig mehr, sondern ein halber Urwald. Und die Bäume in diesem Wald hatten keine Blätter, nur nackte Äste und dicke Stämme, die sich in alle Richtungen verzweigten, und über dieses Kreuz und Quer rannten und jagten zehn Affen, schrien, riefen, protestierten. Trine fehlte das richtige Wort für dieses Geräusch. Einer prallte von hinten gegen einen anderen, der sprang auf einen Stamm, der viel zu weit entfernt war, er würde sich den Hals brechen, er würde ... heil landen, federnd weiterspringen, landen, springen, landen, springen, und alle waren laut, und gegen den Lärm rief Trine:

»Helft mir! Was ist das? Sind sie glücklich? Sind sie wütend? Wollen sie sich beißen?«

»Vor allem wollen sie Rabatz machen«, sagte Fleetwood und wirkte sehr zufrieden.

»Der einzige Affe meines Lebens saß auf der Schulter eines alten Seemanns. Dem Schiffer fehlte der linke Arm, dem Affen fehlte der rechte. Beide hatten gelernt, damit zu leben. Sie zogen durch die Kneipen am Hafen und sie hatten schon seit Jahren nichts bezahlt. Sie gehörten zum Inventar, jeder mochte sie, zu jedem waren sie nett. Ernst klaute wie ein Rabe – Ernst war der Affe. Daniel soff ... Daniel war ... Ihr versteht schon.«

»Deichmann, du hörst dich ja richtig verliebt an.«

»Ja? Ich weiß gar nicht. Ich habe lange nicht mehr an sie gedacht, ich war jung damals. Unglaublich jung. Noch nicht fertig gebacken. Ich glaube, ich habe sie nie einzeln gesehen. Damals hatte ich Angst vor dem Tag, an dem einer der beiden als Erster stirbt. Wir haben untereinander viel darüber gesprochen. Nie mit Daniel, das war uns unangenehm.«

Fleetwood sagte: »Das ist das Einzigartige an den Affen. Fast jeder redet dann von sich, über sich. Bei Löwen und Elefanten passiert das nie. Weil die Distanz so groß ist. Aber wenn unsere Räuberbande loslegt, öffnen sich bei den Gästen die Schleusen. Ihr dürft nicht vergessen, dass es für viele Leute der erste lebendige Affe ist, den sie sehen. Höchstens mal einen traurigen Tropf auf dem Markt, der Mann spielt das Schifferklavier, der Affe sammelt das Geld ein. Wenn er Pech hat, muss er ein albernes Jäckchen tragen und einen Hut. Das ist nichts. Von allen Tieren, die ich kenne, ist keins so traurig wie der Affe, wenn er allein sein muss. Im Grunde wäre es eine Gnade, ihn zu erlösen.«

Sie starrten Fleetwood an, sie sagte: »Ist mein Gefühl. Findet hier nicht statt.«

7

Was hier aber stattfand, war die Haltung eines Stachelschweins – ein Tier, von dem Trine bis zuletzt glaubte, es sei aus Resten anderer Tiere zusammengesetzt. Es gab zwei Zebras und kleine wilde Katzen, die Ähnlichkeit mit Luchsen hatten und aus dem Stand unglaublich hoch sprangen. Es gab Antilopen und Gazellen, ein halbes Dutzend, sie sahen aus wie die Verwandten vom Reh. Zwei wirkten wie schlanke Rinder, nur mit ausdrucksstärkeren Hörnern.

Einen Käfig ließ Fleetwood aus. Darauf angesprochen, sagte sie: »Nicht alles gelingt beim ersten Versuch. Und manchmal gelingt etwas auch beim fünften Versuch nicht. Deshalb lasse ich diese Abteilung aus. Lasst uns dorthin gehen, wo Schönheit und Farbigkeit und Grazie leben.«

So gelangten sie ins Vogelhaus. Ein Haus für sich, eine Welt für sich. Zu den Papageien lieferte Deichmann eine Anekdote aus dem Gasthaus eines früheren Kollegen. Er hatte einen Papagei für eine nicht bezahlte Zeche in Zahlung genommen und damit einen Mäusefänger gewonnen, der auch als Rattenjäger eine gute Figur machte.

Aber Trine war nicht in der Lage, beim Anblick dieser Augenweiden an Jagden, Tötungen und zerfetzte Körper zu denken. Diese Vögel waren nicht auf der Welt, um eine nützliche Aufgabe zu erfüllen, sie wollten nichts weiter als herrliche Anblicke bieten. Eine große Voliere und eine Handvoll kleiner Käfige waren die Heimat von Federtieren mit prächtigen, geradezu fett wirkenden Farben. Allein das Schwarz kam Trine bekannt vor. Die heimischen Raben und Krähen gaben in diesem Kostüm eine beeindruckende Figur ab, auch das Schwarz-Weiß der Elstern machte farblich etwas her. Aber der große Rest der hiesigen Vogelwelt wirkte blass und ausgeblichen angesichts der Palette, der die Besucher jetzt gegenüberstanden. Giftiges Grün, schillerndes Rotviolettblau, knalliges Blau und ein Rot, röter als Blut. Es gab keine Vögel im Spatzenformat, alle waren größer, und die Hälfte übertraf die heimischen Hühner. Alle konnten angeblich fliegen. »Bis auf den Strauß«, sagte Fleetwood, »der Strauß ist viel zu schwer. Aber wenn ihm auch das Abheben versagt bleibt, so gleicht er es durch sein Tempo beim Rennen aus. Dass man auf zwei Beinen so schnell sein kann.«

»Ihr habt einen Strauß laufen sehen?«, fragte Deichmann. »Kann es sein, dass wir heute einem Strauß begegnet sind?«

Fleetwoods Blick war schnell und kurz, aber die Augen ihrer Besucher waren schnell und scharf.

»Das ist wenig wahrscheinlich«, sagte sie gedehnt. Für eine

Frau mit vielen Fähigkeiten, von denen sie einige bereits bewiesen hatte, war sie eine schlechte Lügnerin.

»Wir verraten es nicht weiter«, sagte Deichmann und legte einen Finger auf seine Lippen.

»Es geht nicht um Euch«, erwiderte sie brüsk.

»Ist denn sonst noch jemand hier außer uns und außer den Einheimischen?« Deichmann verstand: »Es sind die Menschen von hier. Sie sind nicht amüsiert über das, was sich hier tut.«

»Das ist ihnen egal«, behauptete Fleetwood. »Ihr Horizont reicht nicht so weit, um sich für Erscheinungen zu interessieren, die hier selten sind. Aber lass die fremde Gestalt einmal in den falschen Garten abbiegen und einmal auf den falschen Acker geraten, dann ist was los! Dann sollen die Soldaten kommen und die Häscher und alles, was einen Knüppel hat und Talent zum Jagen.«

»Sagt, wie es ist: Der Strauß ist Euch ausgebüxt.«

»Das ist ein vorübergehendes Problem«, murmelte sie. »Der Hunger wird ihn zurückbringen.«

»Was ist es denn, was Ihr befürchtet?«

Trine sagte: »Ich denke, es ist die Fantasie. Die Fantasie ängstigt euch. Ersetze Strauß durch Löwe und Bär, und es geht nicht mehr um einige ausgerupfte Wurzeln und Rüben.«

»Es braucht nicht viel Fantasie, um darauf zu kommen.«

Fleetwood öffnete einen Käfig und hielt den Arm hinein. Als sie ihn wieder herauszog, saßen zwei Papageien darauf. Beide sehr grün, einer etwas weniger farbenfroh. Sie wirkten freundlich und interessiert. Sie waren zu klein, um sich vor ihnen zu fürchten, wenngleich sie das Gewicht einer dicken Taube haben mochten.

Es war die ungewöhnliche Vertrautheit, die Trine für die Vögel einnahm. Wie sie da lammfromm dicht nebeneinander saßen. Ihre Körper berührten sich, aber das brachte sie nicht aus der Ruhe. Sie waren ein Paar.

»Du magst sie«, erkannte Deichmann. Für einen Mann war er ein ungewöhnlich guter Beobachter. Er war ja sogar in der

Lage, Dinge zu bemerken, die nur für die Augen von Frauen sichtbar waren.

»Sie sind reizend«, sagte Trine leise. »Sie wirken so beruhigend. Als wenn alles gut ist. Als wenn nichts Böses passieren kann.«

»Dann solltet Ihr nicht zusehen, wie sie ihre Eier zerstören.«

Trine starrte Fleetwood an. »Das tun sie nicht«, sagte sie. »Das tut kein Vogel. Das ist ... das wäre ja ... da wäre nicht normal.«

»Gegen die Schöpfung«, sagte Fleetwood. »Emmanuel sagt, sie tun es in ihrer Heimat auch nicht. Nie.«

»Ist es, weil sie sich nicht wohlfühlen?«

»Das ist immer unser erster Gedanke. Aber seht Euch die beiden doch an. Wirken sie auf Euch wie Vögel, die leiden? Die Angst haben oder eine Krankheit in sich tragen?«

»Nein. Sie wirken so herzlich.«

»Unsere Männer sagen: Das ist ihr Trick. Daran denken Männer ja immer zuerst. Wie man es anstellen muss, sich in die Herzen von Frauen und anderen arglosen Zeitgenossen einzuschmeicheln.«

»Beachtet mich gar nicht«, sagte Deichmann. »Ich bin gar nicht da.«

Die Frauen lachten.

»Noch so ein Einfühlsamer«, sagte Fleetwood.

»Ihr habt hier mehrere von der Sorte?«, fragte Trine.

»Eine überschaubare Zahl, aber ja.«

»Muss man sich als Frau vor ihnen in Acht nehmen?«

»Tag und Nacht. Besonders nachts. Dummerweise sind sie die Besten beim Verständnis unserer tierischen Gäste. Das macht es schwerer, sie nicht zu mögen.«

»Das macht es unmöglich.«

Darauf sagte Fleetwood nichts mehr, aber man kann auch ohne Worte antworten.

»Bietet Ihr ihnen genügend Dunkelheit?«

Fleetwood blickte Deichmann an, in ihr arbeitete es.

»Sie können sich zurückziehen«, sagte sie.

»Das meine ich nicht. Sie brauchen keine Ruhe, die sowieso. Ruhe und Sicherheit. Aber auch Stille, keine Geräusche, keine Nähe von Tieren, die in ihrer Heimat Feinde sind. Und eine dunkle Höhle, die auch tagsüber dunkel bleibt.«

»Davon haben die Einheimischen nichts gesagt.«

»Vielleicht ist es in der Heimat nicht so wichtig, weil dort das Umfeld stimmt. Es ist bekannt, es ist eben Heimat, die zweite Haut, sie kennen nichts anderes. Jetzt haben sie unbekannte neue Erlebnisse hinter sich. Sie wurden gefangen. Man hat sie gejagt, sie sind in eine Falle gegangen. Nicht jedes Mal war zwei Minuten später jemand zur Stelle, um sie aus der Falle zu befreien. Vielleicht steckten sie stundenlang fest ...«

»Keine Quälerei«, sagte Fleetwood ungewöhnlich laut. »Das ist Bedingung. Wer quält, ist draußen.«

»Sehr schön. Noch schöner wäre, wenn Ihr danebenstehen würdet, solange die Jagd läuft.«

»Auch keine Schmerzen«, sagte Fleetwood. Sie schaffte es ziemlich lange, Deichmanns Blick standzuhalten. Aber zuletzt ging er doch als Sieger aus dem Duell hervor.

»Man braucht Vertrauen«, sagte Fleetwood unwillig. »Die großen Distanzen sind natürlich ein Problem.«

»Gute Frau, wir reden hier von verschiedenen Welten. Davon machen wir klugen Menschen uns wahrscheinlich überhaupt keine Vorstellung, wie belastend solche Erlebnisse sind. Das ist nicht wie bei Hund und Katze. Wenn die ins Wasser fallen, schütteln sie sich, lecken sich trocken, und in Zukunft machen sie einen großen Bogen um Wasser. Mit der Zeit wird die Erinnerung schwächer, und irgendwann ist die Erinnerung verschwunden.«

»Es sind Tiere. Tiere sind nicht wie wir.«

»Das ist bestimmt richtig. Aber gleichzeitig auch ein Teil des Problems. Weil wir nicht drinstecken. Ich kenne Kutscher, mehr als einen. Sie transportieren Fässer, Bier, Wein, Rum, da sind die Fässer kleiner. Kutscher arbeiten jahrelang mit denselben Pferden. Da entsteht eine Verbindung, die so eng ist wie zwischen Menschen. Noch enger und liebevoller. Man vertraut sich, der Klang der Stimme ist für das Pferd so wichtig wie bei uns das »Ich liebe dich« oder das »Ich hasse dich«. Manchmal passiert ein Unglück, der Wagen stürzt um, das Pferd erschrickt, das Pferd strauchelt und kommt nicht wieder hoch. Die Gurte drücken ihm die Luft ab. Später wird es befreit, und es sieht so aus, als wenn es sich erholt. Aber meine Freunde erzählen, dass es nie mehr so wird, wie es einmal war. Sie sind kaputt, so hat es einer genannt. Sie sind kaputt, etwas ist in ihnen zerbrochen. Kein Knochen, etwas, das tiefer sitzt. Sie funktionieren noch, sie ziehen den Wagen, aber ihr Charakter hat sich verändert, es sind neue Tiere geworden, und ab jetzt gibt es ein Stück Unberechenbarkeit. Keine Katastrophe, die Pferde gehorchen und sind stark. Aber es sind nicht mehr die Pferde, die sie waren, bevor das Unglück geschah. Das meine ich. Daran muss man denken. Es muss nicht so sein, aber es ist möglich. Es sind keine Maschinen, es sind Tiere, sie haben Herzen und Sinne und sie sind nicht dumm. Einige sind klüger als dumme Menschen. Das darf man nicht laut sagen, aber ich denke, es ist wahr.«

Trine sah Fleetwood beim Denken zu. Sie fand es nicht perfekt, dass sie die ganze Zeit Deichmann anblickte, aber sie war ja in der Nähe.

»Das ist etwas, woran ich auch schon gedacht habe«, sagte Fleetwood. »Ich habe nicht darüber gesprochen. Aber gedacht, Ihr wisst, wie das geht. Ein Gedanke kommt und nistet sich bei dir ein. Wie ein Käfer, der sich unter deine Haut gräbt. Er richtet dort keinen Schaden an, aber er ist gegenwärtig, und du spürst, dass er da ist. Der Käfer oder der Gedanke. Jetzt sagt Ihr es auch.«

»Ein Gedanke«, wandte Deichmann ein, »nur ein Gedanke. Gebt ihnen die Möglichkeit, sich zurückzuziehen. Ohne Lärm, ohne Licht. Wenn Ihr das Gefühl habt, dass Ihr übertreibt, dann ist es genau richtig. Ich weiß nicht, wie Ihr organisiert seid. Ich kenne nur Wirtshäuser und Manufakturen und Bauernhöfe, kleine und größere. Und Güter, die sind sehr groß. Und natürlich die Burgen und Schlösser, wo es von Leuten wimmeln kann. So ein Fürst braucht ja eine Kirche voller Gläubige, die dem Himmelreich näherkommen, indem sie ihm alle Wünsche von den Augen ablesen. Wie viele Menschen arbeiten hier außer euch? Zehn, könnte ich mir vorstellen. Oder zwölf.«

»64.«

»Ist das der Name von Eurem Unternehmen? Eurer Menagerie?«

»So viele waren wir bei der letzten Zählung. Dazu kommen die, die vor Ort sind und dort auch bleiben. Die, die auf den Schiffen hin und her fahren, habe ich mitgezählt. Aber meistens kommen mehr zurück, als losgefahren sind.«

»Es gibt fast 100 Menschen?«, sagte Trine erstaunt. »Fast 100 Menschen schaffen die Tiere aus Afrika heran?«

»Plus die von den Karibischen Inseln. Und jetzt fangen sie bald in der anderen Richtung an. Wo die Wüsten sind. Arabien und immer weiter. Aber das ist erst am Anfang.«

Die Eheleute blickten sich an. Wo waren sie hineingeraten? Das war ja eine komplette Stadt, ein kleines Fürstentum. Nicht so groß wie Lüneburg, aber Lüneburg war groß und mächtig und bekannt. Und alle Menschen kennen Lüneburg, auch wenn sie nie dort waren. Das Lüneburger Salz ist wie ein Zahlungsmittel. So war es in der Vergangenheit. Welche Währung würde in der Zukunft gelten?

»Lüneburger Elefanten.«

Deichmann und Fleetwood blickten Trine verwundert an.

»Entschuldigt«, sagte sie. »Ich habe laut gedacht.«

»Wollt Ihr einen Elefanten sehen?«, fragte Fleetwood.

»Ihr macht Scherze. Niemand hat einen Elefanten. Die meisten Menschen wissen nicht einmal, dass es Elefanten gibt.«

Fünf Minuten später gab es zwei weitere Menschen, die einen

Elefanten sahen. Keinen gezeichneten, keinen toten und ausgestopften oder nachgemachten. Angeblich war er noch nicht erwachsen. Das hielt Trine für einen Witz. Wie groß wollte er denn noch werden? Er überragte doch jetzt schon die meisten Gebäude. Wollte er in einem Jahr in den Schornstein der Häuser hineinblicken? Angeblich konnte man ihn berühren, ohne dass er zornig wurde. Noch ein Scherz. Wäre Trine eine Elefantin gewesen, hätte sie sich bedankt, wenn ständig neugierige kleine Quälgeister in ihrem Reich aufgetaucht wären, um sie zu stören und an ihr herumzufingern.

Andererseits ... der erste Elefant ihres Lebens. Selbst Deichmann, der Vielgereiste, der an Orten gewesen war, wo es Dinge gab, von denen niemand wusste und von denen niemand wissen sollte, wenn er keine Probleme bekommen wollte – selbst dieser gut informierte Mann, der angeblich Riesen und Eisköniginnen begegnet war, an die er sich mit jedem weiteren Glas ein Stück besser erinnerte ...

Er war beeindruckt, er schwieg lange, aber er fasste den Elefanten sofort an. Er näherte sich dem Riesen von vorne, und als der meterlange dicke Rüssel ihn untersuchte, wich er nicht aus, sondern berührte den Rüssel und strich über die Brust und die Beine des Elefanten. Und er bekam immer bessere Laune.

»Das ist das Leben«, rief er leise und begeistert. »So lohnt sich das Leben. Da hat man was zu erzählen.«

Fleetwood, die neben Trine stand, sagte: »Bevor Ihr uns verlasst, machen wir immer eine Taschenkontrolle. Wenn wir in einer einen Elefanten finden, dann bleibt der hier.«

Sie kehrten in das Eingangsgebäude auf dem Gelände zurück, weil Deichmann wissen wollte, welchen Weg der Elefant genommen hatte. Sie gingen über einen Flur, von dem offene Türen abzweigten. Was Trine im Vorübergehen aufschnappte, erinnerte sie an das Lübecker Rathaus. Sie hatte mit Speisekammern und weiteren Ställen gerechnet, aber hier sah es aus wie in den Kontoren, wo die Schreiber sitzen und die Kaufleute rechnen und wo auf deckenhohen Regalen Bücher stehen und Papierberge liegen. Einmal sah sie einen der Schreiber, er war sehr jung, er blickte die fremden Gesichter an, aber er wirkte nicht alarmiert oder verängstigt. Er benahm sich, als würde er nichts zu verbergen haben. Vielleicht befanden sie sich in diesem Moment ja im Rathaus dieser Menagerie. Aber nur Deichmann hatte den Ausdruck bisher verwendet. Fleetwood hatte ihn nicht korrigiert, aber auch nicht zugestimmt. Je länger Trine sich hier aufhielt, umso mehr Fragen hatte sie, die unbedingt gestellt werden mussten.

8

Dann standen sie vor den Landkarten. In diesem Raum bedeckten sie eine ganze Wand. Deichmann fand sich schnell zurecht, Trine brauchte Hilfe. Für die Hebamme, die ihr Leben lang mit Karten ausgekommen war, die die Stadt Lübeck und ihr Umfeld in allen Himmelsrichtungen abbildeten, war es eine Herausforderung, nicht nur alle deutschen Fürstentümer in den Blick zu nehmen, sondern den Erdteil Europa. Wo die großen Meere begannen, gaben die Karten noch lange keine Ruhe.

Wer im südlichen Spanien Anlauf nahm, kam trockenen Fußes über die Meerenge hinweg und landete in Afrika, wo es am nördlichsten ist. Aber das war nur der obere Rand der Karte, darunter kam Land, nichts als Land. Keine Flüsse mehr, kaum noch Städte, viel weniger Struktur und weniger Worte als auf der Karte, die Namen enthielt, die Trine etwas sagten. Sie war wenig gereist und hatte nicht oft Menschen getroffen, die weit herumgekommen waren. Die meiste Zeit hatten die Kaufleute in Kutschen verbracht, in deren Häusern Trine den Nachwuchs zur Welt brachte. Aber sie kannten sich besser auf Schiffen aus, die über das Baltische Meer fuhren.

In der Mitte von Afrika, kurz bevor der Erdteil endlos wurde, standen Namen, die Trine nichts bedeuteten. Aber Fleetwood sagte: »Da werden die Tiere verladen«, und Trine war hellwach. Fleetwood zeigte ihnen das gezeichnete Bild von zwei Schiffen, Trine konnte sie sich im Lübecker Hafen vorstellen. Aber beide Schiffe befuhren das Atlantische Meer, rechts lagen Wüsten, die kein Ende nahmen, und auf einmal lagen rechts Spanien und Portugal, danach Frankreich und die Niederlande. Trine dachte: Es ist, als wenn sie nach Hause kommen. Dabei entfernen sie sich immer weiter von ihrer Heimat.

Hinein in den Weserstrom auf Bremen zu, wohin die sehr junge Trine beinahe gekommen wäre. Aber es hatte sich zerschlagen, so kamen seitdem nur noch die Geschichten aus dem Bremer Hafen nach Lübeck.

Fleetwood suchte in den Papierhaufen, sie wurde ärgerlich und knurrte: »Ach was. Das kann ich Euch genauso gut zeigen.«

Raus aus dem Gebäude in Richtung auf die flache Halle, wo sie noch nicht gewesen waren. Eine Person trat ihnen entgegen, erkennbar jung, sehr schlank, eine Hand auf dem Säbel, den sie an der Seite trug.

»Alles gut«, sagte Fleetwood. Die Person gab den Weg frei. Im letzten Moment erkannte Trine, dass es sich um ein Mädchen handelte. Eine junge Frau, nein, ein Mädchen. Trine wurde langsamer. Ein Wort nur, ein Wort, das gesagt werden musste. Ein starker Arm ergriff ihren Arm und zog sie weiter. Sie funkelte Deichmann an, er murmelte: »Nicht vergessen: Wir sind nur Besucher.«

»Aber ich …«

Der starke Arm zog sie weiter. Fleetwood wartete am Eingang. Sie zeigte keine Ungeduld und ließ Trine die Zeit, die sie brauchte. Es war, als wenn sich in diesem Moment nicht nur das Tor öffnete. Bis eben hatte Trine in dem Irrtum gelebt, eine Art Bauernhof zu besuchen; ein seltsames Gut, wo reiche Nichtstuer kauzigen Neigungen nachgehen. Der Anblick der bewaffneten Wächterin und das Verhalten des sonst so furchtlosen Deichmann öffneten ihr die Augen. Sie waren auf etwas gestoßen, was möglicherweise nicht für ihre Augen gedacht war. Was Trine für das entgegenkommende Verhalten freundlicher Gastgeberinnen gehalten hatte, konnte genauso gut eine Form von Ablenkung und Kontrolle gewesen sein: ein Trick, um zwei Störenfriede abzulenken und unter Kontrolle zu halten, bis … ja, bis was? Trine kam sich plötzlich kindisch vor. Die Frau, die in Lübeck einen stadtumspannenden Ruf als kluge, überlegte und meist überlegende Heilerin besaß, karriolte seit über einer Stunde auf völlig fremdem Terrain herum, auf dem sie einer Unmöglichkeit nach der anderen begegnete und auf dem ihr Informationen preisgegeben wurden, die doch unmöglich Allgemeingut sein konnten.

Trine lief auf Deichmann auf, der unerwartet stehen geblieben war. Nebeneinander stehend versuchten sie dann, den Eindruck zu verarbeiten. Vor ihnen standen in zwei Reihen Kutschen oder Kutschwagen von einer Art, die Trine nie zuvor gesehen hatte.

»18«, sagte Deichmann. »Sie haben 18 Wagen, in denen sie die wilden Tiere durch die Lande fahren.«

In 14 Wagen wurde eine Längsseite von eisernen Stäben gebildet, die anderen Seiten waren geschlossen. Ob durch starke Hölzer oder Metall, war nicht zu erkennen. Von den meisten

Wagen waren auch die Dächer geschlossen. Vorne war Platz für zwei Personen, hinten konnten auf einem schmalen Gang zwischen zwei stabilen Begrenzungen weitere Personen mitreisen.

Es war diese ungewöhnlich große Anzahl an ungewöhnlichen Wagentypen, die die Besucher so beeindruckte. Sie vermittelte einen nachhaltigen Eindruck von der Größe und Ernsthaftigkeit der Organisation, die im Hintergrund die Fäden zog. Hier wurden keine possierlichen exotischen Haustiere um zwei Hausecken an neue Besitzer ausgeliefert, die sich ein exotisches Spielzeug für ihre Kinder wünschten. Hier fanden massenhaft exotische und nicht selten gefährliche Tiere, die die Lüneburger Region noch nie gesehen hatte, neue Eigentümer. Du lieferst keinen Löwen an eine Kaufmannsvilla aus; du hältst im Garten keinen Elefanten, weil du dann 48 Stunden später keinen Garten mehr besitzt.

»Wow«, sagte Deichmann. »Das hat Dimensionen.«

»Warum zeigen sie uns das?«

Trine wurde bewusst, dass sie flüsterte.

»Sie haben einen Plan, und wir sind Teil ihres Plans. Jedenfalls du.«

»Was!? Was redest du denn da? Du hast doch genauso ... du bist doch genauso ...«

»Ich bin ein kleiner Apotheker, der seinen Beruf seit Jahren nicht mehr ausgeübt hat. Du bist die Frau, die dafür sorgen kann, dass ab jetzt pausenlos kleine exotische Raubtiere mit süßen spitzen Zähnchen zur Welt kommen.«

»Aber warum? Was gefällt ihnen so an diesen Bestien?«

»Du meinst, außer der Vorstellung, arme Bauern oder Landstreicher gegen Löwen und Bären kämpfen zu lassen, die man zuvor mehrere Tage hungern ließ, damit sie während des Kampfes nicht einschlafen?«

Deichmann sah seine Frau an und nahm sie in die Arme. »Entschuldige«, sagte er leise. »Ich muss den Druck irgendwie loswerden. Es kommt gerade alles ziemlich überraschend.«

»Und weil du ein alter Kavalier und Charmeur bist, legst du dich nicht mit wildfremden Megären an, sondern mit deiner armen Frau.«

Sie zog etwas in der Nase hoch. Das liebte er an ihr mehr als fast alles andere. Wenn dieses Geräusch ertönte, hatte sich seine sonst so durchsetzungsstarke Frau plötzlich in ein kleines Mädchen verwandelt, das sich in der bösen Welt der Erwachsenen nicht mehr zurechtfand und einen Beschützer brauchte. Was für ein Glück, dass der dann jedes Mal in Reichweite zur Verfügung stand. Deichmann wurde bewusst, dass er heute Morgen unbewaffnet aufgebrochen war. Abgesehen von zwei Messern hatte er nichts, was sich als Waffe einsetzen ließ. Seine Fäuste zählten nicht, die festen Schuhe mit den eisernen Spitzen würden maximal zwei Gegner aufhalten. Sollten sich die Umstände in einem Wirtshaus zuspitzen, würde allerdings niemand als Deichmann in der Lage sein, das vorhandene Mobiliar im Handumdrehen in Schlagwaffen jeder gewünschten Größe und Wirksamkeit umzufunktionieren.

»Was ist?«, fragte Trine.

»Mir ist gerade klar geworden, dass wir gut dastehen.«

»Ach ja? Verrate es mir, wieso. Mach mich glücklich.«

»Du segnest die Welt mit neuem Leben.«

»Komm zur Sache, Deichmann.«

»Wenn mich nicht alles täuscht, habe ich das Geschäftsmodell unserer Gastgeber erkannt.«

»Mich regt das auf, wenn du zu raunen anfängst, weißt du das?«

Oh ja, das wusste er. Aber er konnte es nun mal nicht lassen.

Plötzlich entstand Unruhe. Fleetwood eilte über das Gelände. Zwei Reiter waren am Hoftor zu sehen, offenbar waren sie gerade angekommen. Ihre Pferde dampften, ein bisher unsichtbar gewesener Bursche übernahm die Pferde und führte sie zu den Ställen. Sabbelkopp tauchte auf, was zwischen seinen Lippen hing, war krumm und schief, aber es qualmte und machte Sabbelkopp glücklich.

»Ich kann euch auch eine Zigarre besorgen«, verkündete er großspurig.

»Danke«, sagte Deichmann. »Ich halte es noch ein paar Minuten ohne aus. Schon Freundschaft mit weiblichen Wesen geschlossen?«

Sabbelkopps altkluge Miene verwandelte sich mit einem Ruck in scheinheiliges Nichtverstehen.

»Man ist freundlich hier zu Gästen«, behauptete er.

»Und mit Gästen meinst du ...«

»Euch natürlich. Und ganz am Rande auch mich. Ein wenig nur, ich bin ja nur ein Diener, ein Knecht. Aber daran erkennt man wahre Gastfreundschaft: wenn auch die niederen Chargen gut behandelt werden.«

»Sabbelkopp, sieh dich vor. Das kann sich alles ganz schnell ändern.«

»Wir brechen schon wieder auf?«, rief er entsetzt. »Das können wir doch nicht tun! Sie haben ein Anrecht darauf, uns ihre Gastfreundschaft zu beweisen. Das ist auch kein manierliches Benehmen, unsere Gastgeber dumm dastehen zu lassen.«

Deichmann wandte sich Trine zu. »Bist du immer noch der Meinung, dass es eine gute Idee war, sich den jungen Schlaumeier ans Bein zu binden?«

»Der hält das aus«, erwiderte Trine. »Solche Typen wie er kommen überall durch. Und wenn sie sich zwischendurch einen Backs einfangen, wischen sie sich Schnodder und Tränen ab und stehen wieder auf.«

»Ich kann vielleicht Tierpfleger werden«, rief Sabbelkopp.

»Sagt wer?«

»Sage ich, einstweilen nur ich. Aber ich kann gut mit Tieren, schon als kleiner Junge.«

»Weil du da ja mit Löwen und Bären und Tigern gespielt hast.«

»Wisst ihr, wie gemein kleine Katzen sein können!? Das denkt man gar nicht. Die schnurren dich an, und im nächsten Moment ziehen sie dir ihre Krallen durchs Gesicht.«

»Dann weißt du ja schon, wie sich das anfühlt. Könnte das letzte Gefühl sein, das du in deinem Leben verspürst.«

Aber Sabbelkopps Optimismus war nicht zu knacken.

Fleetwood eilte auf sie zu. »Änderung aller Pläne«, rief sie. »Er kommt doch schon heute.«

Trine entgegnete: »Und was bedeutet das?«

»Für Euch nur Gutes. Ihr lernt Graf Leu einen Tag früher kennen. Damit könnte sich Euer Schicksal auch einen Tag früher zum Besseren wenden. Ich zeige Euch gleich Euer Lager.«

»Wir sind nicht anspruchsvoll«, sagte Deichmann. »Meine Frau etwas mehr als ich.«

Fleetwood lächelte seine Behauptung ins Reich der windigen Behauptungen davon.

Trine sagte: »Ich mag die Frau.«

»Ich habe bisweilen das Gefühl, dass sie Männer nicht mag.«

»Du irrst schon wieder. Sie kennt die Männer, daraus folgt alles Weitere.«

Nun lernten sie das letzte Gebäude kennen, das sie noch nicht betreten hatten. Vom Eingang öffnete sich der weite Blick auf das Gelände. Sie befanden sich nicht in einem Dorf, dies war ein kleines Fürstentum. Deichmann begann sich zu fragen, wie sie es geschafft hatten, es den Lüneburger Herrschern abzuschwatzen. Denn Fleetwoods Graf musste ein Auswärtiger sein, sonst hätte sie nicht versäumt, seine Verwurzelung mit den heimischen Ländereien zu erwähnen.

Zwischen Lübeck und Lüneburg lag eine ordentliche Wegstrecke, die beiden Städte waren keine engen Nachbarn. Dennoch wunderte sich Deichmann, dass er bisher nichts über dieses mysteriöse kleine Reich gehört hatte. Sein Gasthaus war eine Nachrichtenbörse. Jeder Zweite, der dort einkehrte, war vor wenigen Stunden von einer Reise zurückgekehrt und brachte nicht nur einen mit Münzen gefüllten Lederbeutel mit, die darauf brannten, ausgegeben und gegen kräftiges Fleisch eingetauscht zu werden, das keine Ähnlichkeit mit dem ewigen Fisch auf See besaß. Dazu und danach folgte stundenlang flüssige Nahrung. Für viele Gäste war es seit Langem die erste Gelegenheit, die an Bord notwendige Disziplin vergessen zu können. Bei Deichmann verwandelten sich selbst nüchterne Naturen in Lebemänner. Wenn auch fahrendes Volk und herbe männliche Naturen dominierten, so konnte er doch auch Kaufleute und Händler begrüßen, die gewohnt waren, in mehreren gesellschaftlichen Welten zu verkehren. Nicht zuletzt zeigten hier auch die wenigen weiblichen Gäste, dass sie neben Abenteuergeschichten, Anekdoten über Reisekrankheiten sowie Bekanntschaften mit den unverschämtesten Männern ihres Lebens an Bord des Schiffes noch eine Leidenschaft besaßen. Am schönsten an ihrem Becher fanden sie, wenn sie seinen Grund nur wenige Minuten erblicken konnten, weil zügig aus einem Krug nachgeschenkt wurde.

Bei Deichmann fanden sich an einem durchschnittlichen Tag Gäste ein, die aus einem Dutzend Regionen zurückkehrten, in denen Deutsch nicht die Muttersprache war. Mehr als einmal war spät am Abend ein Bote vom Gasthaus ins Rathaus geeilt, um eine Nachricht zu überbringen, die nicht bis zum nächsten Morgen warten konnte. In Lübeck kam es häufiger als in anderen Städten vor, dass sich wirtschaftliche und politische Ereignisse zu einem unteilbaren Knäuel verwirrten. Eines betraf stets das andere. Das andere beeinflusste stets das eine. Unterm Strich war man im Rathaus nicht empört, spät am Abend oder sogar in der Nacht gestört zu werden, wenn eine Nachricht von Deichmann hereinkam. Der Name des Wirts garantierte, dass keine Witze und sinnlose private Interna überbracht wurden. Stets ging es um das, was Lübeck zusammenhält: Geld, Handel, Marktanteile, Vergrößerung des Umsatzes und Kenntnis von personellen und politischen Entwicklungen, die früher oder später die meisten Kaufleute betreffen würden.

9

Im ersten Moment wunderten sich die Deichmanns über die geringe Zahl der Menschen an den Tischen des Speisesaals. Man hatte mit mehreren Dutzend gerechnet, es waren aber kaum 20. Eine Frage führte zu einer lawinenartigen Antwort, nach der die beiden Gäste das Gefühl hatten, dass sich die Mitarbeiter der Menagerie an diesem Abend zwischen Baltischem Meer und Donau im tiefen Süden verteilen würden.

Trine wunderte sich über die beträchtlichen Unterschiede bei Alter, Physiognomie und Temperament. Vom krakeelenden Kindertisch, an dem selbst Sabbelkopp nicht störend ins Gewicht fiel, bis zu dem Bereich, wo zwischen jedem Bissen pausiert wurde, weil es Wichtiges zu besprechen gab. Staunenswert der Bereich an der Tafel, an dem drei Männer saßen, vor denen keine Becher standen, sondern respektheischende Folianten lagen.

»Sie können lesen«, wisperte Deichmann.

Trine spielte mit und raunte: »Mein Gott, in was für eine Lasterhöhle hat es uns verschlagen?«

Fleetwood kam als Letzte in den Saal. Mit der Schüssel in der Hand steuerte sie die neuen Gäste an und wurde auf dem nicht langen Weg viermal angesprochen. Zuletzt fiel sie neben Deichmann auf die Bank.

»Wisst Ihr, was Euch fehlt?«, fragte er. »Eine Doppelgängerin.«

»Zwei«, sagte sie und bekreuzigte sich.

Trine mochte die Frau. Sie brannte an allen Enden. Für einen Mann, der in der verschlafenen Tradition lebte, dass Frauen stumm und demütig zu sein haben, würde es kein Spaß sein, Fleetwood zu begegnen. Und sie würde ihm nicht verschweigen, dass sie schon erfreulichere Begegnungen erlebt hatte als miesepetrige Naturen wie ihn.

»Großer Respekt zu Eurem Essen«, sagte Deichmann. »Ich denke seit dem ersten Löffel daran, wie bescheiden mein Angebot in Lübeck ist.«

»Wir machen das nicht aus Liebe«, entgegnete Fleetwood.

»Was könnte es denn für einen anderen Grund geben?«, wollte Trine wissen.

»Wir machen es, um Aufstände zu vermeiden. – Ihr dürft ruhig zugeben, dass Ihr nicht mit so einer Antwort gerechnet habt«, sagte Fleetwood zufrieden. Sie mochte es, Menschen zu überraschen und aus dem Rhythmus zu bringen. Ihre ersten Bissen verschlang sie in rasendem Tempo, um nach der Hektik schnell ruhiger zu werden, bis es am Ende wirkte, als würde sie eine Mahlzeit einnehmen, ohne Geschwindigkeitsrekorde zu unterbieten.

Trine und Deichmann erfuhren, dass in diesem Moment Menschen aus mehr als einem Dutzend Nationen im Saal anwesend waren.

Fleetwood sagte: »Ihr müsst zugeben, damit rechnet man nicht bei 17 oder 18 Menschen.«

»Es sind 20«, sagte Deichmann.

»So schätze ich Euch ein.«

»Ihr wart sicher, dass ich zählen kann?«

»Nein, dass Ihr zählen werdet. Jeder Wirt funktioniert so.«

»Wo kommt diese große Zahl her? Ich dachte: Fast alle sind Hiesige, zwei Seeleute, zwei Weitgereiste und ein Afrikaner.«

»Es liegt an Graf Leu.«

»Damit wir es hinter uns gebracht haben, bevor er auftaucht«, sagte Trine, »was müssen wir über ihn wissen?«

Fleetwood steigerte ihr Tempo, als würde sie befürchten, nicht mehr dazu zu kommen. Deichmanns neueste Vermutung war: Engländerin aus einer Kaufmannsfamilie. Du sprichst nicht ein so gutes Deutsch, wenn du erst mit 15 anfängst. Im Gasthaus hatte er genug Seeleute aus Britannien kennengelernt, die es nicht einmal zu einer ordentlichen Beherrschung ihrer Muttersprache gebracht hatten.

»Graf Leu ist ein Verrückter. Wie verrückt er ist, seht Ihr daran, dass jeder Graf, dem man so eine Äußerung hinterbringt, sofort zum Schwert greifen würde, um den, der so redet, einen Kopf kürzer zu machen. Leu würde lachen und mit der flachen Hand auf den Tisch schlagen, und dann würde er rufen: ›Das nenne ich Mut vor den Thronen! Das will ich hören.‹«

»So verrückt also«, murmelte Deichmann.

»Er stammt aus einer Linie, die ich nie begriffen habe. Baltisch, russisch, ein Tropfen Blut aus dem Skandinavischen, der eine sagt: schwedisches Königshaus, der andere sagt: Rentierzüchter aus Lappland. Mein Tipp: beides zugleich. War bestimmt eine glückliche Verbindung.«

Ein Blech wurde hereingetragen, wie es die Bäcker benutzen. Bestimmt wurde es von einem Menschen getragen, allein: Man sah ihn nicht, denn er war sehr klein. Als er näherkam, wurde er nicht größer. Niemand achtete auf den Anblick, die neuen Gäste mussten sich nicht verstellen. Es war aber auch möglich, dass der Duft für ihr Interesse verantwortlich war, der von dem Blech aufstieg. Das Blech wurde präsentiert, auf ihm lagen kleine Küchlein, gedrechselt wie Zöpfe, frisch aus dem Ofen. Fleetwood sagte: »Ihr müsst nicht zugreifen, aber dann wüsste jeder im Raum, dass Ihr dumm seid.«

»Was wir uns nicht nachsagen lassen wollen«, entgegnete Deichmann und schichtete die Hälfte der Küchlein auf den Tisch.

Die Stimme aus unsichtbarem Mund sagte: »Gute Wahl. Esst, und Ihr werdet mich erkennen.«

Das Blech schwebte an den nächsten Tisch, Deichmann sagte: »Das ist ein Taschenspielertrick.«

»Wie sollte der wohl funktionieren«, entgegnete Fleetwood, die bereits zugebissen hatte.

Deichmann kaute, und das Interesse an dem Trick erlosch,

wurde weggeschwemmt von einer Welle unerwarteten und deshalb doppelt großen Genusses.

»Ihr habt den Bogen raus«, sagte Trine kauend.

»Bedankt Euch bei Leu. Er befiehlt, dass wir uns quer durch alle Erdteile essen.«

»Ich sehe niemanden aus dem weit entfernten Osten«, sagte Deichmann. »Erst östlich, dann südlich. Gibt es dafür eigentlich mittlerweile einen Namen?«

»Namen spielen keine Rolle. Nur Rezepte.«

»Auch der Graf?«

»Immer der Graf.«

»Wie bekommt man so viele Kontakte?«

»Das weiß ich: Es ist das Interesse. Du bist interessiert, wenn du morgens erwachst. Und du bist immer noch interessiert, wenn du nachts die Augen schließt. Was sehr spät geschieht, weil er sich im Verlauf des Tages jedes Mal heiß läuft und dann keine Ruhe findet.«

Diese Küchlein hatte der Teufel gemacht. Man gewöhnte sich nicht an den Genuss, in jedes Stück biss man mit einer Freude, die noch ein wenig größer war als beim letzten.

»Ich frage mich, ob es Drogen sein könnten?«, fragte Deichmann und roch am Teig.

»Es können immer Drogen sein«, antwortete Fleetwood seelenruhig. »Drogen machen alles besser.«

»Das müsst Ihr mir nicht sagen. Ich bin Apotheker.«

»Hallo!«, sagte Trine mahnend.

»Mutter Kirche schlägt Alarm«, sagte Deichmann. »Bürger, schließt Eure sündigen Gedanken weg.«

Trine kaute und sagte andächtig: »So ein Mann muss doch bei den Frauen heiß begehrt sein.«

»Bei denen, aber noch viel mehr bei ihren Eltern. Die Hälfte würde ihm am liebsten ihre Töchter ins Bett legen. Und die andere Hälfte würde am liebsten ihre Töchter im höchsten Turm einschließen, der sich auftreiben lässt.«

Plötzlich stand ein Mann von der Folianten-Gruppe am Tisch. Trine in den Blick nehmend, sagte er: »Ich werde nichts sagen, und das nicht nur, weil ich hier nichts zu sagen habe. Aber wenn sie Euch nicht fesseln und knebeln und an den stabilsten Pfosten anketten, weiß ich auch nicht mehr.«

Sprach's und saß wieder auf seinem Platz.

»Was war das denn?«, fragte Trine.

»Das war eine Liebeserklärung aus weisem Mund«, antwortete Fleetwood.

»So was überlebt man hier?«

»Nicht jeder, jeder nicht. Aber er darf hier im Raum eine Runde fliegen, und keiner würde das Gefühl haben, dass etwas Unmögliches geschieht. Weil er es ja ist, der es in Szene setzt.«

»Ist er so, wie er wirkt?«

»Ihr meint: so klug? Oh ja. Ihr müsstet ihn erleben, wenn er seine klugen fünf Minuten hat. Da fallt Ihr vom Glauben ab. Allerdings werdet Ihr kein Wort verstehen. Aber das macht nichts, weil es ein Genuss ist, ihm zu lauschen.«

»Wie wird man so?«

»Ich denke, man fängt im Alter von vier Jahren an, solche Bücher zu lesen, wie sie bei ihm auf dem Tisch liegen. Und dann hört man ein Leben lang nicht mehr damit auf mit dem Lesen.«

»Verstehe«, sagte Deichmann. »Irrenhaus oder Olymp, du hast die Wahl.«

10

Dann flog der Leu ein. Trine glaubte, eine Fanfare zu hören, verwarf den Gedanken aber gleich wieder, weil das ja nicht sein konnte. Deichmann rief sie von der Tür ins Freie. Die Schneise, die sich nach der schmalen Passage durch das Haus auf dem Gelände um das Dreifache verbreiterte, war von Fackeln gesäumt. Sie steckten nicht in der Erde oder in eingegrabenen Halterungen, jede Fackel wurde von einem Menschen gehalten, er reckte die Fackel in die Höhe, ließ sie sinken, streckte sie in die Höhe, immer abwechselnd und immer so weiter. Dazu riefen alle einen Chor, für den Trine partout kein anderer Laut als »uuuii!« einfallen wollte. Sie sind irre, dachte sie. Wenn es dunkel wird, kommt ihre wahre Seele zum Vorschein. Wir müssen sehen, dass wir hier heil wieder rauskommen. Sie blickte sich nach Deichmann um. Mehrere Male übersah sie ihn, dabei war er nicht weiter als zehn Meter von ihr entfernt. Aber Trine hatte nicht damit gerechnet, dass dieser vernunftbegabte Mann imstande war, sich in die Galerie der Irren einzureihen, eine Fackel in die Nacht stoßend und pausenlos dieses »uuuii!« schreiend.

Deichmann, so kenne ich dich ja nicht! Dann schoss die Kutsche heran. Während der wenigen Meter, die sie durch die ummauerte Einfahrt stürmte, ertönte ein dunkleres, metallisches Geräusch, das draußen auf dem gepflasterten Stück den Ton wechselte, um auf dem festgetretenen Weg sanfter zu werden. Zwei Pferde, schnaubend, auf der Stelle tretend, aufgedreht und am ganzen Leib vibrierend. Auf dem Kutschersitz zwei Gestalten, von denen eine sich aufrichtete, einen Arm in die Luft streckte und einen Schrei ausstieß, dessen Ursprung Trine nicht auf der Erde verorten mochte. So viel Wucht! So viel

Leben! Erfüllt von Vitalität. Als würde der Körper im nächsten Moment explodieren, weil er den inneren Druck nicht länger ertrug.

Dann sprach die stehende Gestalt: »Freunde! Gesellen! Mitarbeiter! Alle meine Helden! Endlich sehen wir uns wieder! Wie habt ihr die lange Zeit der Trennung nur überstanden! Für mich war es viel zu lang! Aber ich bringe gute Meldungen. Alles geht in die richtige Richtung! Ihr seid nichts anderes gewöhnt von mir! Morgen reden wir darüber. Jetzt feiern wir. Letzte Gelegenheit für die Schlafmützen unter euch, das Weite zu suchen! Der Leu ist zurück, das Leben wird doppelt so schön!«

»Deichmann«, sagte Trine. Sie war froh, dass er aus seiner neuen Beschäftigung als zu groß geratenes Glühwürmchen wieder auf Normalmaß geschrumpft war. »Deichmann, wo sind wir gelandet? Wenn wir gleich aufbrechen, sind wir bei Sonnenaufgang in Lüneburg.«

Er drückte sie an sich. Sie kannte dieses Besänftigungsdrücken, mit dem er traditionell Druck aus dem Trine-Kessel zu nehmen pflegte. Sie legte eine Schaufel nach und sagte: »Oder in Uelzen! Wir fahren nach Uelzen. Du wolltest doch immer nach Uelzen.«

»Das war gestern«, erwiderte Deichmann. »Gestern hättest du mich damit noch gekriegt, mein kluges Weib. Das geht jetzt nicht mehr. Jetzt müssen wir hierbleiben, weil sich hier etwas Größeres abspielt.«

»Etwas Wahnsinniges!«

»Möglicherweise ist das so. Aber ich bin alt genug, um zu wissen: Nur wo der Wahnsinn wohnt, fühle ich mich zu Hause. Du überlebst nicht 15 Jahre im Gasthaus, wenn du insgeheim die Stille der Wälder liebst.«

»Ach, Deichmann, du bist ein großer Junge.«

»Ein ungezogener großer Junge.«

11

In dieser Nacht träumte Trine nicht, das war die erste Überraschung. Sie war auf stundenlange wilde Träume eingestellt, wie es in der Vergangenheit oft vorgekommen war. Stattdessen klösterlicher Frieden, die Stille der Wälder. Und ein Deichmann, der im Traum schwer arbeitete, sich hinwarf und herwarf und nicht davor zurückschreckte, sich um die eigene Achse zu drehen. Aber das war keine Überraschung, das war der Mann, den sie kannte.

Man hatte ihnen eine Kammer angewiesen, wo sie für sich sein konnten. Das rechnete Trine ihren Gastgebern hoch an. Sie zweifelte nicht, dass sie das Fleetwood zu verdanken hatten. Vor nicht einmal 24 Stunden war sie der Frau erstmals begegnet und fühlte sich schon mit ihr vertraut. Das war für Trine nicht selbstverständlich. Sie übte einen Beruf aus, in dem eine gewisse Distanz unerlässlich ist. Wenn um dich herum alles heult und bittet, die Arme wirft, den Heiland anruft und nicht selten zeitweise den Verstand verliert, dann muss gar nicht mehr eine Gebärende dazukommen, die die komplette Klaviatur des Schwangeren-Theaters aufführt und nach dem letzten Ton sofort mit der Wiederholung der gerade glücklich überstandenen Kakofonie startet. Wenn der Raum voller Gefühle und Ängste und Anweisungen ist, hat die Hebamme einen schweren Stand. Nicht immer gab es außer Trine keine zweite Person des Vertrauens. Manchmal war es die Mutter der Gebärenden, im Idealfall waren es Mutter und Großmutter, die mit unnachgiebiger Strenge die Richtung vorgaben. In den Fällen, die einmal im Jahr vorkamen, saß Trine im Hintergrund auf dem Hocker oder am liebsten im bequemen Sessel und sah zu, wie zwei Naturtalente der Natur unter die Arme griffen. Damit durfte Trine nicht rechnen, weil sonst herbe Enttäuschungen die Regel gewesen wären. Häufiger war Blut im Spiel, dann geriet die Gesellschaft am Bett schnell in Angst. Manchmal verlor die Gebärende das Bewusstsein. Und an den schwarzen Tagen hielt Trine einen winzigen Leichnam in den Armen und war insgeheim nicht ärgerlich, wenn sich eine klagende Stimme fand, die fähig war, das Leben und eine seiner großen Niederlagen auf klagende Laute herunterzubrechen. In Momenten, in denen es nichts zu trösten gibt, war es Trines Aufgabe, wenigstens das Leben der Gebärenden zu retten. Meistens gelang es, manchmal wurde der Tag noch schwärzer.

Den Weg fanden sie von allein. Draußen war es erstaunlich leer. Wo steckten die Menschen? Einer trug Grünzeug von hier nach dort, es sah aus wie frisch mit der Sichel vom Halm getrennt. Ein anderer trug zwei Säcke, einen auf jeder Schulter. Beide waren gefüllt. Deichmann machte eine Bewegung, Trine hielt ihn: »Er schafft das schon.«

»Zu zweit schafft er es leichter.«

»Lass ihm seinen Stolz.«

»Und wenn er sich etwas bricht? Oder seine Muskeln sitzen plötzlich da, wo sie nicht hingehören?«

»Dann helfe ich.«

»Ich hänge mich mal weit aus dem Fenster und sage: Der Mann ist nicht schwanger.«

So rüttelte sich ihre Verbindung und Vertrautheit zurecht wie jeden Morgen.

Im Saal, den sie seit gestern kannten, war ein einziger Tisch besetzt, sehr sparsam mit zwei Personen. Man nickte sich zu. Das mochte Trine, diese Lässigkeit, die nicht fehlendes Interesse signalisierte, sondern zeigte, dass man akzeptiert war und dazugehörte. Oder sich auf dem Weg dorthin befand. Die Tür, hinter der die Küche lag und die Herde standen, schwang auf, so schwungvoll, dass sie gegen die Wand stieß. Heute hatte ein Mann Küchendienst. Die Neuankömmlinge grüßten. Eine von vielen angenehmen Eigenschaften Deichmanns war es, nie gönnerhaft zu erscheinen. Wer so selbstbewusst war wie er, vergab sich nichts, wenn er freundlich war. Trine übernahm es mitzuteilen, was sie für wichtig hielt. Gestern angekommen, heute verabredet. Gestern hervorragend gegessen, heute neugierig.

Der Kellner sagte: »Wir haben Tee. Echten.«

»Erzähl«, sagte Deichmann. »Echten Tee also?«

»Wollen wir wetten?«

»Was bietest du an?«

»Wenn du sagst, der Tee ist einer der besten deines Lebens, übernimmst du ab morgen meinen Dienst.«

»Und wenn ich lüge?«

»Dann hast du ein Problem, und ich habe ein Problem mit dir.«

Der Bedienstete verschwand. Trine sagte: »Hier sind alle von großem Selbstbewusstsein.«

»Das liegt bestimmt auch daran, dass sie weit weg vom Schuss sind.«

»Was meinst du damit?«

»Wir sind uns doch einig, dass es hier offensichtlich darum geht, eine Menagerie aufzubauen.«

»Eine Menagerie neuen Stils.«

»Gut. Wo befinden sich die Menagerien? Die, die wir kennen? Von denen man gehört hat?«

»Bei Schlössern. Wo die Fürsten leben. Wo eine Menagerie hingehört.«

»Sehe ich genauso. Und was haben wir hier?«

»Ein ... ein Landgut. Einen Landsitz. Wo die Fürsten den Sommer verbringen.«

»Wirklich?«

»Was meinst du?«

»Wir haben sicherlich noch nicht alles gesehen, aber unsere

Nasen steckten doch bereits in mehreren Gebäuden. Was haben die gemeinsam? Die Gebäude, nicht die Nasen.«

Trine begriff. Nichts, was sie bisher gesehen hatten, strahlte die Stimmung und Atmosphäre einer adligen Behausung aus. Nichts war auf Repräsentation angelegt. Hier zeigte kein reicher Adliger, dass er Geschmack hatte, Geld, Kunst, Pomp.

»Es ist ein Bauernhof«, sagte Trine. »Aber bestimmt waren wir noch nicht überall.«

»Wir waren noch nicht überall, das ist wahr. Aber ich habe alles von außen gesehen.«

»Wann hast du das denn getan? Ich habe gar nicht gemerkt …«

»Ich muss doch alles unter die Lupe nehmen, bevor ich meine Liebste womöglich in eine heikle Lage bringe. Das hier ist auf einen einzigen Zweck ausgerichtet: um Tiere unterzubringen, um Tiere unter guten Bedingungen zu halten, damit sie Lust bekommen, sich zu vermehren. Die Menschen, die hier leben und arbeiten, sind zu dem einzigen Zweck da, es den Tieren so angenehm wie möglich zu machen. Wo wir essen und wo wir schlafen, das erinnert mich mehr an ein Kriegslager als an ein Schloss. Fast alle Gebäude, die ich bisher gesehen habe, sind funkelnagelneu. Das ist keine Sommerfrische, Trine, das ist eine Zuchtstation. Sicher eine Menagerie, aber eigentlich auch nicht. Menagerien sind ja so angelegt, um Tiere auszustellen. Kleine Käfige, dazwischen Parkanlagen. Pomp und Circumstance und Beeindruckung. Sicherlich werden die Tiere dort ordentlich behandelt, aber im Grunde sind sie Ausstellungsstücke, die sich bewegen. Durch die Tiere zeigt der Fürst, wer er ist, dass er Stil und Geschmack besitzt, dass er ein Mann von Wissenschaft und Forschung ist. All das, was in unserer Zeit attraktiv, begehrt und beliebt ist. Heutzutage kannst du mit Gold und Geschmeide immer noch beeindrucken. Aber es muss auch noch etwas dazukommen, damit du aus der Masse der Adligen herausragst. Tiere sind die neuen funkelnden Diamanten. Nicht Hühner und Schweine, sie müssen von weither kommen. Die

Tiere, die wir gesehen haben, sind in ihrem Leben weiter herumgekommen als du und ich. So weit kommen nur Seeleute durch die Welt. Vielleicht träumt mancher Graf und Baron davon, ein Schiff zu besteigen und die Welt zu erkunden. Aber weil er Angst hat, dass zwei Tage nach seiner Abreise ein heimtückischer Verwandter die Macht an sich reißt, muss die Welt zu ihm kommen. Bäume und Pflanzen und Blüten sind schön und reizvoll, lebendige Tiere sind es in noch stärkerem Ausmaß.«

»Bitte um Vergebung! Bitte um Nachsicht! Der Tee hatte sich versteckt. Er wusste, dass sein letztes Stündlein geschlagen hat.«

Mit großartiger Gestik stellte der dienstbare Geist die Becher auf den Tisch. Aus den Taschen zauberte er Zucker und Honig und sogar – es war nicht zu glauben – ein Döschen hervor. Deckel auf, es war die Milch.

Trine war verblüfft. Dieser Mann hatte so gar nichts Männliches an sich. Aber alles, was er tat, war überraschend, auf nichts konnte man gefasst sein. Und alles war selten, kostbar und wohlschmeckend.

»Wer seid Ihr?«, fragte sie verträumt.

»Ich bin der Mann, von dem jede Frau träumt«, erwiderte der dienstbare Geist strahlend. »Aber Ihr seid ja schon gut versorgt.«

»Ich würde mit mir reden lassen«, sagte Deichmann. Die frischen Küchlein waren schon dabei, ihn wie am Vortag wehrlos zu machen.

Aus dem Hintergrund tauchte Fleetwood auf.

»Was ist das denn hier?«, rief sie, wobei ihr Tonfall gerecht in Überraschung und Unwillen unterschied.

»Sorry, Schwester«, entgegnete der dienstbare Geist. »Ich war so frei.«

»Das sehe ich«, murmelte sie einigermaßen fassungslos. Und zu den Deichmanns: »Das ist eine Premiere für mich. Dieser Tag hat keinen Vorgänger. Ich weiß gar nicht, wie ich anfangen soll.«

»Nicht aus der Rolle fallen«, mahnte der Kellner.

»Das sagt sich so leicht. Liebe Deichmanns, so soll es denn

sein. Ich darf bekannt machen. Graf Leu, Mitglied eines der ältesten und würdigsten Häuser in weitem Umfeld. In sehr weitem Umfeld. Und nebenbei Erbauer und Betreiber des Tierbetriebs, in dem wir uns alle in dieser Minute befinden.«

Trine war nach ihren ersten Worten aufgesprungen und stand seitdem starr da, eine Hand vor den Mund gepresst. Auch Deichmann hielt es natürlich nicht mehr auf seinem Stuhl.

»Das wussten wir doch nicht«, stieß er hervor. »Das muss einem ja gesagt werden.«

Den Kellner, vergnügt seit Fleetwoods Sprechübungen, hielt es kaum noch auf den Beinen. Auf der Stelle tanzend, rief er: »Warum beginnt nicht jeder Tag mit so einem Juwel? Unsere wertvolle Fleetwood, die nie um ein Wort verlegen ist, ringt um jede Silbe. Dass ich das noch erleben darf!«

Er packte Trine an den Schultern und drückte sie auf ihren Platz nieder. »Ich will hier keinen mehr stehen sehen«, sagte er streng und machte den Vorreiter.

In der Tür zur Küche tauchte ein Mädchen auf und sagte: »Darf ich jetzt wieder?«

»Her damit!«, rief der Graf. »Danke, dass du mitgespielt hast.«

»Es war die schwerste Aufgabe meines Lebens«, hauchte sie und machte sich unsichtbar.

»Das junge Volk«, sagte Leu vergnügt. »Sind nicht mehr so belastbar wie früher.«

Deichmann blickte immer wieder zwischen dem Grafen und dem Tisch hin und her. Ein Tisch ohne Schmuck, ohne Zierrat und Deckchen und Vornehmheit. Kein Porzellan, keine Spur von Goldrand, nur Steingut und Ton.

Aber das Bild begann sich gerade zu verändern. Das Mädchen erschien und stellte ein kleines Fläschchen auf den Tisch, in dem sich vier Blumen befanden. Schlichte Schönheiten von der erstbesten Wiese, in denen einen Moment später eine hochherrschaftliche Nase steckte.

»Der Tee«, sagte Deichmann, »er ist natürlich von allerfeinster Qualität. Ich bin bereit, meine Strafe zu empfangen.«

»So seht ihr aus«, entgegnete Leu vergnügt.

Trine kam mit der Situation einfach nicht klar. Allein die Selbstverständlichkeit, mit der Fleetwood Platz genommen hatte. In was für eine Welt waren sie hineingeraten? Wann würde aus der Kulisse ein Ausrufer treten und das Ende der Theatervorstellung verkünden?

Trine dachte: Allein dafür muss man Kinder haben. Um es ihnen erzählen zu können. Einmal und dann immer wieder.

Und wie viel Leu bereits wusste. Während Trine noch an ihren ersten Sätzen feilte und jedes zweite Wort durch die Prüfung schickte: ob es möglich war oder eine Anmaßung, ein falsches Wort oder ein schiefes Bild ... Diese Gedanken von einer Frau, die im Zimmer von Gebärenden Bürgermeister, bedeutende Offiziere, ausländische Gesandte, Bankiers und große Männer der Kirche zusammengefaltet hatte, bis sie eingeknickt und nur noch halb so groß aus dem Raum geschlichen waren. Sie hatte so oft ihre Befugnisse überschritten, sie hatte so oft millimeterdicht vor einem Abgrund gestanden. Und als Erklärung, nicht als Entschuldigung, hätte sie nichts anderes sagen können als: In diesem Raum regiert die Frau, die Mutter werden will. Und ich, ich bin ihr Mund. Und ihr, ihr seid alles Münder, aus denen ich keinen Ton hören will. Hier redet jetzt nur die Frau, mit der ich im Gespräch bin. Und der nächste vernunftbegabte Ton wird sehr laut, wenn auch sehr dünn und aber wunderbar lebendig sein! Und jetzt lasst mich meine Arbeit machen.

12

»WARUM HABT IHR das getan?«, fragte Deichmann. »Ich kenne 1.000 Seeleute und 1.000 Reisende, jeder von ihnen hat versucht, mich hinters Licht zu führen. Geschafft haben es drei oder vier. Und einer zweimal, den werde ich nie vergessen. Aber Ihr, Ihr seid nicht auf der Welt, um andere Menschen zu bedienen.«

Leu hatte abgewartet, bis Deichmann sich mit seinem Monolog abmühte, und sich dann das vorletzte Küchlein unter den Nagel gerissen. Links kauend und rechts sprechend, sagte er: »Du kannst den Menschen nicht besser studieren, als wenn er isst. Außerdem hatte ich Lust darauf.«

»Ist das alles? Ihr hattet Lust darauf?«

»Ja, ist denn noch mehr nötig? Verratet es mir, ich werde darüber nachdenken.«

Fleetwood sagte: »Er hatte Angst, Ihr könntet früh aufbrechen. Er wollte Euch unbedingt noch erwischen.«

Der Graf erhob sich und verschwand in der Küche.

»Was ist das jetzt?«, fragte Deichmann. »Ist die Audienz zu Ende?«

»Ihr müsst viel sanfter werden«, sagte Fleetwood ohne Herablassung.

»Ach ja? Wie lange habt Ihr gebraucht, bis Ihr Euch zu ihm an den Tisch gesetzt habt, ohne dazu aufgefordert worden zu sein?«

»Wie lange? Lasst mich nachdenken. Es war am ersten Tag, wenn auch nicht in der ersten Stunde. Aber am zweiten Tag war ich lockerer, das weiß ich noch. Und Ihr hättet mich eine Woche später sehen müssen.«

Deichmann winkte ab, diese Frau war nicht zu knacken. Mit so einer Frau war er verheiratet.

Der Graf stürmte herein, mit beiden Händen das Blech haltend, auf dem die jungen Küchlein dampften. Ihm folgte klagend das Mädchen. »Das geht doch nicht! Das könnt Ihr doch nicht …!« Wie soll ich denn …?«

Er nahm ihr die Schüssel weg, die sie hielt und stapelte die Küchlein darin. Dann drückte er ihr das Blech an den Busen. Dann schnappte er ihre Schultern und drückte ihr einen Kuss auf beide Wangen.

Er saß schon längst wieder am Tisch, und zwar kauend, als sie immer noch am selben Fleck stand: wie festgewachsen, wie angenagelt, wie gelähmt.

Fleetwood sagte: »Sie wird Tage brauchen.«

»Ihr müsst alle viel lockerer werden«, sagte der Graf. »Um zum Thema zu kommen: Eine Hebamme und ein Apotheker schneien bei mir herein, ohne Anmeldung, ohne dass ich davon weiß. Was meint Ihr wohl, wie sehr die armen Gäule gestern darunter leiden mussten. Der Gedanke, zu spät zu kommen, hat mich wahnsinnig gemacht. Rücksichtslos sowieso. Aber dazu gehört bei mir ja nicht viel.«

»Wovon wusstet Ihr überhaupt, dass es uns gibt?«, fragte Deichmann.

»Ihr seid gut. Die Nachricht hatte fast einen ganzen Tag Zeit, bis zu mir zu gelangen. Das ist eine unserer leichten Übungen, nicht wahr?«

Fleetwood nickte, und er sagte: »Das mit den Tauben müssen wir endlich in Angriff nehmen. Niemand ist schneller als sie.«

Fleetwood hielt ein Heft in der Hand. Niemand hatte mitbekommen, wie sie es und woher sie es gezogen hatte. Jetzt schrieb sie etwas hinein. Deichmann behielt sie im Auge, aber das Heft lag unschuldig zwischen den Bechern auf dem Tisch.

»Tee!«, rief der Graf. In der Küche fiel etwas um oder herunter, jedenfalls schepperte es.

»Ich liebe mein Leben«, sagte er munter. »Ich kann tun und lassen, was ich will. Und ich versichere Euch: Ich tue es, von morgens bis abends.«

»Bis nachts«, sagte Fleetwood nüchtern.

Und der Graf: »Euch beide schickt der Himmel. Und falls es den wider Erwarten doch nicht geben sollte, ist es einfach großes Glück. Zwei Menschen, die sich damit auskennen, den Menschen zu helfen. Das hat uns gefehlt. Wir haben uns zu lange darüber geärgert, dass es unter den vielen schlauen Medicussen keinen gibt, der sich jemals ernsthaft mit Tieren auseinandergesetzt hat.«

Trines Mund stand schon offen, da erhielt sie unter dem Tisch einen Tritt, der nicht besonders zart ausfiel.

»Ich war das nicht«, sagte der Graf. »Ich würde so was nie unter dem Tisch machen. Ich bin mehr der Typ für die Lufthoheit.«

»Eine kurze Chronik würde uns jetzt helfen«, sagte Deichmann.

13

Graf Leu stammte aus dem sehr alten Geschlecht der baltisch-anhaltinischen Leus mit Grundbesitz hinter der Oder, südlich der Elbe und in überschaubarer Größe auch zwischen Lüneburg und Celle und immer da, wo die Lüneburger ihre habgierigen Finger noch nicht ausgestreckt hatten.

Der alte Graf verwaltete die Tradition nach seinen Maßstäben. Sie waren alt und überlebt, was man aber nicht laut aussprechen durfte, weil er sich dann drei Wochen ins Bett legte. Drei Wochen, in denen die Staatsgeschäfte stillstanden. Das verträgt eine Herrschaft nicht zu oft in zu kurzer Zeit.

»Und immer diese Waldspaziergänge«, sagte Leu mit leichtem Schaudern. »Der Mann hat eine ungesunde Nähe zum Wald. Ich sehe den Tag voraus, an dem er alle Bäume taufen wird, und danach bekommen sie einen Namen.«

»Das ist der Tag, an dem Ihr Euch für drei Wochen ins Bett legen werdet.«

Drei verdutzte Gesichter sahen der lachenden Trine zu, bis sie damit aufhörte.

Lauris, älterer Bruder von Leu, bereitete sich auf die Übernahme der Geschäfte vor. Offenbar war er mit einem müden Temperament ausgestattet, das den Jüngeren zur Weißglut trieb.

»Bei ihm dauerte ein Schachspiel zwei Tage. Ich habe jedes Mal verloren, weil man nicht gewinnen kann, wenn man zwischendurch einschläft.«

Leu hatte früh begonnen, sich für Geschäfte sehr weit hinter Oder und Elbe und Celle zu interessieren. Aber er war damit auf keine Gegenliebe gestoßen. »Ich finde es ja rührend, wie sehr sie sich um das kümmern, was vor ihrer Nase liegt. Besonders wenn es genau das ist, was sie verstehen und für das sie Interesse aufbringen. Aber mein Gefühl hat mir schon früh gesagt: Das kann nicht alles sein. Die Erde ist groß, und wir kümmern uns nur um ein Körnchen von ihr. Mich hat immer interessiert, was hinter der nächsten Ecke liegt. Und wenn ich schon dabei war, konnte ich auch gleich noch einen Blick hinter die übernächste Ecke werfen. Und was soll ich sagen: Es war spannend, es war neu. Neu ist gut. Es hat mich klüger gemacht. Mein Bruder Lauris wollte genau das können, was unser Vater getan hat. Und der hat sich alles von seinem Vater abgeguckt.

Ich will nicht angeben, aber ich kann nicht ausschließen, dass ich mich eines Tages daran gewöhnt hätte, ein kleiner Graf unter lauter Bauern zu sein. Ich wäre nicht verhungert. Ein passendes Frauenzimmer hätte sich für mich bestimmt auch gefunden. Ich bin nicht hässlich, ich bin nicht auf den Mund gefallen. Wo ich bin, ist die Luft in Bewegung. Wo mein Bruder ist, schläft der Wind ein.«

Zu diesem Zeitpunkt saßen sie schon längere Zeit allein in dem großen Raum, in dem das Essen auf den Tisch kam. Der Tee wurde nie kalt, Deichmanns Ohren wurden immer wärmer. Noch ein Becher, und das erste Ohr würde in Flammen aufgehen.

Der ältere Bruder Lauris hatte ältere Freunde. Nicht alle waren so bedächtig wie er. Manchen gelang es, ihn in Gang zu setzen. Dann fuhr man am Baltischen Meer die Häfen ab, Stralsund, Rostock, Wismar, natürlich Lübeck. Und nach einem Gelage von epischen Ausmaßen fand man sich auf einem Salzkahn wieder, der über Stecknitzkanal, Elbe und Ilmenau das berühmte Lüneburg erreichte, wo unter den Freunden alles verteilt wurde, was sich unterwegs angesammelt hatte: eine Kaufmannstochter aus dem Hinterland, Schnäpse aus dem hohen Norden, eingelegte Fische, deren Geruch man noch zwei Wochen lang auskackte. Lauris bekam die beiden Präparate exotischer Tiere. Ein kleiner Drachen, ein kleines Raubtier. Als hätten sich Katze und Hund lieb gehabt. Der ältere Bruder berichtete, dass in den großen Häfen einsame Männer auf die Ankunft der Schiffe warteten, die aus Afrika kamen, aus dem südlichen Amerika, von den karibischen Inseln. Manchmal kamen sie auf direktem Weg, manchmal legten sie unterwegs in Portugal und Frankreich an. Am Ende drückten sie ihre Schätze den einsamen Männern in die Arme, die am Kai standen und vor Glück in Tränen ausbrachen. Keiner von ihnen suchte in seinen Taschen vergeblich nach Münzen, sie waren bestens vorbereitet, und manch ein Seemann strich in diesen Minuten mehr Geld ein, als ihm vier Monate Heuer einbrachten.

»Dann standen die ausgestopften Tiere in unserem Schloss herum. Zuerst auf dem Kamin, sie wurden vorgezeigt, und man gab mit ihnen an. Schnell ließ das Interesse nach, die Frau des Hauses klagte über den Staub im Fell und die kalten Augen der Präparate, von denen sie sich verfolgt glaubte. Und sie hatte von einer Freundin oder Nachbarin gehört, dass sich in diesen Präparaten gerne Schädlinge einfinden, die quicklebendig sind und sich für ihr Leben gern vermehren. Und dann bekommt man sie nur schwer wieder aus den Kleidungsstücken und Vorhängen heraus. Und nie mehr aus dem Haus.«

»Es waren diese Präparate«, sagte der Graf. »Ich habe nie verstanden, wie man sich an toten Tieren erfreuen kann, von denen in derselben Minute 100.000 Exemplare im Urwald oder auf den Inseln lebendig herumsprangen.«

»Mehr war das nicht?«, fragte Deichmann erstaunt. »Nur der Unterschied tot und lebendig?«

»Seltsam, nicht wahr? Aber etwas mehr war es schon. Ich hatte ja bis dahin schon darunter gelitten, dass man in meiner Familie das Tempo nicht erfunden hat. Wenn mein Bruder jetzt hier wäre, könnte er uns haarklein erklären, was das eigentlich bedeutet und wie das praktisch geht: präparieren. Ich wollte das Tier lieber lebendig sehen. Ich habe das laut ausgesprochen und werde nie vergessen, wie sie mich ansahen: als wäre gerade eine Krankheit bei mir ausgebrochen. Mein Vater fand die Vorstellung absurd und etwas ekelhaft auch, sich diese Eidechsen und kleinen Pelztiere in Bewegung vorzustellen. Es war eine andere Art, die Welt wahrzunehmen. Meine Familie war normal und genauso fantasielos wie der Rest der Sippschaft. Das muss man sich vorstellen: Wir schwimmen in Geld, wir haben geschäftliche Verbindungen bis auf ferne Erdteile, und wir stellen uns ausgestopfte Kreaturen auf den Kamin, von denen wir nicht einmal wissen, wie sie heißen. Ich gab ihnen dann Namen: Die Echse hieß Lauris wie mein Bruder. Man war nicht amüsiert.

Immer wieder musste ich an die Männer denken, die im Hafen auf die Ankunft der Schiffe warteten. Ich sah ihre Gesichter vor mir, während die Schiffe anlegten. Sie waren selig, Gegenstände aus Afrika besitzen zu dürfen. Damals gab es ja die ersten Handelsstationen an der afrikanischen Küste, sogar nach Indien und Ostasien bestanden Verbindungen. Wer ernsthaft interessiert war, konnte über diese Adressen und natürlich über die Seeleute Präparate und Bilder in Auftrag geben. Die Seeleute kümmerten sich gern und zuverlässig. Sie hatten ja nicht damit gerechnet, nebenbei noch Geld zu verdienen.

Natürlich konnte man auch lebende Tiere bestellen – mit allen Problemen, die sich daraus ergaben. Die Tiere mussten viele Wochen auf dem Schiff überleben, was nicht oft klappte. Damals wusste man so gut wie nichts darüber, was die Tiere brauchen und was sie nicht kriegen dürfen. In den ersten Jahren hat man versucht, die armen Kreaturen mit den Resten zu füttern, die in der Kombüse übrig blieben. Bei der Besatzung gab es Angst vor Krankheiten und davor, sich Krankheiten zuzuziehen. Aber die Angst war klein. Die Freude auf Geld war groß.«

Man sah dem Grafen an, wie stark ihn die Erinnerung an seine Jugend umtrieb. »Damals war ich 13 oder 14. Die Eltern fanden mein Interesse irgendwie anstößig. Meine Mutter beruhigte sich selbst und die Familie. Sie sagte: ›Das verwächst sich. Warum soll der Junge nicht so normal werden wie wir?‹

Damals gab es erste Bücher, in denen die Fauna und Flora der weit entfernten Länder in Bildern und mit allen erreichbaren Informationen abgehandelt wurden. Diese Bücher musste ich unbedingt haben. Zu meiner Überraschung wurde das kein Problem. Solang ich nichts ins Haus schleppte, was Geräusche von sich gab und sich bewegte, waren sie nicht knauserig.«

Endlich entließ der Graf das Küchenmädchen, das bis jetzt die Stellung gehalten hatte. Glücklich sprang sie davon. Fünf Minuten später begannen sie, die Küche zu inspizieren, und machten reiche Beute. Noch nie hatte Trine erlebt, wie sich ein vornehmer Graf aus dem Kühlraum dicke Stücke vom kalten Braten abschneidet und im Stehen verdrückt. Trine bekam auf der Spitze eines sehr großen Messers ein Stück angeboten. Ihr war klar, dass sie diesen Moment nie vergessen würde.

Leu sagte: »Ich denke kaum noch darüber nach. Aber ich denke, dass es vor allem ein Duell zwischen uns Brüdern war. Er liebte alles, was berechenbar, tot und harmlos war. Ich liebte alles, was lebendig war und für mich neu. Mein Bruder war nicht neugierig, ich bin von morgens bis abends neugierig. Ein Tag, an dem mir nichts unter die Augen kommt, was mich überrascht, ist für mich ein verlorener Tag.«

»Wann ist so ein Tag zuletzt vorgekommen?«, fragte Deichmann.

»Lass mich überlegen.«

Leu blickte Fleetwood an. Sie sagte: »Nie, solang ich hier bin. Das ist zwei Jahre her.«

»Dann kann man also sagen, dass Ihr ein glücklicher Mann seid«, sagte Trine.

Der Graf blickte sie länger schweigend an, als sie erwartet hatte. Und als ihr recht war.

Dann sprach er: »Glücklich will ich werden, seitdem ich ein kleiner Junge war. In den besten Momenten bin ich schon nahe herangekommen an dieses Gefühl. Aber es war nie von langer Dauer. Ich bin noch auf dem Weg. Es wird noch besser werden. Hoffentlich kommt dieser Tag nicht zu früh.«

»Was meint Ihr?«

»Wenn ich feststelle: Du bist zufrieden, dann beginnt das Sterben. Dann beginnt das Altwerden. Dann könnten die Träume aufhören, mich in Begeisterung zu versetzen. Dann bin ich nur noch ein langweiliges Mitglied einer langweiligen Familie. Bitte noch nicht. Ich bin erst 36, ich bin gerade erst erwachsen geworden. Und deshalb müsst ihr mir helfen.«

14

Auf einem erneuten Rundgang über das Gelände lernten Trine und Deichmann alle Gebäude in der Reihenfolge kennen, in der sie für das Schicksal der exotischen Tiere wichtig sein würden.

Immer wieder traf man dabei Mitarbeiter. Sie transportierten Futter, waren zu zweit und zu dritt unterwegs, während sie viele Papiere mit sich trugen. Einer trug einen Vogelkäfig, der mit einem Tuch verhängt war.

»Zeig ihm doch seine neue Nachbarschaft«, rief Leu.

»Ich kriege es noch nicht fertig«, erwiderte der andere. »Ich denke immer: Er vergleicht das Gestern mit dem Heute und er ist nicht glücklich dabei. Vielleicht versteht er gar nicht, was das alles zu bedeuten hat.«

»Ist das nicht herrlich?«, fragte Leu seine beiden Begleiter. »Sie lieben unsere Tiere von auswärts. Hier im Lüneburgischen geht man traditionell sehr robust mit den Kreaturen um. Robust und rücksichtslos. Wenn ein Tier nicht so will, wie es soll, wird es geschlagen. Das kommt bei uns nicht vor.«

»Und wenn doch? Was passiert dann?«

»Das ist geklärt«, erwiderte Leu unaufgeregt. »Zu Beginn mussten wir uns alle gewöhnen. Und lernen. Ich will nicht verschweigen, dass es in dieser Phase zwei oder drei Mitarbeiter gab, die an der Aufgabe gescheitert sind. Wir haben uns dann getrennt, es war für alle das Beste. Vor allem für die Tiere. Aber auch für das Klima unter uns. Wir sind eine Familie. Wenn wir nicht alle dasselbe Ziel haben, kann es nicht gelingen.«

»Ist man im Guten geschieden?«

»Natürlich. Sie bekamen ihren Lohn für die nächsten Monate.«

»Es fällt mir schwer, das zu glauben«, sagte Deichmann. »In der Welt, in der ich lebe, sind die Regeln härter. Wenn es Streit gibt, spricht der Anführer ein Machtwort, und wenn das nicht fruchtet, darf man sich als rausgeschmissen betrachten. Das alles findet meistens im Verlauf eines einzigen Tages statt.«

»Ich weiß«, sagte Leu. »Ich habe ja die Geschäfte und Kontore und Güter meiner Familie kennengelernt. Auch den Ton, der dort herrscht. Das will ich nicht haben. Nur weil es den Zufall ganz bestimmter Eltern gibt, muss ich nicht die Welt wie sie sehen. Dann kämen wir ja nie weiter.«

»Was sagt denn Eure Familie, wenn ich das ansprechen darf?« Er blickte Trine an: »Ihr seid viel zu behutsam.«

»Ich verstehe nicht.«

»Ihr redet so zaghaft, als ob Ihr euch vorwärts tasten würdet.«

»Gebt ihr noch einen Tag«, lachte Deichmann. »Oder zwei. Danach werdet Ihr Euch voller Sehnsucht an diese Minuten zurückerinnern.«

»Nein, nein«, sagte Leu. »Wir müssen ehrlich zueinander sein. Wir sind zusammen, weil es um die Tiere geht. Aber wir sind auch zusammen, weil es um eine neue Art von Geschäften geht. Wie man miteinander umspringt, wenn man zusammen arbeitet. Das ist doch der Hauptteil unseres Lebens. Wir arbeiten von morgens bis abends. Es wäre schrecklich, wenn ich in dieser Zeit funktionieren und salutieren müsste, und abends darf ich dann zur Belohnung zwei Stunden ein Mensch sein. Ich will auch tagsüber richtige Menschen um mich haben. Wenn ihnen etwas nicht passt, Mund auf und raus damit! Nur dann können wir alle klüger werden und uns alle wohler fühlen.«

»Aber Ihr seid der Graf«, sagte Trine. »Ihr steckt vom ersten Tag auf Erden in einer anderen Haut.«

»Jaja«, entgegnete Leu missmutig. »So sagt man wohl. Das habe ich in den ersten Jahren meines Lebens jeden Tag zehnmal gehört. Zuerst habe ich es sogar für wahr gehalten. Aber dann habe ich begriffen, was das am Ende bedeutet. Dass sich nichts ändert! Nie! Ein Leben lang nach einer einzigen Melodie tanzen, das ist doch grauenhaft. Das wäre nur dann ein Trost, wenn ich es auch noch am letzten Tag meines Lebens für richtig halten würde. Aber ich war schon mit zwölf Jahren ein Abtrünniger.«

»Und was hat die Familie gesagt?«

Leu lachte. »Sie haben mich behandelt wie ein rohes Ei. In meiner Familie nennt man es ›eine Phase‹, wenn einer aus der Reihe tanzt. Dann ist man besonders freundlich zu ihm und liest ihm jeden Wunsch von den Augen ab. Man sucht ihm einen Ehepartner aus, der dafür bekannt ist, behutsam und rücksichtsvoll zu sein. Man widerspricht so selten wie möglich und schickt ihn auf die *Grand Tour*: zwei Jahre durch alle Orte in Europa, wo sich Geschichte abgespielt hat.«

»Mit einem Wort: Ihr lebt dann unter einer Käseglocke«, sagte Deichmann.

»Ihr sagt es. Aber die *Grand Tour* habe ich natürlich nicht ausgelassen. Zwei Freunde, zwei Aufpasser und Lehrer und zwei Kutschen. Und in jeder dritten Stadt erwartet uns ein Abgesandter der Familie, der die Reisekasse auffüllt. Hättet ihr das abgelehnt?«

»Von so was träumt unsereiner nicht mal«, entgegnete Deichmann.

»Na bitte. Ich habe mitgenommen, und danach habe ich meine Eltern mit einer neuen Phase gequält.«

»Hat ein Bruch stattgefunden?«

»Nein, seltsamerweise nicht. Was mich eigentlich überrascht. Ich habe es für möglich gehalten, dass sie eines Tages die Nase voll haben. Aber sie haben es nie zum Äußersten kommen lassen. In vielen Familien gibt es eine Figur, die stets auf Ausgleich drängt. Eine Figur mit Autorität, der man sich nicht leicht widersetzt. Die nicht selten auf einem Teil des Familiensilbers sitzt. Aber das ist natürlich nur ein Zufall. Der Meinung seid ihr doch auch?«

Er zwang sie, seinem Blick nicht auszuweichen und sagte: »Bei uns war es die Mutter meines Vaters. Eine sehr große und sehr resolute Frau. An der ist ein Mann verloren gegangen, ein Offizier. Aber sie war herrlich. Nicht zart, keineswegs. Wenn sie dir übers Haar gestreichelt hat, hast du danach im Spiegel überprüft, ob dein Kopf noch gerade auf dem Hals sitzt. Aber sie war eine liebe Frau. Sie mochte mich, sie mochte ihre Kinder. Sie hatte die Hosen an. Und sie hatte wirklich die Hosen an. Nur wegen ihr kam es nie zum Krieg.«

»Sie ließ Euch gehen?«

»Sie hat mich wochenlang vernommen. Das waren die härtesten Prüfungen meines Lebens. Sie wollte wissen, ob es mir ernst ist. Ich habe gekämpft.«

»Da wart Ihr schon erwachsen?«

»Äußerlich wohl. 18 oder 19. Innerlich flatterte ich wie die Fahne im Wind. Ich habe ja geahnt, was passiert, wenn ich die Prüfung bestehe. Dann musste ich meine Familie verlassen, dann war ich auf mich gestellt. Das war schrecklich aufregend und Furcht einflößend. Beides gleichzeitig.«

»Ihr habt die Prüfung bestanden.«

»Oh ja. Nach 14 Tagen, die ich nie vergessen werde. Nie im Leben musste ich so viele Fragen beantworten. Ich habe gar nicht gewusst, wie viele Fragen einem einfallen können.«

»Sie hat Euch sehr gern gehabt, Eure Großmutter.«

»Das ist wahr. Zwischendurch lief eine Träne, darüber wurde sie so zornig, dass ein wahres Trommelfeuer an Fragen auf mich niederging. Auch bei mir lief die eine und andere Träne. Zuletzt lagen wir uns in den Armen, und ich weiß noch genau, dass ich dachte: Das war von Anfang an ihre Absicht. Sie wollte dich erweichen. Aber sie ließ mich gehen, und ich ging. Ich schaute in Halle vorbei, an der Universität dort. Das gefiel mir einerseits, aber da liefen lauter Jungen in meinem Alter herum, und alle wussten genau, was sie werden wollten: Theologe, Jurist oder Mediziner. Die Mediziner fand ich am spannendsten. Aber ich hatte keine Vorstellung, welchen Beruf ich einmal ergreifen würde. Das, was ich wollte, habe ich nie verraten, denn man hätte mich ausgelacht. Ich wollte das machen, was vor mir noch nie jemand gemacht hat.«

»Weiter hattet Ihr keine Wünsche?«

»Nein, nur diesen einen. Naja, wie ich die Kurve zu den Tieren kriegte, davon haben wir ja bereits gesprochen.«

»Zwischendurch mal gezweifelt an dem Entschluss?«

»Einmal, zweimal. Aber nicht grundsätzlich. Nur weil es mir zu langsam ging. Wusstet ihr, dass man im Leben nicht nur zu spät dran sein kann, sondern auch zu früh? Mir ist es so ergangen. Niemand hat mich verstanden, wenn ich über die exotischen Tiere redete. Dass diese Tiere genauso viel Wissen enthalten wie die klügsten Folianten. Weil sie uns einen Eindruck von der Größe der Erde vermitteln, und wie wenig wir alle bisher wissen und dass wir alle erst ganz am Anfang stehen. Und viele haben noch nicht einmal den ersten Schritt getan.«

15

Leu sagte: »Das sind unsere Gazellen.«

Drei Tiere, groß wie Rehe, ihnen auch im Körperbau ähnlich. Sie setzten ihre Schritte sehr zierlich. Es wirkte, als würden sie auf Zehenspitzen gehen.

»Wir mussten den großen Graben ausheben«, sagte Leu. »Über den kleinen sind sie gehüpft wie nichts. Es sieht sehr schön aus, leicht und elegant und du denkst: Jetzt erheben sie sich in die Luft und fliegen davon. Aber sie liefen nur davon. Wir haben jedes Mal einen Tag gebraucht, um sie wieder einzufangen. Mit denen beginnen wir.« Er nahm Trine in den Blick: »Traut Ihr euch das zu?«

»Ihr meint, weil sie bald soweit sein wird?«

»Das mussten wir ihnen nicht zeigen, das übernimmt die Natur. Es ist auch nicht die erste Geburt. Die kleinen fixen Kletterer, die auf den Bäumen zu Hause sind, haben uns alle überrascht. Erst als wir die größere Katze bei ihnen entdeckt haben, war uns klar, dass sie sich in der Vergangenheit wohl schon die ersten Kleinen geholt haben. Das war für uns das Signal, dass wir endlich anfangen müssen, es ernst zu nehmen. Fleetwood nennt es: dem Problem ein Kleid anziehen. Vor einem halben Jahr haben wir begonnen, die Arten zu trennen, zur Not mit höheren Zäunen und zusätzlich breiten Gräben. Ich denke, im Paradies hat es keinen Zaun gegeben. Aber wir müssen Systematik hineinbringen, alle unsere Experten fordern das. Nur mit den Geburten haben sie lange kein Problem gehabt. Sie denken, es geht von alleine. Ich denke: Wir müssen wissen, wie es geht, wie leicht es ist, was wir tun können. Und natürlich: wie oft, wie viele Tiere. Denn es ist eine Sache, deine Tiere auf dem

Markt anzubieten. Aber es hilft sehr, wenn du weißt, wie viele du anbieten kannst. Und wie groß ihre Chance ist aufzuwachsen, ohne krank zu werden und ohne früh zu sterben. Unsere Experten sagen: Ein bisschen Schwund ist immer. Aber er darf nicht die Art gefährden. Wenn du jedes Jahr den kompletten Bestand verlierst, kannst du ja nicht einfach ein Dorf weiterfahren und Ersatz besorgen. Wenn wir heute entscheiden: Wir wollen vier Gazellen oder Antilopen, dann dauert es ein halbes Jahr, bis sie uns erreichen. Vielleicht etwas schneller. Vielleicht holt sich der Sturm das erste Schiff, dann geht alles von vorne los.«

Trine sagte: »Gibt es eine Quelle, aus der ich alles über die Antilopen erfahre?«

»Ist in Arbeit. Wir bauen ja nicht nur einen afrikanischen Garten auf. Wir stampfen auch eine Bibliothek aus der Erde. Ihr wisst oder ahnt, wie die Antwort lautet, wenn Ihr den Buchhändler bittet: Gebt uns alle Bücher, in denen Antilopen vorkommen.«

»Lasst mich raten: null bis eins?«

»Es ist nicht ganz so schlimm. Aber es bleibt überschaubar. Nun die guten Nachrichten, bevor ihr still für Euch verzweifelt. Es gibt mehr Buchhändler, als Ihr denkt. Es gibt ein Dutzend Universitäten auf deutschem Boden, von denen jede über eine Bibliothek verfügt. Natürlich hauptsächlich mit der Handvoll Leib- und Magenfächer. Aber die Universitäten sammeln, in diesem Moment sind diverse nicht ganz dumme Zeitgenossen unterwegs, um den Beständen ihrer Bildungsanstalt appetitliche Fundstücke hinzuzufügen.

Und dann natürlich die Klöster. Mit den Klöstern fing ja alles an. Ohne Klöster gäbe es gar keine alten Bücher. Und wenn ich alt sage, dann meine ich nicht selten: sehr alt. Oder auch: sehr, sehr alt.«

»Was aber keine astronomischen Mengen ergeben wird, wenn Ihr das Stichwort Antilopen nennt.«

Leu blickte Deichmann an. »Einerseits habt Ihr leider recht. Andererseits hilft es uns ja, wenn wir den Blick nicht so sehr auf eine einzige Art richten. Wenn wir Hirsche und Rehe und Gemsen und Schafe und Rinder dazunehmen, fällt die Bilanz schon freundlicher aus.«

Trine sagte: »Es gibt hier eine Bibliothek?«

»Nicht auf dem Gelände, sondern in Lüneburg. Eine knappe Kutschenstunde entfernt.«

»Warum Lüneburg?«

»Weil zu meinen diversen Beschäftigungen und Berufen, die ich mir in letzten Jahren aneignen durfte, eine Profession gehört, die nicht auf meinem Wunschzettel stand.«

»Papst!«

»Verschreit es nicht! Was nicht ist, kann ja noch werden. Nein, sondern Diplomat. Wisst Ihr, was passiert, wenn Ihr in einer der abgeschiedensten Regionen des mittleren und nördlichen Europa ein kleines Plätzchen für eine etwas größere Menagerie beansprucht? Es gibt einen Aufschrei!«

»Was kann man gegen eine Menagerie haben?«

»Das ist eine Frage von solcher Vernünftigkeit, wie ich sie in den letzten Monaten leider viel zu selten hören durfte. Aber es ist kein ordinärer Protest, man ist eingeschnappt. Man will gefragt werden, man will sich beraten, dann will man sein weises Haupt wiegen, hin und her, damit es nicht so wirkt, als ob man sich die Entscheidung leicht machen würde. Und dann, erst dann, keine Minute früher, wird man mit einer Geste von großer Gönnerhaftigkeit die Hand ausstrecken und sagen: So sei es denn.«

»Wie war Euch in solchen Momenten zumute?«

»Abgesehen davon, dass ich die kindische Lust verspürte, wahlweise in diese Hand zu beißen oder auf sie zu spucken, meint Ihr? Ich spürte, wie das Blut aus meinem Unterkörper in Hals und Kopf aufstieg, und ich dachte. Ihr könnt mich doch alle ... Aber das kann ich unmöglich sagen, wenn eine Dame anwesend ist.«

»Ich bin Hebamme. Ich bin härter gesotten als 99 von 100 Frauen. Und Männern.«

»Also die Lüneburger beherbergen ebenfalls eine Bibliothek. Lüneburg ist eine reiche Stadt, Ihr werdet davon gehört haben. Die Grundlage ist nicht die Klugheit der Stadtregierung oder des gemeinen Bürgers. Es ist allein das Salz. Die Stadt steht auf einer Goldader – mit dem entscheidenden Unterschied, dass Salz jedes Essen schmackhafter macht. Und es ist selten. Die Salzader ist Lüneburgs Glück, und die Lüneburger haben in den letzten 100 und 200 Jahren mit ihrem Schatz anständig gewirtschaftet. Fahrt hin, seht auch die Stadt an, genießt den Anblick der Gassen und jedes einzelnen Hauses. Ihr müsst auch nicht fragen, ob Ihr den Anblick genießen dürft. Das gibt es in Lüneburg zurzeit noch gratis. Nur wenn Ihr die Absicht haben solltet, eine Menagerie im Wald zu errichten, wo er am tiefsten ist, oder auf der Heide, wo sie am wildesten ist, dann macht Euch auf etwas gefasst. Manche Menschen leiden ja darunter, dass bei ihnen der Fluss des Bluts nicht besonders stark ist. Denen empfehle ich einen Besuch in Lüneburg.«

»Menschenskind, Ihr seid ja auf den Zinnen.«

»Ja? Hört es sich so an? Dann wird es wohl so sein. Aber abgesehen davon ist die dortige Bibliothek eine der besseren. Und in der Stadt kommt ja nicht nur Salz vor, sondern auch Kaufleute, und zwar in rauen Mengen.«

»Ich verstehe nicht.«

»Ein Kaufmann kommt herum. Wenn er mit Lüneburger Salz handelt, kommt er weit herum. Von diesen Reisen bringt er gerne eine Erinnerung mit – am liebsten eine, die ihn als Menschen von Kultur und Bildung und Lebensart ausweist. Eine Handvoll meiner ergiebigsten Quellen habe ich Büchersammlungen von Kaufleuten zu verdanken. Das muss ihnen der Neid lassen.«

Danach sprach Leu noch über die Universitäten außerhalb von Deutschland. Britannien, Italien, Spanien, nicht zu vergessen Prag und nach Möglichkeit Adressen in der Türkei und in Persien – dabei geriet er ins Schwärmen, verlor sich in Anekdoten, riss sich aber bald zusammen.

Trine sagte: »Entschuldigt, aber das hört sich alles nach viel Geld an.«

»Ach«, sagte Leu. »Das ist also der Grund! Und ich habe mich schon gefragt, wo denn das viele Geld geblieben ist, mit dem ich an den Start gegangen bin.«

Er lachte und sagte: »Nein, ich bin nicht überrascht. Du kannst nicht eine Fantasie haben, die mich mit dem bisher weitgehend unbekannten großen Rest des Planeten verbindet, und dann enttäuscht sein, dass diese Utopie nicht gratis zu bekommen ist.«

Die Deichmanns blickten sich an, aber es war unmöglich, den Grafen nach dem Umfang seines Vermögens zu fragen. Allein der Gedanke daran war bereits unstatthaft.

Leu winkte zwei Männer heran, beide jung, beide kräftig, beide in der Organisation für die Gazellen zuständig. Man hatte sich früh entschieden, den Tieren feste Bezugspersonen zu geben. »Das ist nicht unsere geistreichste Lösung bisher«, sagte Leu bescheiden. »Wer in irgendeiner Weise mit Tieren zu tun hat, als Reiter, als Besitzer eines Hundes, der weiß, dass eine feste Bindung nur Vorteile hat. Sogar die Bauern wissen das, dabei müssen sie sich um eine große Zahl Tiere kümmern. Von ihnen habe ich mir sagen lassen, dass selbst Hühner und Enten und Gänse mit Vertrauen auf bekannte Gesichter und Stimmen reagieren.«

»Und bei den gefährlichen Tieren?«

»Halten wir es ebenso. Nur mit dem notwendigen Abstand.«

Als die Gazellenwächter das trächtige Tier im Griff hatten, trat Trine in Aktion. Deichmann und der Graf ließen ihr die Zeit und die Ruhe, die sie brauchte.

Einige Minuten sagte der Graf kein Wort. Dann riss es ihn hin: »Sie hat etwas Magisches. Einerseits zart und rücksichtsvoll, andererseits drücken jede Bewegung und jeder Griff dieses sichere Wissen aus, von dem ich mir vorstellen kann, dass es den Frauen guttut.«

»Sie sagt, die Schwangeren sind die stärksten Gegner, die sie jemals hatte. Weil sie bereit sind, ihr Kind um jeden Preis zu verteidigen. Sie wissen, dass Trine ihnen hilft: der Frau und dem Kind. Aber in diesem Stadium sind sie Tiere, die ihre Brut beschützen.«

»Schade, dass uns bei unseren Tieren die Sprache nicht zur Verfügung steht.«

»Der Klang ist wichtig. Im Grunde ist es gleichgültig, welche Worte sie sagt, wenn es nur mit diesem Klang und in dem Rhythmus geschieht, die sich der Frau als beruhigend mitteilen.«

»Ihr meint, die schwangere Frau ist ein Tier?«

»Trine sagt, dass sich Menschen und Tiere in diesen Tagen so ähnlich sind wie sonst nie. Denn die Abläufe sind so sehr ähnlich, wie nichts anderes zwischen uns und den Tieren ähnlich ist.«

»Macht das nicht alles leichter?«

»Ich glaube, nicht von Natur aus. Denn das Tier weiß nicht, was passiert. Nur, dass es passiert. Deshalb wissen wir nicht, was das Tier im nächsten Moment tun wird.«

»Das weiß man auch bei den Frauen nicht.«

»Prinzipiell nicht. Aber sie sind berechenbarer. Zu ihnen kann Trine sprechen.«

»Ihr habt keine Kinder?«

Da war sie, die Frage, die unvermeidlich war. Und bei der es sehr darauf ankam, wer sie stellt. Beim Grafen fühlte sich Deichmann gut aufgehoben.

»Nein. Trine bekommt keine Kinder.«

»Ist das nicht seltsam? Gerade sie?«

»Sie ist nicht allein mit diesem Schicksal.«

»Weiß man, was der Grund dafür ist?«

»Eines Tages werden wir es wissen.«

»Ihr meint, wir leben zu früh?«

»Man lebt immer zu früh. Weil es so viel gibt, das wir wissen wollen und noch nicht wissen können.«

»Vielleicht sind wir zu dumm und werden es nie erfahren.«

»Das ist eine Möglichkeit. Aber ich glaube nicht daran. Vor 1.000 Jahren wussten wir viel weniger, und schon damals gab es Menschen, die damit nicht zufrieden waren. Und weitere 1.000 Jahre vorher haben wir gerade erst begonnen, Menschen zu sein.«

»Ihr meint, in 1.000 Jahren in die andere Richtung werden die Menschen darüber lächeln, was wir beide in dieser Stunde tun?«

»Ich bin sogar sicher. Aber es macht das, was Ihr tut, um nichts wertloser oder überflüssiger. Du kannst den zehnten Schritt nicht vor dem dritten machen.«

Trine mochte den Körper von Tieren. Für Tiere ist der Körper wichtiger als der Körper für den Menschen. Trine war in der Lage, sich Gedanken zu machen. Das Tier muss mit dem auskommen, was sein Körper lebt und spürt. Das Tier kann nicht gegen seinen Körper handeln. Ohne seinen Körper ist das Tier nichts. Der Mensch kann ohne seinen Körper sein – wenn auch nur in der größten Not. Und er kann entscheiden, im nächsten Moment das zu tun oder das zu lassen, was sein Verstand ihm nahelegt. Das Tier ist der Sklave seines Körpers. Beim Menschen ist der Körper der Partner des Geistes. Körper und Geist können Hand in Hand zusammenarbeiten, sie können sich aber auch bekämpfen. Es ist jedes Mal eine Frage der Abmachung. Der Geist entscheidet, weil er der Klügere ist. Aber er darf nie glauben, dass es ohne den Körper geht. Nicht immer entscheidet der Körper, aber der Körper muss zulassen, sonst ist der Mensch auch ohne seinen Geist verloren. Wenn der Körper entscheidet, dass das Leben lange genug gedauert hat, dann kann der Geist bitten und betteln, und es wird vorbei sein.

Die Medaille hat zwei Seiten, und der Mensch hat einen Körper, der von seinem Geist aufmerksam beobachtet wird. Aber umgekehrt ist es nicht, es geht nur in eine Richtung. Die Augen der Gazelle waren groß und voller Staunen. Bestimmt war sie noch nie von einem Menschen auf diese Weise berührt worden. Was Trine tat, mochte sich wie Streicheln und Liebkosen anfühlen. Aber es war viel mehr. Es war die Inspektion des Gazellenkörpers. Mochte das Tier auch keinen Verstand besitzen, so war doch etwas in ihm, das es in die Lage versetzte, in diesem Moment zu unterscheiden, was gut war für den Körper und was schlecht. Deshalb hielt es still, deshalb ließ es zu, dafür war Trine ihm dankbar. Sie befühlte den Körper von außen, sie näherte sich dem Ausgang des Körpers. Da! Die Gazelle erstarrte, jetzt kam es darauf an. Trine summte und sprach zu dem Tier, ohne menschliche Worte zu benutzen. Es war ein Summen, das dem Singen ähnlich war. Sanft, milde, beruhigend. Mit der Hand, die sie zuvor mit Wasser und sehr wenig Seife gereinigt hatte, erforschte Trine den Leib der Gazelle von innen. Die Augen der werdenden Mutter richteten sich nach innen, Trine spürte die Mühe, die es ihr bereitete, in diesem Moment ruhig zu bleiben. Sie konnte sich nicht vorstellen, was ein Tier weiß, und wie es sich mit dem Verhältnis von Wissen, Verstehen, Ahnen und Zulassen verhält. Mit einer Hand erforschte sie die Frucht im Schutz des Körpers, die andere Hand lag auf dem Hals der Mutter. Dazu das Summen und Trines Gesicht, das ernst war, aber nicht streng und abweisend. Diese Strenge, die die Mühe ahnen lässt, die es uns bereitet, in den entscheidenden Momenten des Lebens die herkömmlichen Grenzen zu überschreiten, bevor wir uns am Ende bei dem Tier dafür bedanken, dass es uns gestattet hat, ihm so nahe zu sein.

»Das war unfassbar«, sagte der Graf, als Trine zu den Männern kam.

Deichmann erkannte die Erschöpfung in Trines Gesicht. Er wusste, dass sie gleich wieder bei ihnen sein würde, aber noch nicht in diesem Moment.

»Gesund«, sagte sie leise. »Es nimmt einen guten Verlauf.«

»Ihr habt zu ihr gesprochen«, sagte der Graf. »Bis eben habe ich nicht gewusst, dass das möglich ist. Ich dachte immer: Wir sind die Menschen, das sind die Tiere, dazwischen ist nichts und vor allem keine echte Verbindung. Ich habe gedacht, das

Äußerste, was man erreichen kann, ist Frieden, eine Art Waffenstillstand. Aber es gibt noch mehr. Danke, dass Ihr mich das gelehrt habe.«

»Ihr übertreibt heillos«, sagte Trine lächelnd. »In dem schönen Tier wächst neues Leben heran, die Gazelle weiß nicht, was da geschieht. Aber es ist auch nicht nur ein zielloses Ahnen, was in ihr ist. Ich denke, es ist eine Art Gewissheit und Zuversicht, dass etwas auf dem Weg ist, und dass man gut beraten ist, sich dem nicht in den Weg zustellen. Wenn man das annimmt, wird alles auf einmal ganz einfach.«

»Ihr redet von den himmlischen Kräften?«

Trine sah ihn länger an als nötig, bevor sie sagte: »Das denke ich nicht einmal am Rande.«

Diese Worte sprach sie nicht zum ersten Mal aus. In nicht wenigen Fällen hatte sich ihr Verhältnis zu den Angehörigen der Gebärenden von diesen Worten nie mehr erholt. Deichmann hatte ihr mehr als einmal nahegelegt, dass Schweigen bisweilen der klügere Teil des Gesprächs sein kann. Aber Trine, die sonst stets bereit war, ihm zu folgen, musste ihn in diesem Fall enttäuschen.

»Nein«, sagte sie, »ich denke, das Tier weiß nichts von Gott, und Gott weiß, dass das so ist. Nach allem, was wir wissen, hat er noch nie ein Tier dafür bestraft. Deshalb spielt Gott in meinem Beruf keine Rolle. Was nicht heißt, dass ich ihn nicht mag. Aber er kann mir nicht helfen und – mit Verlaub – ich brauche seine Hilfe nicht. Es tut mir leid, wenn ich Euch verletze.«

»Wollt Ihr meinen Tieren helfen?«

»Aber ja.«

»Werdet Ihr das Beste geben, das Ihr könnt?«

»Heute, jetzt und immer.«

»Dann sind wir uns einig. Jeder von uns hat seinen ganz eigenen Lebensweg. Die meisten Wege sind sich so ähnlich, dass wir uns angewöhnt haben zu denken, dass wir uns alle auf demselben Weg befinden. Ich hatte da früh meine Zweifel, die sich mittlerweile zu einer Gewissheit verdichtet haben, die mich mehr alte Freunde gekostet hat, als sie mir neue Freunde einbrachte. Aber jeder der wenigen neuen Freunde ist mir die 20 wert, die mir für ihn von der Fahne gingen.«

Der Graf reichte Trine die Hand. Deichmann, der harte Hund, hasste diese Momente, weil er erkannte, dass er ein unheilbarer Gefühlsmensch war, der er partout nicht sein wollte. Schon als er so glücklich war, dass Trine augenscheinlich etwas für ihn übrighatte, war er gegen dieses Gefühl in sich in den Krieg gezogen. Was seitdem Hunderte Male passiert war, und kein einziges Mal war er siegreich aus der Schlacht zurückgekehrt. Mit ihrer vorbehaltlosen Zuneigung hatte sie ihn wehrlos gemacht.

Trine wollte ihre Hand an einem Tuch säubern, und weil sich in diesem Moment keines in ihrer Reichweite befand, ergriff sie Deichmanns Jackenaufschlag und verwendete ihn als Tuch. Dann schlug sie ein.

»Sehr gut«, sagte der Graf. »Der Pakt steht! Ich liebe es, einen Pakt zu schließen. Es hat noch nie ein Jahr gegeben, in dem dies mehr als ein einziges Mal geschah.«

»Drei Monate«, sagte Trine. »Ihr könnt drei Monate über mich verfügen. Danach reden wir miteinander.«

»Aber dann wird dieser schreckliche Mann nicht dabei sein, dessen brennende Blicke ich in diesem Moment in meinem Nacken spüre, einverstanden?«

»Wenn Ihr mich einkauft, kauft Ihr auch ihn ein. Und es gibt im Leben Situationen, in denen einem nichts Besseres widerfahren kann als ein Deichmann, der hinter einem steht und im Fall des Falles die Sache in die Hand nimmt.«

»So stark ist er?«

»So stark ist er, wenn er sich in ausgeglichener Stimmung befindet. Wenn er zornig wird, werdet Ihr Euch wünschen, ihn nie kennengelernt zu haben. Es sei denn, er steht auf Eurer Seite, dann seid Ihr ein glücklicher Mann.«

»Sehr schön«, sagte der Graf händereibend. »Ihr habt nicht

zufällig weitere Kandidaten in der Familie, die Ihr mir ans Herz legen könnt?«

16

Bis in den Abend hinein war Trine zwischen den verschiedenen Gebäuden unterwegs. Wo die bevorstehenden Geburten mit bloßem Auge zu erkennen waren, näherte sie sich den Tieren freundlich und behutsam, aber stets führte ihr Weg sie vorwärts.

Die Löwin war nur eine Frage der Zeit. An diesem Punkt war für Trine Schluss, die beiden Wärter ließen nicht mit sich reden. Auch der Graf riet zu Vorsicht. Außerhalb der Sichtweite des Raubtiers beriet man sich. Trine hielt es für unerlässlich, die Bekanntschaft der Löwin zu machen. »Sie muss mich sehen und riechen. Ich rede mit ihr, sie soll wissen, wie schnell oder langsam ich mich bewege.«

Eduard, der die Verantwortung hatte, sagte: »Gazellen und kleine Katzen und alles, was keine Reißzähne besitzt, da habt Ihr freie Hand. Sogar bei den Riesen …«

»Ich darf zu den Elefanten?«, sagte Trine erwartungsvoll.

Eduard sah nicht glücklich aus, als er sagte: »Nicht allein natürlich. Aber Riesen haben einen Vorteil, das ist ihre Größe.

Mit ihrer Größe und Kraft brauchen sie zwei Bewegungen, um Euch zu töten. Danach sind sie sofort wieder friedlich. Aber wir erkennen, wenn sich ihre Stimmung verschlechtert. Und sie selbst fürchten uns nicht, sie nehmen nicht sofort Abwehrhaltung ein.«

»Es muss Euch doch berühren, wenn solche großen Lebewesen euch vertrauen«, sagte Trine.

»Das ist ihr Trick«, entgegnete Eduard. »Damit kriegen sie uns. Ich will meine Kollegen nicht schlechtmachen. Aber ich darf Euch versichern, dass es ein zweischneidiges Schwert ist, für die Elefanten zuständig zu sein. Sie erfüllen mich jeden Tag mit Dankbarkeit, wenn sie mir freundlich gegenübertreten. Ich darf sogar auf ihnen reiten. Wie viele Menschen kennt ihr, die in ihrem Leben auf einem Elefanten saßen? Ich bin gesegnet. Für meine Riesen würde ich alles machen.«

»Auch ein Verbrechen begehen?«

»Ohne mit der Wimper zu zucken.«

»Weiß das der Graf?«

»Er ist dabei, sich an den Gedanken zu gewöhnen.«

»Fällt es ihm leicht?«

»Er ringt mit sich.«

Trine mochte Eduard. Sie beschloss, dass er ihr Einfallstor werden würde.

Auf Eduards Rat sollte sie sich jeden Tag eine Stunde bei den Elefanten aufhalten. Am dritten Tag gestand sie ihm, dass ihr die beiden Elefanten von Tag zu Tag kleiner vorkommen würden.

Er sagte: »Gewöhnt Euch nicht daran. Wir erwarten jeden Tag die Ankunft von Herzog.«

»Ein Verwandter des Grafen?«

»Na, das wollen wir doch nicht hoffen. Der größte Bulle, der bisher die Reise angetreten hat.«

»Größer als die beiden?«

»Ich warte es ab. Denn es kann einfach nicht stimmen, was uns von den Zeugen überliefert wurde, die Herzog mit eigenen Augen gesehen haben. Oder von Leuten gehört haben, die Herzog mit eigenen Augen … Ihr wisst schon: Es sind viele Gerüchte in der Welt. Meistens handelt es sich um heillose Übertreibungen. Ich warte ab.«

»Wie lange?«

»Eine Woche.«

»Eher mehr oder eher weniger?«

»Liebe Frau, wir reden von Transporten, die aus Afrika kommen. Da könnt Ihr nicht auf die Uhr gucken. Eher auf den Kalender, wo die Monate verzeichnet sind.«

»Das ist ja schrecklich. Wie haltet ihr das nur aus?«

»Ganz einfach: Erst mal sind die meisten von uns keine Frauen. Damit fällt schon ein wichtiger Grund für die Neugier fort.«

»Und sonst?«

»Sonst warte ich ab, bis man mir endlich die Erlaubnis erteilt, mich auf den Weg zu machen.«

»Nach Afrika?«

»Nach Afrika.«

»Träumt Ihr davon?«

»Traum beschreibt nicht mal annähernd das Gefühl, das in mir sein Wesen treibt. Die Stunde, in der ich meinen Fuß auf afrikanischen Boden setze, ist für mich der Beweis, dass es einen Gott gibt.«

»Gott ist ein Afrikaner?«

»Das weiß ich nicht. Vielleicht steht er über den Dingen. Vielleicht hat er es nicht nötig, eine Gestalt anzunehmen. Aber ich werde dann auf jeden Fall ein Afrikaner sein. Ich versichere euch: Afrikaner sein ist ein anderes Ding, als ein Lüneburger zu sein.«

»Nehmt ein großes Stück Salz mit auf die Reise. Elefanten lieben Salz.«

Eduard war wie vom Schlag gerührt. »Woher wisst Ihr das?«

»Ich kenne Tiere, ich kenne Menschen. Alle lieben Salz. Und es muss ja einen Grund haben, dass die Elefanten mit dem Wachsen nicht aufhören wollen.«

»Es liegt am Salz?«

»Probiert es. Danach sind wir schlauer. Versuch und Irrtum, so entsteht Wissen.«

Ihr lebt wirklich mit einem Gastwirt zusammen?«

»Warum zweifelt Ihr?«

»Ich dachte eher, dass Ihr mit einem Professor zusammen seid. Oder einem Bischof. Na gut, das mit dem Bischof nehme ich zurück.«

»Weise Entscheidung.«

»Aber jedenfalls mit einem Mann der Bücher und des Wissens.«

»Ich kenne weise Menschen, die in ihrem Leben kein einziges Buch gelesen haben.«

»Ach ja? Und warum haben sie das nicht getan?«

»Weil diese weisen Menschen nicht lesen konnten.«

17

ZWEI TAGE SPÄTER besaß Trine den vollständigen Überblick über den Tierbestand. Und, was nicht unwichtiger war: über den Zeitpunkt, an dem weitere Lieferungen erwartet wurden.

Fleetwood brachte sie mit den Uhrmachern zusammen. Sie sahen aus wie Kinder, redeten mit der Stimme von Säuglingen und gingen mit Zahlen um wie eine Katze mit Mäusen: Ein Hieb und die Zahl lag wehrlos auf dem Papier vor ihnen.

»Kein Wort über ihr System«, wisperte Fleetwood.

Es hörte sich falsch an, wenn diese aus lauter Selbstbewusstsein zusammengebackene Frau plötzlich leise sprach. »Sie mögen es nicht, wenn jemand ihr System anzweifelt.«

»Ich zweifle nicht, ich stelle eine Frage.«

»Das ist für die Uhrmacher das gleiche.«

»Und warum heißen sie überhaupt Uhrmacher? Das ist doch albern. Was haben sie mit Uhren zu tun?«

Fleetwoods Stimme sank weiter ab, als sie raunte: »Die Uhren zeigen die Zeit an. Die Zeit ist das, was die beiden erfunden haben, als sie eine halbe Stunde nichts zu tun hatten.«

Trine wollte es nicht glauben, aber nichts in Fleetwoods Gesicht lieferte einen Hinweis darauf, dass sie gerade einen Scherz gemacht hatte.

Auftritt der Uhrmacher: zwei klein geratene, aber wohl doch über 16-jährige Bengel von großer Ähnlichkeit, noch größerem Selbstbewusstsein und einer Stimme, die piepsig klang und piepsig blieb. Man musste sich ständig daran erinnern, was für kluge Kerlchen vor einem standen, weil man sonst Probleme bekommen hätte, sie ernst zu nehmen.

Abgesehen von der Tatsache, dass sie einem nicht in die Augen blickten, fiel an ihnen vor allem die Tatsache auf, dass sie ein Liebesverhältnis mit den Papieren unterhielten, die an den Wänden ihrer Kammer hingen. Es gab kaum einen Fleck, den nicht Papier bedeckte.

Angeblich waren die beiden weder verwandt noch verschwägert. Das konnte man glauben oder es lassen. Physiognomisch ähnelten sie sich nicht, aber sie sprachen mit einer Stimme und sie wussten, dass es jetzt eine Hebamme gab, die sich um die Zucht kümmern würde.

»Hier wird nicht gezüchtet«, sagte ein Uhrmacher, »Ihr könnt wieder gehen.«

»Ich will mir einen Überblick verschaffen«, entgegnete Trine. Man hatte sie im Vorfeld in Kenntnis gesetzt, dass sie mit Höflichkeit nicht weiterkommen würde. Sie hatte gefragt, warum man hier Flegel beschäftigte. Fleetwood hatte die Sache auf den Punkt gebracht: »Niemand mag sie als Menschen. Niemand betritt freiwillig ihren Raum. Aber sie haben den Überblick über die Schiffe und die Kutschen.«

Niemand konnte ihr erklären, warum ausgerechnet die beiden sich mit den Fahrplänen in afrikanischen und amerikanischen Häfen auskannten, die Tausende Meilen entfernt sind. Man hatte sie wohl befragt und wolkige Antworten erhalten. Allerdings hatten sich ihre Voraussagen bisher stets bewahrheitet, was außer den beiden alle gewundert hatte.

Trine fragte sie, wer in Afrika für die Beschaffung der Tiere verantwortlich war.

Ein Uhrmacher sagte: »Gute Frage«, der andere schwieg. Antworten folgten nicht.

Trine sagte: »Kommt, Jungs, etwas mehr Kooperation bitte.«

»Wer, sagt Ihr, seid Ihr?«

»Ich bin die Frau, die dafür sorgt, dass ihr heute Abend mit Sack und Pack das Gelände verlassen werdet, wenn ihr euch nicht manierlich benehmt.«

»Wir müssen uns nicht benehmen, wir haben recht.«

»Ihr seid Flegel. Ich brauche einen halben Tag, um von Lübeck und Hamburg und Bremen aus neue Schiffe in Gang zu setzen. Wollen wir das Spiel spielen? Ich schlage vor: Einer von euch spielt, der andere beginnt schon zu packen. Und fegt auf, bevor ihr geht. Und lüftet auch. Hier riecht es muffig.«

Monatelang hatten die beiden alle Mitarbeiter der Menagerie mit ihrer altklugen und pampigen Art gepiesackt. Jetzt begannen sie, über ihre Situation nachzudenken. Zwischendurch schaute Deichmann vorbei. Als er die beiden erblickte, lachte er, nannte aber keinen Grund für seine Fröhlichkeit und reichte Trine Papiere.

»Was ist das?«, fragte ein Uhrmacher.

Als Deichmann seine Stimme hörte, lachte er erneut. Trine studierte die Papiere und sagte, ohne aufzublicken: »Packt schneller.«

»Warum sollten wir?«

»Weil es sonst zu spät sein könnte. Wenn wir schnell machen, gehen morgen früh die Boten nach Bremen auf den Weg. Und auch nach Antwerpen. Das wird knapp, aber wir schaffen das Nachmittagsschiff.«

»Es gibt kein Nachmittagsschiff ab Antwerpen. Keins nach Süden.«

»Keins von denjenigen, mit denen ihr Kontakt habt. Jetzt bin aber ich da.«

Jedes Mal, wenn sie den Satz mit der alles erhellenden Information erwarteten, schwieg Trine. Das raubte ihnen langsam, aber sicher den Nerv. Sie hatten in ihrem Leben wenig Zeit darauf verwendet, menschlichen Umgang zu trainieren, der vielschichtiger war als eine Drohung oder ein Wutanfall.

Deichmann wandte sich zur Tür und sagte zuletzt noch: »Zehn Tage für die Hinfahrt, zwölf Tage für die Rückfahrt. Wir sparen künftig eine Woche. Dadurch überleben mehr Tiere. Sie stellen ihr Futter um, damit gibt es keine üblen Reaktionen mehr. Dadurch überleben noch mehr Tiere. Eine neue Ära beginnt. Wir werden ein Fest feiern.«

Die Uhrmacher starrten auf die Tür, die hinter Deichmann ins Schloss gefallen war.

Trine wandte sich zur Tür und sagte zu Fleetwood: »Ich brauche natürlich einen größeren Raum. Und mehr Licht. Und einen Käfig mit zwei Papageien. Großen Papageien. Ihre Stimmen sollen mich nicht an diese da erinnern.«

Mit den Papieren deutete sie auf die Uhrmacher.

Vor der Tür sagte Fleetwood: »Ich habe es fast nicht mehr ausgehalten.«

»Ist mir nicht entgangen«, sagte Trine.

»Was passiert jetzt?«

»Sie schmoren im eigenen Saft.«

»Und dann?«

»Dann ziehen sie den Schwanz ein.«

»Seid Ihr sicher?«

»Ein Rest Zweifel bleibt immer. Aber Maulhelden sind ihre schlimmsten eigenen Feinde. Unsere Karten stecken gut. Und jetzt zur Besprechung mit den Wärtern.«

»Die habt Ihr schon gewonnen.«

Trine lächelte. Fleetwood dachte: Du bist besser als ich gedacht habe. Vielleicht überleben wir doch die kommenden Monate.

Bis zum letzten Moment hatte Graf Leu mit dem Gedanken gerungen, Deichmann mitzunehmen. Er hatte die Runde durch die Gebäude gemacht und Meinungen eingesammelt. Trine hatte alle überzeugt, ihren Mann konnte man noch nicht einschätzen. Dass es schwer werden würde, das Paar zu trennen, konnte nicht zweifelhaft sein. Aber Trines berufliche Fähigkeiten würden nützlich sein, und die Art, wie sie auftrat, trug ihr weitere Sympathien ein. Man hatte sich vor einem studierten Menschen gefürchtet, der alles kannte, was jemals auf Papier gedruckt worden war. Und wenig vom wahren Leben wusste.

Eduard, der Elefantenwärter, hatte es auf den Punkt gebracht: »Sie will nicht die Erste sein. Sie will in Ruhe das tun, was sie gut kann. Und sie hört sich alles an, was wir berichten. Man will mit so einer Person gern zusammenarbeiten, weil es gut für die Tiere sein wird. Ich glaube, wir haben die beste Wahl getroffen.«

Dass Trine nicht die erste Wahl war, wusste jeder der Beschäftigten. Dass Trine davon erfahren würde, hielten die meisten für unvermeidlich. Aber keiner riss sich darum, der Überbringer der Botschaft zu sein.

18

»Ich habe einen bitteren Geschmack auf der Zunge.«

Im Ratssaal wurde es still. Beängstigend still. Jeder Anwesende, der schon vor fünf oder acht oder über zehn Jahren Mitglied der Runde gewesen war, hatte sich in dieser Zeit zu einem Spezialisten in der Einschätzung von Stille ausgebildet. Was gerade zwischen den schön geschnitzten und ausgemalten Wänden ertönte, war die unangenehme Variante, auch bekannt als »das sprechende Schweigen«. Spötter unter sich nannten es auch »nöliges Neinsagen«.

Der Bürgermeister war heute nicht zugegen, es gab niemanden, der darüber traurig war. In Abwesenheit des obersten Vertreters der großen Salzstadt konnte man sich deutlich entspannter leidtun. Nicht dass man es darauf abgesehen hatte, aber die aktuellen Umstände waren nicht dafür geschaffen, auf den Tischen zu tanzen – was in einer norddeutschen Metropole von traditionell gebremstem Temperamentspegel sowieso nur eine theoretische Möglichkeit darstellte.

Ohne Bürgermeister entfiel auch der Zwang, in jedem zweiten Satz das Verantwortungsgefühl für das Wohl und Wehe der Stadt unterzubringen. Nicht dass der Bürgermeister eine Angst einflößende Persönlichkeit gewesen wäre. Im Gegenteil: Im Lauf der zurückliegenden Jahrzehnte hatte sich das Amt des obersten Stadtrepräsentanten verändert: vom lautesten und mutigsten und in Spitzenzeiten sogar einfallsreichsten Mann hin zu einem Vertreter von ausgleichendem Temperament. Das besaß auch deshalb Sinn, weil die gemäßigte und bisweilen ins Selbstmitleid hineinlappende Gefühligkeit der Stadtvertreter traditionell durch nichts und niemanden und schon gar nicht durch mitreißende Reden aus ihrer Lethargie zu befreien war. Lüneburg, der einstigen wirtschaftlichen Metropole von europäischer Bekanntheit, waren die Felle weggeschwommen. Natürlich lag das am Salz. Selbst mithilfe von fadenscheinigen Rechenkunststückchen war nicht mehr zu verschleiern, dass die örtlichen Vorräte zur Neige gingen. Dazu kam ein Argument, gegen das kein Kraut gewachsen war: Das Baiensalz von der Atlantikküste aus dem französischen Nordwesten war billiger, es war unerschöpflich und würde so lange reichen, wie der Atlantik nass war.

Das war nicht schön und natürlich war es ungerecht, wie alles ungerecht war, was unterm Strich trotz mancher Tricksereien nicht als Lüneburger Vorteil ausgerechnet werden konnte. Aber es gibt eine monetäre Traurigkeit, und es gibt den Neid. Wenn dieses alte menschliche Grundgefühl dann noch Zusammenhänge mit Hamburg und zu allem Überfluss mit Hamburgs hochnäsigen Bewohnern besitzt, bleibt selbst das alte Lüneburger Selbstbewusstsein nicht unberührt.

Man sprach nicht gern über das Thema und am liebsten verschwieg man das Thema kraftvoll. Aber Hamburg lag nicht am anderen Ende der Welt, es war eine gute Tagesreise entfernt, bei Lüneburger Tempo lass es zwei Tage dauern. Aber spätestens dann ist man auch da, und während der Überquerung des Elbestroms erhält man bereits den ersten Schlag in den Lüneburger Magen: Denn man hat ausreichend Zeit und Gelegenheit, die Hamburger Silhouette auf sich wirken zu lassen. Es gibt wohl keinen aufrechten Lüneburger, dessen Gesichtsfarbe in diesen Minuten nicht ins Grünlich-Grämliche hinüberschillert. Weil es Anblicke gibt, an die man sich nie gewöhnen wird. Dieser spezielle Anblick rief dem sich nähernden Besucher entgegen: »Hier ist Hamburg! Du erreichst den Nabel der Welt. Hier ist die Baustelle der Zukunft, und bis dahin genießen wir unsere Gegenwart als allererste Adresse zwischen Elbestrom und dem hohen Norden, wo man sich neun Monate im Jahr den Hintern abfriert.«

Eine halbe Ewigkeit hatte man in dem Bewusstsein gelebt,

sich mit der hansischen Schwester Hamburg auf Augenhöhe zu befinden. Tonnenweise Salz hatte man in die hungrigen Hamburger Mägen gefüllt und dafür zentnerweise Münzen von seligmachendem Klang in Empfang genommen. Lange hatte man das verträumte Bild genossen, sich als Mitglieder des gleichstarken wirtschaftlichen Wurfs zu fühlen. Aber eine halbe Ewigkeit kann kurz sein. Selbst die größten Optimisten konnten sich die Wahrheit nicht mehr schönlügen: Hamburg lag vorne, Hamburg zog davon und segelte frohgemut nach Westen, von wo es nicht mehr weit bis in den Süden und den Osten war. Der überseeische Handel, begünstigt durch die unverdient begnadete Lage an der Einfahrt zum Atlantik, hatte den Hanseaten einen Schub verliehen, der sich in der nahen Zukunft eher noch verstärken würde. Hamburg befand sich im Aufbruch zu einer der großen Städte und wirtschaftlichen Zentren. Lüneburg wurde derweil immer kleiner. Weniger Salz, Verlierer im Preiskampf und Neid auf die Hamburger: Nun musste nur noch ein Komet vom Himmel fallen, die Lüneburger hatten eine Theorie, welchen Punkt der Erde sich das Schicksal für die Landung aussuchen würde.

»Ich bin so froh, dass ich nur zwei Töchter habe. Aber es wird schwer genug werden, sie unter die Haube zu kriegen.«

Der Ratsherr beäugte seinen Kollegen, der schon zuversichtlicher ausgesehen hatte.

»Dir bleibt doch noch der gute Name«, tröstete der Ratsherr.

»Der Name war immer nur die Kirsche auf der Torte, solang die Torte aus einem guten Geschäft und guten geschäftlichen Zahlen bestand. Vor 50 Jahren standen dir als Salzkaufmann alle Türen offen. Heutzutage muss ich über Vorkasse sprechen. Vorkasse! Ich! Es ist erschütternd. Ich habe zwei alte Kunden an das Baiensalz verloren.«

»Darf ich dir mein aufrichtig empfundenes ...?«

Der deprimierte Lokalpolitiker sagte dem Kollegen, wohin er sich sein Mitleid stecken könne. Das trug nicht zur Vertiefung des Verhältnisses bei.

Der alte Stecknitzfahrer schlug vor, in ein Gasthaus zu wechseln. Das war unerhört. Zwar gab es heute nichts zu beschließen und auch nichts zu diskutieren. Aber dass man seine Zeit treu und brav absitzen würde, daran war bisher nicht gerüttelt worden.

»Reiß dich zusammen. – Benimm dich wie ein Mann und nicht wie ein Kaufmann. – Solche kleinen Einbrüche sitzen wir doch auf einer Backe ab.«

Der Ton wurde immer privater. Was jetzt noch fehlte, war ein Bierausschank. Das hiesige Bier war einer der letzten stabilen Pfeiler der Existenz. Man musste zwei Humpen mehr trinken als vor einigen Jahren, um den Geist im gnädigen Nebel zu versenken. Aber solang das noch gelang, war Hoffnung.

Traditionell begann nun die Phase, in der sich die Gedanken frei schwammen. Was in einem Zeitalter, in dem kaum ein Mensch schwimmen kann, beweist, wie sehr der Mensch des Trostes bedarf. Wer vor den Toren der Stadt Kies abbaute und Steine schlug, brachte nun wieder den Vorschlag auf, den Stecknitzkanal zwischen Lüneburg und Lauenburg zum Vorbild zu nehmen und die Ilmenau in dieser bewährten Weise von Lüneburg bis zur Elbe auszubauen, von wo aus man fast Gleichstand mit den Hamburgern hergestellt hätte.

»Großartig«, rief einer, der in der Runde für die Zustimmung zuständig war. »Dann brauchen wir nur noch Ladung, die wir verschiffen können. Das mit dem Salz wird ja weniger werden.«

»Es ist hiesiges Salz! Das muss doch etwas wert sein.«

»Den Menschen vielleicht, aber nicht den Kaufleuten.«

»Wir sollten dem Salz etwas beimischen, das die Menschen überzeugt. Was unser Salz einzigartig macht.«

»Sand aus der Heide.«

»Guter Ansatz. Was haben wir der Welt anzubieten?«

»Hohe Preise!«

»Etwas, das man schmeckt.«

»Fisch.«

»Du meinst, wir kaufen den Hamburgern ihren Fisch ab und bieten ihn für teuer Geld als Lüneburger Salz an.«

»Als Lüneburger Salz-Hering.«

Solche schlichten Ideen trugen nicht dazu bei, die verletzten Seelen zu heilen. Immer wieder kam man darauf zurück, was man der Welt außer Salz anzubieten habe. Die Auswahl war überschaubar, sie enthielt nichts, was es nicht auch in jeder anderen Stadt in ausreichender Menge gibt. Man deklinierte das Angebot der Bäcker durch und fügte dem Brot und dem Kuchen eine Prise Salz hinzu. Das Einzige, was sich dadurch zahlenmäßig nach oben entwickeln würde, war die Zahl der pleitegehenden Bäcker.

Zu diesem Zeitpunkt saß man bereits im Gasthaus. Auf dem Gipfel der Verzweiflung rief ein Ratsherr: »Himmelherrgott, haben wir denn nichts anderes hier als Gegend? Lauter Gegend? Heide und Wald?«

Man wusste wenig über die Region rund um Lüneburg, weil man näheren Kontakt mit der Natur vermied, besonders wenn sie sich in der Erscheinungsform von Wildnis offenbarte.

»Da will doch keiner hin«, rief die Frau eines Ratsherrn. Sie hatte sich noch nicht wieder vom Schreck erholt, unerwartet ihrem angeblich doch auf dem Rathaus beschäftigten Gatten gegenüberzustehen. »Da ist doch nichts«, rief sie weiter. Es gab keinen Grund, so laut zu reden. Aber es führte dazu, dass man hinhörte, denn ein Weghören war unmöglich.

So kam die Menagerie ins Spiel. Jemand hatte gehört, dass sich dort ein Adliger breitgemacht habe und eine Art Zirkus oder Zoologischen Garten plane. Genaues wusste man nicht, aber am Ende sollte sich das gemeine Volk aus der Umgebung exotische Lebewesen anschauen können und sich vor ihnen gruseln. Die Hälfte der Anwesenden hielt das für eine unsinnige Idee, die andere Hälfte äußerte, wenn nicht Zustimmung so immerhin Neugier. Niemand hatte bisher exotische Tiere gesehen. Einer wollte einem Kamel begegnet sein, war aber am Ende nicht mehr sicher, ob es nicht ein Rind oder ein Hirsch gewesen war. Einer hatte ausgestopfte Vögel gesehen, wusste aber nicht, ob es sich um heimische Arten oder um exotische handelte. Immerhin lernte er in diesem Zusammenhang, dass alle Vögel Eier legen. Das war ihm bis dahin nicht bekannt gewesen.

Am Ende löste sich die Versammlung auf. Eine Woche später überbrachte ein reitender Bote ein Schreiben des Rats der Stadt Lüneburg an Graf Leu.

19

Die Krisensitzung fand vor dem Käfig statt, der für den erwarteten Elefanten vorgesehen war. Außer dem Grafen waren vier Mitarbeiter anwesend. Trine kam zufällig vorbei, und Deichmann, der sich bei der Fütterung nützlich machte, wurde vom Grafen dazu gebeten.

»Sie haben uns im Visier«, sagte der Graf. »Sie verlangen künftig eine Pachtzahlung. Sie liefern sogar eine Begründung: die Lage des Lüneburger Haushalts. Der Ton des Schreibens ist so, wie Menschen, die im Rathaus arbeiten, denken. Warum sollen sie nicht auch so schreiben?«

»Irgendwelche Drohungen?«, fragte Deichmann.

»Nein. Das kann bedeuten: Sie sind Amateure. Oder sie sind wirklich höflich.«

Der Graf gab zu, bisher keinen Kontakt mit Lüneburg aufgenommen zu haben. Angeblich habe er es vorgehabt, aber ständig sei etwas dazwischengekommen. So habe es nur dafür gereicht, die Bauern, den Köhler und einen Holzhauer zu begrüßen. Alle wollten sofort die Tiere sehen und waren begeistert gewesen, bis auf den Holzhauer. Der ließ während der Besichtigung seine Axt nicht los und fürchtete sich vor den Tieren.

Die rechtliche Lage stellte sich folgendermaßen dar: Die Wildnis zwischen den größeren Orten und den Dörfern gehört zum Fürstentum Lüneburg, das Gebiet, auf dem die Menagerie entstehen soll, wird seit 1592 von Ernst II., Herzog zu Braunschweig-Lüneburg als Fürst von Lüneburg regiert. Sein Interesse an den praktisch unbewohnten Gebieten tendiert naturgemäß gegen null. Mit der Stadt Lüneburg existiert ein Flaggschiff, das weit über die Landesgrenzen hinaus bekannt ist.

Graf Leu sagte: »Ich würde sagen, wir sind verwandt. Dazu müsste ich jedoch Einblick in die Unterlagen nehmen.«

Trine fing seinen scheuen Seitenblick auf und sagte: »Gehe ich recht in der Annahme, dass sich diese Unterlagen nicht hier befinden?«

»Ihr geht recht. Sie befinden sich auf unserem Stammsitz im Osten.«

»Aber Ihr seid nicht sicher.«

Der Graf blickte Deichmann an und sagte: »Ist sie sonst auch so?«

»Wenn man davon absieht, dass bei uns keine Unterlagen existieren, in denen es um Landbesitz geht, ist die Antwort: Ja, so ist sie.«

»Ihr habt ja recht«, sagte der Graf. »Man sollte den Überblick behalten. Aber mein Weggang aus dem Elternhaus verlief damals … wie soll ich sagen …«

»Überstürzt.«

»Das beschreibt es gut.«

»Mitten in der Nacht.«

»Auch das.«

»Ohne Abschied.«

»Das ist nun übertrieben.«

»Besteht aktuell Kontakt?«

»Zu meiner Familie? Ja, jedenfalls zu den Eltern.«

»Zum Bruder nicht?«

»Zum Bruder nicht, in der Tat.«

Eduard, der Elefantenwärter, sagte: »Wir laden die Lüneburger ein. Das wird sie überzeugen. Sie sind doch Menschen.«

»Das Essen nicht vergessen. Und das Trinken. Beides in großen Mengen. Was ist?«, fragte Deichmann. »Was in Lübeck klappt, wird auch hier funktionieren.«

Am Ende stand der Plan eines großen Fests – nicht nur für eine handverlesene Schar von Lüneburger Würdenträgern, sondern für die Bevölkerung.

20

TRINES HAND GRIFF den Vogel auf ihrer Schulter. Sie musste nicht befürchten, dass er abflog, man hatte ihm die Schwungfedern gekürzt. Felix hätte zu Fuß flüchten müssen. Aber Felix hatte innerhalb von einer Woche ein so enges Verhältnis zu Trine aufgebaut, dass er gar nicht daran dachte. Die Hebamme hatte nicht vorgehabt, sich ihrem vierbeinigen und gefiederten Patienten so sehr zu nähern. Doch der knallgrüne Papagei hatte ihr Herz im Sturm erobert. Es war eine Sache weniger Augenblicke. Trine war das einerseits nicht recht, sie dachte auch an ihre Autorität. Sie wollte nicht als die Frau gelten, die sich an ein Tier band, um es nicht mehr herzugeben. Ihr war bewusst, dass sie damit Kommentare provozieren würde. Sie war gespannt, wie deutlich und deftig sie ausfallen würden. Aber die meisten Sorgen machte sie sich um ihren neuen Begleiter. Immerhin war sie fast pausenlos zwischen verschiedenen Tieren unterwegs, alle waren größer und stärker als Felix. Ein Hieb, ein Biss, und es wäre vorbei gewesen. Den Versuch, ihn auf den Zaun zu setzen, unternahm sie nur halbherzig. Sie rechnete nicht ernsthaft damit, dass er dort bleiben würde.

Aber sie irrte sich. Treu und brav blieb er sitzen, natürlich verfolgte er alles sehr interessiert und rückte auf dem Zaun so lange nach links und rechts, bis die Sicht gut war. Die Wärter staunten.

»Er muss klug sein«, sagte der Vogelmann. »Es kann kein Zufall sein.« Er wusste, dass Krähenvögel überlegt und bedacht handeln. Raben und Eichelhäher, auch Tauben. Jeder Landbewohner machte solche Beobachtungen.

»Sie reden über uns« – das war die Überzeugung der Mutter des Vogelmanns. Von ihr hatte er die Angewohnheit übernommen, sich besonders auf die Augen der Vögel zu konzentrieren. »Da sitzt die Klugheit. Da erkennst du, ob sie nur blöde glotzen oder sich Gedanken machen.«

Abends war Trine jetzt in den Räumen anzutreffen, wo die Bibliothek untergebracht war. Zu diesem Zeitpunkt war alles noch in zwei Räumen unterzubringen. Das würde nicht so bleiben. Bisher hatte sie keine besondere Nähe zu Büchern gehabt. An den Werken über die Schwangerschaft und die Geburt hatten es ihr die Abbildungen angetan, einige waren 200 Jahre alt. Es machte sie stolz, in einem beruflichen Feld unterwegs zu sein, das eine lange Geschichte hatte. Sie fragte sich, was in den nächsten 200 Jahren noch an Wissen dazukommen würde. Und ob überhaupt. Eine Flasche, in die man Wasser gießt, ist irgendwann voll. Jede Schüssel fasst nur eine bestimmte Menge an Früchten oder Gemüse. Warum sollte es mit dem Gehirn anders sein? Sie hatte Gehirne gesehen, zuerst waren es Opfer von Unfällen und von Verbrechen gewesen. Schreckliche Anblicke, fürchterliche Verletzungen. Aber Trine war eine harte Frau. Sie konnte die Teile in sich abschalten, die Entsetzen erzeugen und sogar Ekel. Obwohl das Gefühl des Ekels ihr nie Probleme bereitet hatte. Stets war das Interesse stärker gewesen – der Wunsch, mehr über den menschlichen Körper zu erfahren. Das geht nur, indem man genau hinsieht. Und das geht nur, wenn alles Störende aus dem Weg geräumt ist: die Haare, die Haut, die Knochen, das viele Blut. Das frei liegende Gehirn übte eine Wirkung auf sie aus, die sie nur schwer mit Worten beschreiben konnte. Am besten ging das, indem sie feststellte, was nicht vorkam: kein Ekel, keine Abwehr, keine späteren Träume, kein Wunsch, so etwas nicht mehr erleben zu müssen. Sie musste es erleben, sie wollte es erleben, weil sie den Menschen helfen wollte.

Menschen spüren, wenn der Medicus unsicher ist. Wenn er in diesem Moment nicht anwesend sein will. Das spüren die Menschen, und sie werden sofort unruhig. Einer oder eine muss stets der überlegene und erfahrene Teil sein, sonst ist es nicht möglich, beruhigend zu wirken und in der Behandlung der Patienten voranzukommen.

Wenn Trine über einem Buch saß, wurden die Texte schnell zur Nebensache. Es waren die Abbildungen, die sie klüger machten. Als Kind hatte sie schwer lesen gelernt. Die Eltern hatten sich um sie gekümmert, der Lehrer hatte ihr mehr Zeit gewidmet als anderen Kindern. Und sie betrachtete es als großes Glück, dass sie Teil einer Gruppe von vier Schülern gewesen war, die sich gegenseitig geholfen hatten, mit ihren Schwierigkeiten fertig zu werden. Heute wusste Trine, wie glücklich die damalige Mischung gewesen war. Jeder war in einem Fach besonders gelenkig. Jede hatte in einem Fach Unterstützung nötig. Nur Gerda war überall gut mitgekommen, ohne zu glänzen. Sie war der ausgleichende Teil in ihrer Gruppe gewesen. Sie hatte ermuntert, hatte zur Konzentration aufgerufen. Und wenn alle eine Pause brauchten, war es Gerda, die das erkannt hatte und in diesen zehn Minuten dafür sorgte, dass alle wieder lockerer wurden, Zuversicht fassten und neue Lust bekamen. Gerda war ihre Lehrerin gewesen, aber das hatten sie damals nicht gewusst. Jede Gruppe, die eine Gerda hat, ist nie verloren.

Es gab ein Geräusch, an der Tür stand einer von den älteren Wärtern.

»Das hilft dir nicht weiter«, sagte Trine. »Die Bücher beißen nicht.«

»Ich gucke nur. Wollte schon lange wissen, was hinter der Tür ist.«

»Das weißt du erst, wenn du so ein Buch aufschlägst. Das ist spannend. Du wirst klüger. Manchmal findest du auch etwas Lustiges, das können Bücher auch. Probier's.«

Sie lockte ihn, wie man ein scheues Tier lockt. Er brauchte viel Unterstützung, aber am Ende hatte sie ihn.

Er saß schräg gegenüber von ihr. Es war ein aufregender Moment, als er den Folianten öffnete. Warum er das größte und schwerste Buch gewählt hatte, war Trine schleierhaft. Es war ein Atlas, die ganze Welt in einem Buch. Sogar der Mond hatte zwei Seiten darin bekommen. Trine hatte Lust, ihn hinters Licht zu führen und ihm zu raten, diese Seiten ganz besonders sorgfältig zu studieren. Wegen der kleinen Mondmenschen. Aber sie verkniff sich das und war froh darüber.

Sie erwischte ihn dabei, wie er an einer Seite roch. Er wollte sich erklären. Schnell roch sie selbst an einer Seite und sagte: »Riecht nach Pfefferminze. Aber es schmeckt nicht danach.«

Er wurde immer lockerer, zuletzt lächelte er sogar. Er blätterte nur zehn- oder zwölfmal eine Seite um und wirkte auf Trine, als habe er einen Berg bestiegen.

Zuletzt sagte er: »Ich habe viele Wochen verloren.«

»Ach was. Wichtig ist nur, dass du angefangen hast. Das wissen wir doch beide. Dieser verdammte Anfang. Ohne Anfang wäre alles halb so schwer.«

Er sagte: »Wenn du was sagst, lerne ich mehr, als wenn ich hier reingucke.«

Sie überredete ihn, die Bücher zu tauschen. Zuletzt durchzuckte sie ein Schreck. Was, wenn er vor den deutlichen Bildern erschrecken würde!?

Die Tür öffnete sich. Fleetwoods Kopf erschien, mehr von ihr nicht. »Weitermachen«, sagte sie und schloss die Tür.

21

Plötzlich stand der Mann da. Er trug einen Anzug, der Trine im ersten Moment militärisch vorkam. Aber das war er nicht. Deichmann hätte darin schneidig ausgesehen, aber sie würde den Mann nie in so eine Kluft kriegen. »Nicht meine Welt« – sie hörte seinen Tonfall und sah sein Gesicht, wenn er die Worte aussprach. Trine wusch sich an der Tränke gerade Arme und Hände. Dafür war die Tränke nicht gedacht, aber weil Trine vor wenigen Minuten der Tierwelt sehr nahe gewesen war, erlaubte sie sich diese kleine Mogelei.

Mit dem Tuch, das daneben lag, trocknete sie Gesicht, Hals, zuletzt die Arme. Der Fremde sah ihr dabei zu.

»Genug gesehen?«, fragte sie nicht unfreundlich.

Er zuckte zusammen, als habe er einen Schlag erhalten, und entschuldigte sich wortreich.

»Das ist sonst nicht meine Art, das müsst Ihr mir glauben. Ich starre sonst doch keine fremden Frauen an.«

»Nur die, die Ihr kennt, oder?«

Sie brachte ihn durcheinander. Aber verwirrt war er schon gewesen, bevor sie etwas gesagt hatte. Sie erwog ernsthaft, ihm zu verraten, wo ihre Arme bis vor wenigen Minuten gesteckt hatten. Aber sie wollte es nicht übertreiben.

Sie stand vor der Tränke und blickte ihn erwartungsvoll an. Er wollte etwas von ihr, sonst wäre er weitergegangen. Ein grüner Fleck schoss durch die Luft, und Felix saß auf Trines Schulter.

Dieses Ereignis warf den Mann wieder weit zurück. Trine bot Felix ihre Hand und hielt den Papagei dem Mann entgegen. »Mein Wachhund«, sagte sie. »Alle halten ihn für einen Papagei, dabei ist er nur perfekt darin, sich zu tarnen.«

Endlich lächelte der Mann und sagte: »Wir müssen reden.«

Trine hielt das für einen Fortschritt. Aber er machte sofort alles wieder kompliziert, indem er begann, darüber nachzudenken, wie seine Worte wohl angekommen sein mochten. Er wollte richtigstellen, er verhaspelte sich, Trine rief: »Aufhören! Sofort! Das wird so nie was!«

Sie behandelte ihn wie einen zarten Menschen oder ein schutzbedürftiges Tierkind. So ging es endlich voran.

Erika ist 14. Sie ist die Tochter der Besendahls, die Mutter ist die schönste Frau in Lüneburg, was man aber nicht laut sagen darf, weil dann alle Lüneburgerinnen mit schiefen Gesichtern eingeschnappt sind. Der Mann der schönsten Frau ist Besendahl, der vor Trine steht und nicht weiß, wie er aussprechen soll, was ihm auf der Seele liegt und auf der Zunge brennt. Oder umgekehrt, den Überblick hat er längst verloren. Die Besendahls sind alter protestantischer Adel, Kaufleute, Mitglieder im Rat und in jeder Vereinigung, die in der Stadt Rang und Namen hat. Und Tradition. Und evangelisch ist. Das ist wichtig: evangelisch, das müsse sich Trine unbedingt merken.

Denn Erika, 14, einzige Tochter, ist gesegneten Leibes. Oder wie man das in Trines Kreisen nennt.

Trine sagt: »Ich kann Euch folgen.«

»So?« Ausgesprochen in einem Tonfall voller Erstaunen, als würde er sich das nicht vorstellen können. »Das Kind hat auch einen Vater, was nur natürlich ist, weil jedes Kind …«

Trine: »Wie gesagt. Kann folgen.«

Ein Wärter geht an ihnen vorbei, einer von den erfahrenen, der in die Gesichter blickt und sofort drei Viertel des gerade laufenden Gesprächs erspürt. Der deshalb auch weitergeht und nicht etwa stehen bleibt und alles zunichtemacht, was gerade mühsam errungen wurde.

»Der Vater, dieser Vater von Erikas … Ihr wisst schon. Er ist vom anderen Ufer, vom weit entfernten Ufer, wo die Römischen hausen und der Welt mit ihrer Engstirnigkeit von morgens bis abends auf die Nerven gehen. Ein schöner Mann, aber sehr jung, sehr ungeschickt, sehr feige, katholisch eben. Der Mut reicht so eben dafür, ein blutjunges Kind in eine unhaltbare Lebenslage zu bringen, aber wenn es darum geht, die Konsequenzen des eigenen Tuns zu übernehmen, dann ist Rom in Not. Oder Lüneburg, in diesem Fall Lüneburg.«

Trine sagte: »Redet weiter. Ich bin ganz bei euch.«

»Oh, noch weiter? Ich dachte doch, ich habe gerade …

»Wie weit ist Erika?«

»Viel zu weit! Sie ist viel zu weit gegangen, ihre Mutter und ich sind in dieser … ach so, das! Der Frevel fand vor der Zeit statt, die vergehen muss, wenn man als Eltern nicht weiß, wen man … wie man … Ihr müsst das verstehen: In Lüneburg darf das niemand erfahren! Das wäre unser Ende.«

»Und Erikas.«

»Was? Ja natürlich, auch Erikas.«

»Ihr sucht eine Hebamme.«

»Dringend! Am besten sofort! Was macht ihr heute Nachmittag?«

»Langsam! Langsam! Luft holen! Geht es Erika gut?«

»Das ist ja das Problem! Es geht ihr fantastisch.«

»Ich sehe das Problem nicht. – Ah ja! Die Heimlichkeit. Jetzt sehe ich das Problem. Es ist Eure Feigheit.«

Sie hatte nicht mitgekriegt, dass er sich ihr immer weiter genähert hatte. Es musste millimeterweise geschehen sein. Jedenfalls stand er jetzt wenige Millimeter vor ihr. Ein Mann in Panik! Ein feiger Vater und feiger werdender Großvater. Trine sagte: »Lüneburg ist eine große Stadt. Ihr müsst doch in Lüneburg jemanden finden können, der …«

»Ihr macht Euch ja keine Vorstellung! Von wegen groß! Groß, das klingt immer wie: großzügig und großherzig! Das Gegenteil ist der Fall. In Lüneburg ist alles klein, außer der Scheinheiligkeit natürlich. Die ist riesengroß.«

»Aber es ist eine protestantische Stadt. Da kann das doch nicht …«

»Gute Frau! Das Problem ist nicht unser Glaube. Es ist Erikas Alter, und vor allem ist es der Vater! Ein Katholik. Und ein … ich kann es nicht aussprechen. Die Erde würde sich auftun und mich verschlingen!«

»Ist er ein Würdenträger?«

»Würdenträger! Das hört sich an wie … aber er ist eine scheinheilige Schlange. Eine Natter. Und der größte Feigling, den ich jemals …«

»Ihr müsst Euch beruhigen.«

»Das sagt meine liebe Frau auch immer. Zehnmal am Tag. Seit Monaten! Wir sind alter protestantischer Adel, der Verführer ist eine römische Natter! Wir sind tot. Wir müssen uns eine neue Heimat suchen. Wir haben doch ...«

»Dann tut das!«

»Was!?«

»Sucht eine neue Heimat, wenn die Lage wirklich so verquer ist.«

»Aber ich kann doch nicht ...! Wie stellt Ihr Euch das vor? Ich bin hier verwurzelt. Alle meine beruflichen ...«

»Erika!«

»Ja, die auch. Aber vor allem alle meine beruflichen ...«

»Ihr geht mir auf die Nerven!«

»Das verstehe ich sehr gut. So wie mir die römische Natter auf meine ...«

»Nein. Nicht die Natter. Nur Ihr, Ihr ganz allein. Euch ist etwas Unangenehmes passiert, das erkenne ich, das sehe ich ein. Aber davon stürzt die Welt nicht ein!«

»Ach nein? Ich höre auch andere Meinungen.«

»Ihr tratscht das herum?«

»Ich tratsche nicht, ich bin Kaufmann! Lüneburger Kaufmann. Ich habe etwas zu verlieren und ich will nicht, dass ich zum Opfer der römischen ...«

»Ihr seid ja besessen von den Katholiken!«

»Vor einem Jahr hatte ich nichts gegen sie. Da fand ich sie so abstoßend wie alle anderen sie auch finden. Aber jetzt haben sie es übertrieben. Endgültig.«

»Was stellt Ihr Euch vor?«

»Wie kommt Ihr darauf, dass ich mir ... ?«

»Lüneburger Kaufmann! Hallo!«

»Ihr habt recht. Wir ducken uns nicht feige weg. Wir stellen uns der Herausforderung. Ich stelle mir das so vor. Hier draußen bei euch ist doch der Hund begraben.«

»Ich höre. Aber passt auf, wie Ihr fortfahrt!«

»Bis hier draußen reicht der Lüneburger Arm nicht. Hier ist Niemandsland. Hier könnte Erika ...«

»Das stellt ihr Euch vor!? Ernsthaft?«

»Es soll auch nicht Euer Schaden sein. Und nicht der Schaden von dem ... dem ... was immer das hier ist mit den vielen Tieren, von denen ich noch nie im Leben gehört habe. Obwohl dieser Papagei, den finde ich possierlich. Der wäre ein schönes Geschenk für Erika.«

»Das vergesst Ihr am besten gleich wieder.«

»Habt Ihr nur den einen? Ich zahle gut.«

»Wollt Ihr vielleicht einen Löwen oder Bären? Dann hat sich der Katholik schnell von allein erledigt.«

»Das höre ich gerne!«

»Was? Was habt Ihr verstanden?«

»Na, das, was Ihr gerade vorgeschlagen habt? Wie schnell geht das denn? Ich meine: Wie lange dauert das denn? Er müsste natürlich vollständig verschwinden, der Katholik. Es hilft ja nichts, wenn der Löwe ihn nur annagt. Völlig verschwinden! Wie viele Löwen gibt es hier denn? Wenn alle gleichzeitig zulangen, müsste es doch schneller gehen. Was habt Ihr? Warum fasst Ihr Euch an die Stirn? Fühlt Ihr Euch nicht wohl?«

»Das ist untertrieben.«

»Setzt Euch! Soll ich Hilfe holen? Frauen trinken gerne etwas, wenn sie schwach werden.«

»Es geht schon. Ich komme darüber hinweg. Es ist nur eine Herausforderung für mich, mit jemandem wie Euch ...«

»Man hat mir versichert, dass Ihr stabil seid. Wie man ja wohl auch sein muss, wenn man so eine Profession ausübt. Ein Mann könnte das nicht.«

Trine war dankbar, als sie Eduard erblickte. Er wollte gar nichts von ihr, sie musste winken, erst mit einer Hand, dann mit beiden Armen. Und sie rief auch, damit er nicht davonlief.

Zu Besendahl sagte sie: »Ihr hört von mir. Aber dies hier duldet keinen Aufschub.«

Besendahl wollte sich nicht wegschicken lassen. Er schlug vor, ihr seine Erika vorzustellen. Aber Trine sagte: »Oh nein! Nur das nicht! Eine Fahrt in der Kutsche könnte bei ihr Dinge auslösen, die Ihr nicht wollt. Glaubt es mir!«

»Ja, wie sind wir denn jetzt verblieben?«, rief ihr der Großvater in spe hinterher, während Trine den begriffsstutzigen Eduard in die erstbeste Richtung schob, die ihr in den Sinn kam.

»Schlaft darüber!«, rief Trine. »Und dann, aber nur dann, reden wir noch einmal.«

»Menschenskind, was wird denn das?«, fragte Eduard. »Was habe ich denn verbrochen, dass Ihr mich abführt, wie man einen Zechpreller ins Loch befördert?«

»Ich denke, Ihr seid so einfühlsam«, flüsterte sie. »Ihr habt doch angeblich ein Händchen für die Tiere. Wie wärs denn zur Abwechslung mit etwas Gefühl für einen Menschen?«

Als ihr der Abstand zu Besendahl groß genug erschien, erklärte sie dem Wärter den Grund für ihre Flucht.

»Dürft Ihr mir das denn so freimütig und haarklein mitteilen?«, fragte Eduard.

»Wieso? Habt Ihr vor, es auszuplaudern?«

Trine bekam schlechte Laune, wenn das Schicksal begann, ihr Steine in den Weg zu legen. Die Aussicht, diesen Besendahl nicht mehr loszuwerden, sorgte für großen Verdruss. Er wurde nicht kleiner, als Eduard arglos fragte: »War das nicht dieser … dieser … der Name fällt mir nicht ein, aber er ist ein Kaufmann aus Lüneburg. Einer der bekannteren.«

»Auch das noch«, flüsterte Trine. Und zu Eduard: »Kein Wort.«

»Zu wem besonders nicht?«

»Keine Abstufungen. Kein Wort zu niemandem.«

»Aber so eine Schwangerschaft verschwindet nicht von allein.«

»Sag bloß. Das habe ich ja noch gar nicht … Entschuldigt! Ich bin gerade etwas neben der Spur.«

»Ihr werdet doch helfen?«

»Ich bin vollauf mit Arbeit eingedeckt. In Lüneburg gibt es Hebammen in ausreichender Zahl. Die Wege sind kurz. Alles spricht für Lüneburg.«

»Alles bis auf Lüneburg eben.«

»Erklärt Euch.«

»Wenn er wünscht, dass es nicht öffentlich wird, ist das hier bei uns wie das Paradies.«

»Eduard! Hier regieren die Tiere! Hier wird keine Außenstelle für Hebammen eröffnet.«

»Auch nicht ausnahmsweise?«

»Vor allem nicht ausnahmsweise. Was als Ausnahme beginnt, wird schnell zur Regel. Der Graf reißt mir den Kopf ab!«

Es gab dazu noch so viel zu sagen, aber die Ankunft der Wagen drängte alles andere in den Hintergrund.

22

VIER WAGEN WAREN ES, von der Bauweise wie diejenigen, die Trine in einem der Gebäude gesehen hatte. Sehr stabil, mit eisernen Stäben gesichert, aber so luftig, dass wohl kein Gefühl der Enge bei den Passagieren zu befürchten war.

Vier Wagen, jeweils gezogen von zwei Pferden. Bei zwei Wagen liefen jeweils zwei hinten angeleinte Pferde mit. Die Zweitbesetzung der Zugtiere. Die Ladung widersprach Trines Vorstellungen total. Der erste Wagen war eine rollende Rabatte. Er war vollgestellt mit lauter Kisten und Kästen und Töpfen, in denen Pflanzen verschiedener Größen wuchsen. Einige waren mit Decken geschützt. Ob als Schutz gegen Kälte oder Zugluft oder aus anderen Gründen erschloss sich Trine nicht.

Dahinter folgte der Wagen mit der ungewöhnlichen Höhe. Von dieser Bauart hatte Trine im Gerätehaus zwei Exemplare gesehen. Die ersten Elefanten ihres Lebens. Tiere von sagenhaften Ausmaßen. Kein Tier, das Trine jemals gesehen hatte, kam ihnen von den Dimensionen auch nur nahe. Unwillkürlich trat sie näher. Dass sie noch ausreichend Gelegenheit haben würde, den neuen Gast zu betrachten, ahnte sie in diesem Moment noch nicht. Alles in ihr strebte danach, so viele Blicke wie möglich anzusammeln. Dass sie diese Momente nie mehr vergessen würde, stand unverrückbar fest.

Wagen Numero 3 bestand aus kleineren Abteilungen und transportierte Käfige und Kisten, in denen vielleicht keine lebenden Kreaturen untergebracht waren.

Von allen Ecken des Geländes eilten Menschen herbei. Die Ankunft eines Transports war die willkommenste Ablenkung, die man sich vorstellen konnte.

»Wunderbar«, rief ein Mann. »Es geht voran! Wir sind auf dem richtigen Weg!«

In der Ferne ertönte Lärm. Es wurde geschrien oder gedroht. Jedenfalls klang es aufgeregt, aber man sah noch nichts Genaues.

»Ein Wagen fehlt noch! Was ist denn los? Sie werden doch nicht auf den letzten Metern …«

Trine passte auf, dass sie niemandem im Weg stand. Ihr wurde bewusst, in was für einer bunten Gesellschaft sie seit Neuestem lebte. Das gefiel ihr außerordentlich, aber in diesem Moment stimmte etwas nicht. Ein Reiter jagte an ihr vorbei, der Quelle der Unruhe entgegen. Kein Sattel, in kurzen Hosen, mit wehenden Haaren, fast so lang wie die Mähne des Tieres. Trine dachte: Sie sind Wilde! Deshalb mögen sie Tiere so sehr. Weil sie ihnen ähnlich sind.

Nun erkannte sie den fehlenden vierten Wagen des Trecks. Er fuhr ein gemächliches Tempo, der Kutscher rief von Weitem: »Notfall! Ein Irrer!«

Der Wagen rollte heran, schöne Pferde, aber unruhig. Er fuhr an Trine vorbei. Dieser Wagen war offensichtlich das Nachtquartier des Trecks. Alles wirkte wie Kraut und Rüben, es gab keine Überdachung, er erinnerte Trine an die Wagen, die sie von den Feldern um Lübeck kannte. Zwei Männer kümmerten sich um etwas, das auf dem Wagen lag. Ein Tier? Ein wertvolles Gerät, das nicht kaputtgehen durfte? Als der Wagen auf der Höhe von Trine war, schlug einer der Männer auf den Boden. Er schlug auf einen liegenden Körper ein! Trine fand das unerhört. Sie lief nebenher, rief: »So geht das aber nicht!« Sie zog sich am Wagen in die Höhe und erkannte Besendahl. Er sah schlecht aus, zerrissene Kleidung, nackte Beine und Arme, blutig gekratzt. Als hätte ihn ein wildes Tier angegriffen!

»Was ist denn?«, rief Trine.

»Der Dummkopf hat uns gerammt!«, rief einer der beiden Männer, die sich um Besendahl kümmerten. »Ist mit seiner albernen Kutsche gefahren wie ein Irrer! Hat wohl gedacht, wir weichen aus.«

»Der hat nicht gedacht«, sagte der zweite. »Hatte es eilig. Hat nicht nachgedacht. Wie soll ein schwerer Wagen wie wir denn auf die Schnelle Platz machen? Dummkopf!«

Sie rumpelten durch die überdachte Einfahrt. Dahinter standen die Helfer einsatzbereit. Man kümmerte sich um den Kaufmann. Trine spürte, dass sie ein Fremdkörper war, und hielt sich zurück, wenn es ihr auch widerstrebte. Ein Mensch brauchte Hilfe, sie wollte helfen. Das war keine durchdachte Entscheidung, es war reines Gefühl.

Besendahl sah nicht gut aus, aber seine geschlossenen Augen flackerten, das war ein gutes Zeichen. Noch besser wäre gewesen, wenn er die Augen geöffnet hätte. Was er jetzt tat. So einen Blick hatte Trine lange nicht mehr gesehen. Er wusste nicht, wo er war! Er war nicht mehr ohne Bewusstsein, aber in ihm herrschte in diesen Minuten ein großes Durcheinander.

Sie verpassten ihm Klapse auf die Wangen, nicht brutal, eher unterstützend. Besendahls Kopf wackelte, er wirkte wie ein Idiot. So benahmen sich die Narren auf dem Jahrmarkt, wenn sie die Menschen zum Lachen bringen wollten. Das war nicht Besendahls Absicht.

»Seine Kutsche ist umgekippt«, berichtete der Mann, während er nebenbei immer weiter auf die Wange schlug. Der zweite packte Besendahl an den Schultern, kniete sich über ihn und rüttelte ihn.

»Sag was!«, forderte er den Kaufmann auf. »Sag irgendwas! Muss auch nicht klug sein. Gib uns ein Zeichen! Aber kotz mich nicht an! Das vertrage ich ganz schlecht. Wenn du mich ankotzt, müssen wir ein ernstes Wort miteinander reden.«

»Der ist hin«, sagte ein Wärter.

Trine drängte nach vorne. »Ich kenne den Mann«, sagte sie. »Er hat mich vorhin besucht.«

»War er da auch schon so?«

»Er war keine besonders freundliche Erscheinung, aber er redete normal. Es muss der Unfall sein.«

»Vielleicht hätten wir ihn nicht überfahren sollen«, sagte der notorische Wangenklapser.

»Hinterher ist man immer schlauer«, entgegnete sein Kollege.

»Hallo, Leute«, sagte Trine. »Das ist ein Mensch, der Hilfe braucht.«

»Wir bieten sie ihm ja dauernd an. Aber er will sie nicht haben. Er ist undankbar.«

»Lasst ihn in Ruhe. Nicht mehr schlagen. Auch nicht rütteln. Und nicht immer auf die Wangen. Das ist ja nicht zum Ansehen.«

»Aber meistens hilft es.«

Besendahl stieß einen Laut aus. Alle sahen ihn erwartungsvoll an. Besendahl richtete sich auf, man unterstützte ihn. Sein Gesicht war schiefer als vor einer Stunde. Aus dem Mundwinkel, der sich weiter unten befand, lief Speichel. Mit geschlossenem Mund wäre das nicht passiert, aber Besendahl wusste wohl nicht, was sein Mund gerade tat. Vielleicht wusste er in diesem Moment nicht einmal, dass er einen Mund besaß.

Trine sagte: »Der Mann ist nicht bei Verstand. In ihm ist alles durcheinander. Er muss sich erholen.«

Alle stürmten mit Fragen auf sie ein. Sie begriff, dass sie, die sich erst seit wenigen Stunden auf dem Gelände befand, diejenige war, die am meisten mit dem Unfallopfer zu tun gehabt hatte. »Ich kenne ihn«, sagte sie. »Ein Kaufmann aus Lüneburg, Besendahl mit Namen.«

Alle, die Kenntnisse des menschlichen oder des tierischen Körpers besaßen, stimmten darin überein, dass man Besendahl Zeit geben musste. Vor allem durfte er weder essen noch trinken. Beides würde unweigerlich zu Problemen führen.

»Er ist dümmer als das dümmste Tier«, sagte einer der Wärter. »Hoffen wir, dass das nicht so bleibt.«

»Wir könnten ihn verfüttern«, sagte der, der neben ihm stand. »Das spart Kosten.« Er behauptete sofort, nur einen Scherz gemacht zu haben. Aber sein robuster Sinn für Humor war wohl allgemein bekannt.

Besendahl wurde auf eine Konstruktion gelegt, die Trine für ein Zaunstück hielt. Offensichtlich benutzte man diese Trage auch bei den Tieren. Zwei Wärter trugen ihn in Richtung des Bereichs, wo für menschliche Patienten zwei Räume bereitgehalten wurden. Trine hatte dort schon hereingeschaut und war von der Sauberkeit angenehm berührt gewesen. Sie hatte es nicht laut gesagt, aber das männliche Geschlecht brachte sie aus Erfahrung eher weniger mit Reinlichkeit in Verbindung. Doch sie war bereit zu lernen.

Der Wagen, auf dem Besendahl nach dem Zusammenstoß angekommen war, zog sie an. Sie stieß auf Schnitzereien, Küchengeräte, Masken, Speere und Gerätschaften, deren Sinn und Zweck sich ihr nicht sofort erschlossen. Doch ihr leuchtete ein, dass man bei einem Transport, der aus Afrika kam, die Gelegenheit nutzen wollte, sich mit afrikanischen Mitbringseln zu versorgen. Ob für den privaten Gebrauch, als Geschenke oder als Handelsware – sie würde es erfahren.

Der große Schreck kam zuletzt. Sie stand am Wagen, machte einen langen Hals und blickte plötzlich in ein Gesicht, das ihr Herz ins Stolpern brachte. Das Gesicht war nicht bedrohlich, es war nicht feindselig, sie war nur überhaupt nicht darauf gefasst gewesen. Dass das Gesicht dunkel war, sehr viel dunkler als ihres, beantwortete die entscheidende Frage. Hier wurden nicht nur Tiere und Güter transportiert, sondern wenigstens ein Afrikaner. Er musste die ganze Zeit hier gelegen haben, in Besendahls Nachbarschaft.

Der Mann begann zu lächeln, Trine lächelte zurück. Der Mann gähnte so ausdrucksstark, wie man nur gähnen kann. Er pellte sich aus der Decke, in die er eingerollt war. Sein Hemd war sehr weit geschnitten, Trines Gedanke war: Leinen.

»Ist die Reise zu Ende?« So lauteten die ersten Worte, die Trine aus einem afrikanischen Mund hörte. Die Stimme war etwas dunkler als Deichmanns.

»Ihr seid am Ziel«, sagte Trine. »Ich bin Trine.« Bevor sie zu einem Gedanken fähig war, sagte sie: »T-r-i-n-e. Trine.« Die Scham folgte postwendend.

Er blickte sie an, als würde er an ihrem Verstand zweifeln. Aber das tat sie ja gerade schon selbst.

»Dietbert«, sagte er. »Diet und Bert, wie der Name schon sagt. So heiße ich seit zwei Jahren. Davor hatte ich einen schöneren Namen, er war auch kürzer. Aber die beiden, die mich getauft haben, fanden, dass es nicht reicht, aus mir einen Christen zu machen. Das hat ja auch nie richtig geklappt. Mit dem Namen konnten sie sich nicht einigen, sie haben gewürfelt und einen Ringkampf ausgetragen. Danach stand es eins zu eins. Dann hat jeder einen Teil seines Namens gestiftet, seitdem heiße ich Dietbert.«

»Daran kann ich mich gewöhnen«, entgegnete sie. »Ihr sprecht sehr gut Deutsch.«

»Dafür gibt es einen Grund.«

»Ihr habt ein Talent für Sprachen.«

»Das ist eine Möglichkeit. Die Wahrheit ist: Ich höre Eure Sprache seit fünf Jahren. Solange gibt es die Handelsstation bei uns. Die ersten beiden aus Eurer Welt sind nie mehr weggegangen, alle anderen kommen und gehen, kommen und gehen. Wie man es machen muss, wenn man von allem ein wenig begreifen will, aber nie genug, um wirklich mitreden zu können. Aber das muss man bei Euch wohl auch nicht. Ihr seid mit wenig zufrieden.

Einer von Eurer Art hat mir gesagt: Du wirst altklug, mein Lieber. Altklug, merk dir das Wort. Damit kannst du jeden zweiten Deutschen beschreiben. Noch ein paar Jahre, und du bist so dumm wie ein Deutscher. Als er das sagte, war für mich klar: Ich muss hierher. Ich muss sehen, ob die Deutschen in ihrer eigenen Welt genauso sind, wie sie sich bei uns benehmen.«

Trine lächelte.

»Ach ja«, sagte er, »natürlich bin ich ein Tierzauberer. Deshalb bin ich so beliebt. Seid Ihr auch eine Zauberin?«

»Ich bin Hebamme. Hebamme, das ist, wenn ...«

»Verstanden.« Und er war eingeschlafen.

In den folgenden Minuten lernte Trine die Mitglieder des Transports kennen. Deutsche, ein Franzose, einer aus Nordafrika. Sie traf alle am Elefantenwagen. Nach wenigen Augenblicken hatte sie begriffen, wie wichtig dieses Tier für sie war. Der erste Elefant, der über Bremen ins Land kam. Es hatte schon früher Elefanten gegeben, die hatten den Weg über die französischen Häfen am Atlantik genommen. Die Anekdoten von diesen Transporten hatten meistens ein trauriges Ende: Tobsuchtsanfälle während der Seereise, Verweigerung von Nahrung, Erbrechen von Nahrung, Beinbruch bei der Ausladung im Hafen. Überfall auf der Reise nach Hessen und Diebstahl des Elefanten.

»Sagt mir etwas Schönes«, forderte Trine die Männer auf.

»Würde ich sofort tun«, sagte der Wortführer, »es gibt aber keine große Auswahl.« Er war nicht der Älteste und nicht der Schönste. Sein Gesicht hatte Bekanntschaft mit Messern oder Speeren gemacht, und beim Gehen gab es bei jedem Schritt ein kleines Zögern. Kein Hinken, nur eine Unterbrechung des fließenden Ablaufs. Trine war sicher, dass ihm das Schmerzen bereitete. Es kann nicht schön sein, wenn das Normalste auf der Welt jedes Mal ein kleines Hindernis bereithält.

Die Neuankömmlinge sahen sich auf dem Gelände um, aber am meisten zog es sie zur Küche. Diese Befindlichkeit war Fleetwood wohl aus Erfahrung bekannt, Trine hatte am Rand mitbekommen, wie man sich für den Abend über eine Speisenfolge verständigt hatte.

Natürlich sah sie auch bei Besendahl vorbei. Er schlief, war aber unruhig. Wahrscheinlich träumte er. Oder er befand sich in einem Zustand, der wie Traum wirkte, aber eigentlich Ausdruck seiner Verletzung war. Sie spürte seine Augen auf ihrem Körper, bevor sie selbst ihn angeblickt hatte. Sie trat an sein Lager, legte ihre Hand auf seinen Arm: »Erinnert Ihr Euch an mich?«

Es sah aus, als würde er nachdenken, aber sie fürchtete sich vor seinen ersten Worten. Was wäre, wenn das Durcheinander in seinem Kopf fortbestehen würde? Wenn es nie mehr aufhören würde? Dann hätte Erika ihren Vater verloren. Trine kannte Familien, die mit einem Idioten zusammenlebten. Man ging freundlich und teilweise rührend mit ihm um. Aber es war eine sehr einseitige Beziehung. Gespräche im eigentlichen Sinn fanden nicht statt, meistens waren die Kranken nicht in der Lage,

Worte zu bilden. Wenn ein Wort ertönte, war es zweifelhaft, ob sie seinen Sinn kannten. Meistens passte das Wort nicht in die Situation.

Im schlimmsten Fall stand Besendahls Familie eine böse Zukunft bevor. Und das neugeborene Kind würde nie einen Großvater haben. Den Gedanken, dass die Familie in diesem Moment nicht wusste, wo sich der Kaufmann gerade aufhielt, ließ Trine nicht an sich herankommen. Allerdings war ihr klar, dass sie im anderen Fall Erkundigungen anstellen würde. Die Aussicht, dass Boten hier erscheinen würden, gefiel Trine nicht. Denn der Mann war ja wegen ihr erschienen, und sie hatte ihm keine Hilfe in Aussicht gestellt.

23

Im Lauf des Nachmittags kehrte der Graf zurück. Richtung Thüringen hatte er Besuche in zwei kleinen Fürstentümern absolviert. Beim Versuch, die Besitzverhältnisse zu erklären, verhedderte er sich in den Familienverhältnissen und gab auf.

»Sie sind wild auf Federn«, berichtete er. »Damit ist nicht das große Geld zu machen, aber du kannst nicht jeden Tag einen Elefanten verkaufen.«

Seine Augen glänzten, seitdem er den neuen Gast in Augenschein genommen hatte. Es handelte sich um den ersten ausgewachsenen Elefanten in seiner Laufbahn als Tierhändler.

»Das ist das Größte«, sagte er mit leuchtenden Augen. »Deinen ersten Elefanten vergisst du nie mehr. Möge der Herr verhindern, dass er mir wegstirbt.«

»Der Herr allein ist hier überfordert«, stellte Eduard klar. »Der Herr sollte bei unserem Dietbert in die Lehre gehen.«

Mittlerweile wusste Trine, dass Dietberts Anwesenheit dem Elefanten zu verdanken war. Der Mann aus dem Afrika unterhalb der großen Wüste hatte sich angeblich am französischen Königshof unentbehrlich gemacht. Zwar waren die ersten beiden Rüsseltiere nach kurzer Zeit gestorben, bevor sich der Erfolg einstellte. Dietbert schien das für normal zu halten. Er wirkte immer noch etwas schläfrig, aber es ging ein Gerücht um, dass dafür möglicherweise ein Kraut verantwortlich war, das in Afrika so beliebt war wie Tabak. Eher noch beliebter, denn nach seinem Genuss breitete sich im Körper eine Zufriedenheit aus, die mehrere Stunden anhielt und manchmal auch zwei Tage. In dieser Zeit war man milde gestimmt, man liebte jeden Menschen und jedes Tier und war nicht zu Streit aufgelegt.

»Es ist auch gut, um lange Reisen zu überstehen«, sagte Dietbert. Angeblich hatte das Kraut keinen oder viele Namen, das könne man sich aussuchen. Tiere müsse man davon unbedingt fernhalten, weil es ihre Reaktionen verlangsamen würde, sodass sie langsam oder gar nicht reagierten, falls sie unter seinem Einfluss in heikle Situationen geraten würden. Angeblich hatte Dietbert gesehen, wie große Tiere im Wasser untergingen, um nie mehr aufzutauchen. Und bei Kämpfen zwischen Tieren hatte dasjenige keine Chance, in dem das Kraut seinen Einfluss ausübte.

»Es ist magisch«, sagte Dietbert. »Ich bezweifle, dass Ihr Euch damit anfreunden könnt.«

»Käme auf einen Versuch an«, behauptete einer der jungen Wärter.

»Keiner, der Dienst an Tieren hat«, stellte der Graf klar. »Wer sich nicht daran hält, kann seine Siebensachen packen. Am besten, er fängt gleich damit an.«

»Aber Wein und Branntwein sind erlaubt.«

»Schweren Herzens«, erwiderte Leu seufzend.

In den ersten Tagen hatten nur Dietbert und Eduard Zugang zum Elefanten. Einige hielten das für übertrieben, Leu gestand diese Möglichkeit freimütig ein. »Aber bei diesem Schatz ist größte Vorsicht angebracht.«

Natürlich kam er nicht darum herum, die Beobachtung des Elefanten aus größerer Entfernung zu gestatten. Es saß niemand in der Runde, den der Anblick des Riesen kalt ließ.

»Warum haben wir so etwas bei uns nicht?«, fragte Fleetwood. »Liegt es an der Hitze in Afrika? Ist es das Futter? Oder will die Natur es so, dass jede Gegend auf der Erde Tiere hervorbringt, die nur bei ihr gedeihen?«

Vom französischen Elefanten existierten zahlreiche Anekdoten. Er war unfassbar stark, unfassbar klug und er konnte rechnen. Nur mit kleinen Zahlen, aber mit denen so gut wie fehlerfrei, wenn sein persönlicher Wärter ihm die Aufgaben stellte.

Deichmann wandte sich zu Trine und flüsterte: »Gerade rechnet auch unser Graf.«

Das verbarg Leu nicht. Wie der Bauer seinem Land Früchte und Getreide abringt und der Fischer dem Meer und den Seen die Fische entnimmt, die er zum Leben und zum Handeln braucht, so hielt es der Graf mit den Tieren.

24

Von Süden kommend rollte die Kutsche in die Stadt. Es handelte sich um ein Gefährt für private Zwecke. Zwei Plätze auf der Sitzbank, dahinter Stauraum für nicht mehr als ein halbes Dutzend Kisten. Das Pferd war schneeweiß, die Mähne nicht gestutzt. Das Gleiche galt auch für die Frau an den Zügeln. Ihre langen Haare waren kunstvoll in ein Tuch gebunden, sie bildeten die zweite Mähne. Der Mann saß rechts, alles an ihm war dunkel, die Kleidung und die Haut. Seine Haare waren kurz geschoren, ein schmales Band lief um den Kopf.

Der kräftige Kontrast von weißer und dunkler Farbe sicherte der Kutsche große Aufmerksamkeit. Lüneburg war kein verträumtes Heidestädtchen, in dem bereits auffiel, wer ein einziges modisches Kleidungsstück trug. Besucher aus dem Norden und von den britischen Inseln sah man hier oft. Adlige Gesellschaften gaben sich ebenfalls die Ehre. Und auch sie strebten, wie die zierliche Kutsche, bevorzugt dem Rathaus zu. Man zeigte sich, man gab sich huldvoll, man grüßte und wurde gegrüßt. Lüneburg war eine kleine Weltstadt.

Wie jede städtische Ansammlung durften die frechen Kinder nicht fehlen. Viele trugen Lumpen, die wenigsten waren sauber. Wen sein Stand in gepflegtes Tuch zwang, beneidete insgeheim die Altersgenossen, die sich benehmen durften wie Kinder: laut, schnell, frech, neugierig.

Die Kutsche hielt nicht direkt vor dem Rathaus, dort wurden soeben Fässer abgeladen, dort standen Wagen von örtlichen Handwerkern und von der Brauerei. Politik ist ein Geschäft, das durstig macht. Hungrig wäre man, auch ohne zu arbeiten.

Die Frau mit dem Haarschweif machte die Kutsche fest. Der Mann half ihr nicht. Er nahm die Kinderbande ins Visier. Zwar hatten die Bengel vorgehabt, selbstbewusst aufzutreten, aber das Verhalten des Mannes kaufte ihnen den Schneid ab. Er trat auf sie zu, die Bande wich zurück, nicht in Panik, aber es ging rückwärts. Er folgte ihnen, ein einziger Mann kreiste sechs Kinder ein. Er nahm den Anführer ins Visier, fesselte und knebelte ihn durch die Intensität seines Blicks. Er stand dicht vor ihm, ging in die Knie, und als ihre Köpfe auf gleicher Höhe waren, sagte er: »Buh.«

Der Anführer trat den ungeordneten Rückzug an, aber hinter ihm standen fünf weitere Feiglinge. Eine dunkle Hand packte die Hand des Anführers. Der wartete auf das Geräusch von brechenden Knochen, bei denen es sich nach Lage der Dinge nur um seine eigene Hand handeln konnte – und starrte ungläubig auf seine Hand, in der sich zwei Geldstücke eingefunden hatten.

Der dunkle Mann mit der dunklen Stimme sagte: »Siehst du die Kutsche? Siehst du, wie sie aussieht? Genauso möchte ich sie vorfinden, wenn ich das Rathaus verlasse. Nicht so ähnlich, sondern genauso. Kriegst du das hin?«

Der Anführer schluckte und hatte furchtbare Angst, sich gerade in diesem lebenswichtigen Moment zu verschlucken.

Er nickte.

Der Mann sagte: »Du redest so leise.«

»Ja«, krächzte der Anführer. »Ich kriege das hin.«

Die dunkle Hand schloss die Finger der kleinen Hand über den Geldstücken. Der Mann erhob sich und sagte: »Wir haben einen Deal.«

Die Frau stand an der Kutsche und machte sich an der Ladefläche zu schaffen. Als sie sich umdrehte, trug sie zwei Folianten von erheblicher Größe, Dicke und Schwere. Sie lächelte das dickere der beiden Mädchen an. Das Kind verstand nicht, der dunkle Mann trat auf es zu, ergriff seine Arme und hielt sie so, dass die beiden Bücher darauf Platz fanden.

»Geht es?«, fragte die Frau. Das Mädchen nickte. Sie verstand jetzt, warum bei ihr zu Hause keine Bücher vorkamen. Bücher sind sehr schwer.

Die Frau fragte nach dem Namen der Trägerin und sagte: »Mina, du wirst das ganz toll machen.«

Das waren Worte, die bei dem Kind zu Hause auch nicht vorkamen.

Der Mann bot der Frau seinen Arm. Sie hakte sich ein, lächelte die Kinder an. Zu dritt betraten sie das Rathaus.

»Mir gefällt es bei Euch«, sagte Dietbert. »Ich glaube, ich bleibe länger hier.«

»Der Junge wäre fast gestorben vor Angst.«

»Wie gesagt. Es gefällt mir.«

Natürlich trat ihnen jemand in den Weg. Die Frau überreichte das Schreiben. Der Jemand las, studierte die beiden Besucher und verweilte länger als geplant an dem dunklen Gesicht. Es war so unerwartet freundlich. Auf dem Rathaus sah man auch andere Gesichter: eingebildete, hochnäsige, laute Stimmen, hochtrabende Gestik und Mimik. Bedrohliche Visagen, degenerierte Gesichter, müde Weitgereiste, Kaufleute in Eile und nicht selten kleine Gruppen aus Städten, die zehnmal so groß waren wie Lüneburg.

Ezard Van Wende war im Haus für Besucher zuständig, die man noch nie gesehen hatte, die sich jedoch im Vorfeld als kundig, wichtig und dringend dargestellt hatten. Er war nicht zuständig für Raufbolde aus dem militärischen und seemännischen Formenkreis, dafür war er zu gebildet und zu schreckhaft. Seit Jugendtagen kämpfte er gegen die Bereitschaft seines Körpers an, vitales Erschrecken durch unerwartet grobmotorisches Zucken beider Arme auszudrücken. Er hätte zwei Finger dafür gegeben, dass dieses alberne und demütigende Gezucke endlich aufhören würde. Aber Ezard gehörte altem Rathaus-Adel an, schon sein

Vater hatte hier wichtige Funktionen bekleidet – ohne zu zucken. Und der Großvater hatte es zu Unsterblichkeit gebracht, als er den außer Kontrolle geratenen Empfang einer dänischen Delegation daran hinderte, erst die Vorhänge und gleich danach die komplette erste Etage in Brand zu setzen. Alles hatte mit der Zigarrenprobe einer Lieferung aus dem weit entfernten Osten begonnen, es endete mit einem der größten Feuerwehreinsätze der Stadtgeschichte. Die Reste der verkohlten Inneneinrichtung wurden bis heute in einigen Häusern der Stadt gehegt und gepflegt und Gästen präsentiert.

Hätte es zu dieser Zeit bereits Eisenbahnen gegeben und nicht erst über 200 Jahre später, wäre Ezard Van Wende der lebende Rangierbahnhof gewesen. Er entschied, welchen weiteren Weg neue Besucher in der Rathaus-Hierarchie nehmen würden. Nicht jeder schaffte es bis zu einem zweiten Besuch. Mancher wunderte sich bei späteren Besuchen über die große Zahl Bewaffneter, die auf den Fluren des Rathauses so taten, als würde ihre Anwesenheit alltäglich sein.

Ezard mochte die beiden Besucher, auf dem Markt wären sie nicht weiter aufgefallen und im Straßenbild auch nicht. Selbst bei theatralischen Vorstellungen konnte man sie sich vorstellen. Aber es wollte Ezard nicht auf Anhieb gelingen, sie in eine der Abteilungen einzuordnen, die im Rathaus existierten. Ezard bat in sein Bureau. Der Raum war nicht groß, mehr eine Kammer. Das Rathaus war zu klein geworden, die Planungen für einen Anbau mussten zügig vorangetrieben werden. Bis dahin glich Ezards Positionierung von Möbeln, Sitzgelegenheiten und Wandschmuck die fehlende Ausdehnung aus. Was ihm offensichtlich gelungen war, denn er wollte sich nicht vorstellen, dass er seit Jahren von vielen Dutzend Besuchern mit falschen Komplimenten hinters Licht geführt worden war.

Ezard stammte aus kleinen Verhältnissen, seine Eltern hatten in Armut gelebt. Seiner Mutter war es noch vergönnt gewesen, den Arbeitsplatz ihres Kindes im Rathaus zu sehen. Sie war in

Tränen ausgebrochen, die Beschäftigten waren zusammengelaufen, nicht einmal dem Bürgermeister war es gelungen, die überwältigte Frau zur Räson zu bringen. Bis heute verging kein Tag, an dem Ezard nicht an diesen Tag dachte. Es war ihm lieb, wenn auf dem kleinen Sofa stets eine Sitzgelegenheit frei blieb, damit seine Mutter es schön bequem haben konnte.

Natürlich war es ihm nicht recht, dass die Besucher sich das Sofa zielstrebig aussuchten. Das Kind saß in der Mitte. Andererseits konnte Ezard nicht verhehlen, dass er selten dermaßen gut aussehende Besucher empfangen hatte. Fräulein Fleetwood de Ridder, Tochter niederländischer Eltern, und Herr Dietbert Immanuel Kasongo aus dem westlichen Afrika, von wo die meisten Schiffe aufbrechen, die nach Europa und in die deutschen Häfen fahren. Und Mina, Mina ohne Familiennamen, aber offenkundig mit gesundem Appetit.

Sie sprach erstklassig Deutsch; er war problemlos zu verstehen, wenn man sich an einige Schlenker gewöhnt hatte, die Ezard umständlich vorkamen. Aber auf dem Lüneburger Rathaus beklagte man sich nicht über das Deutsch seiner ausländischen Gäste. Nicht einmal über die Essgewohnheiten, die offenbar in manchen Weltgegenden gepflegt wurden, obwohl der Anblick für manchen Hiesigen eine Prüfung bedeutete. Aber das war nichts, was durch ein reichhaltiges Abendessen nicht ausgeglichen werden konnte.

»Lieber Van Wende, wir kommen mit einem Angebot zu Euch, das Ihr nicht ablehnen könnt.«

Ezard brauchte einige Augenblicke, bevor er verstand, dass die junge Dame in einen Satz gepackt hatte, wozu mancher Gast eine Viertelstunde brauchte. Abgesehen von den mysteriösen Gästen, die das Rathaus verließen, ohne jemals auch nur in die Nähe eines Themas gekommen zu sein. Jedenfalls konnte sich Ezard danach an nichts erinnern, was als Ziel oder Thema oder Angebot zu deuten gewesen wäre. Vielleicht hatten sie sich nur ausruhen wollen. Oder satt essen. Oder beides.

Ezard lächelte, darin war er gut. Hier saßen nicht nur Menschen zusammen, die einander fremd waren. Hier begegneten sich Nationen und Kulturen und Erdteile.

Fräulein Fleetwood, die offensichtlich die Wortführerin war, kam auf die Menagerie im Süden Lüneburgs zu sprechen. Davon hatte Ezard gehört, aber er setzte seine Neugier stets sehr haushälterisch ein. Er wurde nicht dafür bezahlt, neugierig zu sein.

Die Dame berichtete von den exotischen Tieren, die dort lebten. Sie wurden aus Afrika herangeschafft und warteten auf Adlige und reiche Bürger, die sich ein Tier als Zierde ihres Hausstandes oder ihres Landes gönnen wollten. Dass Angeberei mit im Spiel war, begriff Ezard sofort. Er konnte sich keinen anständigen Grund vorstellen, sich mit einem großen bunten Vogel zu umgeben, der alles vollschiss, viel Lärm veranstaltete und den ersten deutschen Winter nicht überleben würde. Ganz zu schweigen von Nashörnern und Löwen und den unbekannten Tieren, die über die afrikanischen Steppen galoppierten. Rund um Lüneburg lebten Wölfe, Luchse, Füchse, Hirsche, Wisente und kleinere Tiere, von denen die meisten Gärten verwüsteten und Bäume zum Umstürzen brachten. Tiere waren keine freundlichen Geschöpfe. Wären sie stärker, würden sie mit Bäumen wahrscheinlich werfen.

Dass die Dame sehr freundlich und nur positiv über die wilden Tiere sprach, verstand Ezard natürlich. Er würde ja auch nicht sein Rathaus schlechtmachen. Und er verachtete jeden Menschen, der schlecht über Salz und Lüneburg oder im schlimmsten Fall schlecht über beides sprach.

Plötzlich mischte sich der afrikanische Mann ein. Seine ersten Worte sorgten dafür, dass sich Ezard aufrechter hinsetzte. »Ich bin ein Mann, der viel reist«, sagte der dunkle Gast. »Ich kenne viele Menschen, die viel herumkommen. Wir sind Afrikaner, wir sind sehr daran interessiert, was auf der Erde passiert und besonders hier bei Euch. Wir bewundern Eure Kirchen und Schlösser, uns gefallen Eure Städte, die ganz kleinen und die größeren. Und Lüneburg ist ein Schmuckstück.«

Ezard entspannte sich. Die Sache nahm den voraussehbaren Verlauf. Irgendwann begann die Lobhudelei, Ezard kannte das nicht anders. Und wurde wie von einem Hieb in den Magen getroffen, als der Mann fortfuhr: »Deshalb waren wir sehr traurig, als wir hören mussten, dass es Eurer Stadt sehr schlecht geht.«

Ezards spontaner Gedanke war: Er hat ein Problem mit den freundlichen Worten. Daran muss er noch arbeiten.

Der dunkle Mann fuhr fort: »Zuerst denkt man, da übertreibt einer. Oder er mag Lüneburg nicht. Aber dann hört man das Gleiche von einem Zweiten. Und einem Dritten.«

Die Dame stimmte ein: »Und man hört es nicht eine Woche lang, und dann ist Schluss. Es geht nun ja schon mehrere Monate so.«

»Viele Monate«, sagte der Dunkle.

Ezard starrte das Kind an. Aber es hielt den Mund und es hielt die dicken Bücher.

»Ihr wisst natürlich, dass man sich über Eure Stadt Gedanken macht«, sagte Fleetwood.

»Nicht Gedanken. Sorgen.«

Ezard dachte: Ihr beide solltet heiraten, so gut, wie ihr euch versteht.

Dann fuhr der Dunkle fort: »Natürlich ist es traurig, wenn der Stoff, der einen reich machte, auf einmal weniger wird und weniger wird und immer weniger.«

Ezard sagte: »Es ist keine Krise. Es ist eine Delle. Kennt Ihr das Wort Delle?«

»Ja«, sagte der Dunkle. »Delle sagt man, wenn man sich davor fürchtet, Loch oder Abgrund zu sagen.«

»Ihr übertreibt maßlos.«

Plötzlich lag eine Hand auf Ezards Hand, die auf seinem Oberschenkel lag. Er starrte die Hand an, die zur Frau gehörte.

Sie sah ihn mit dem Ausdruck an, den man nur in den Augen haben darf, wenn man jemandem Beileid zu einem großen persönlichen Verlust ausspricht.

Der Dunkle sagte: »Natürlich haben wir sofort bei Menschen nachgefragt, die sich mit dem Salz auskennen.«

»Dann müsst Ihr mit Lüneburgern sprechen!«, sagte Ezard. Er sprach zu laut, das war ihm bewusst. Aber die beiden regten ihn auf. Wenn seine Frau ihn aufregte, wurde er auch zu laut. Er glaubte das nicht, aber seine Frau wurde nicht müde, es zu behaupten. Immer und immer wieder.

»Wir haben mit Lüneburger Kaufleuten gesprochen«, behauptete der Dunkle. »Erst bestritten sie lebhaft. Am Ende nahmen sie uns das Versprechen ab, nicht darüber zu sprechen.«

»Wer war das?«, rief Ezard. »Nennt Namen. Ich will Namen hören.«

Der Dunkle legte einen Finger über seine Lippen und verschloss sie damit. Mochte er auch nicht 100-prozentig Ezards Sprache sprechen, die Lüneburger Gestik beherrschte er. Und er verstand es, Ezard aufzuregen. Dabei hatte das Gespräch so harmlos und harmonisch begonnen.

Nun wieder die Frau: »Alle Fachleute sind sich einig, die Kaufleute und die, die das Salz abschlagen. Und die, die es in den heißen Siedehütten verarbeiten und in das Salz verwandeln, das wir alle lieben. Und das der Gaumen aller Menschen so liebt, weil wir Salz brauchen, um gesund zu bleiben. Dieses lebenswichtige Salz geht zu Ende. Nicht morgen, nicht nächste Woche. Bestimmt geht es noch einige Jahre gut. Aber einige Jahre sind nicht das Gleiche wie immer und ewig. Stimmt Ihr mir da zu?«

Das hasste Ezard auch: wenn man ihm Fragen stellte, auf die es nur eine Antwort gibt und das ist die, die man nicht aussprechen will. Denn was man ausspricht, wird dadurch ein wenig weniger unwahrscheinlich. Wenn man es 100-mal ausgesprochen hat, ist es fast schon halb wahr. Und wenn man vor lauter Unglück anfängt zu schreien, ist alles zu spät.

Im Raum herrschte plötzlich eine Stimmung wie bei einer Beisetzung. Dabei waren alle noch am Leben. Aber irgendetwas war nicht mehr vorhanden, obwohl es sich heute Morgen noch im Besitz aller Kräfte befunden hatte.

Ezard dachte: Es ist die Illusion. Die Illusion ist aus dem Fenster geflogen. Denn natürlich redete man in der Stadt seit längerer Zeit über die Krise. Alle Zahlen stimmten darin überein: Das Salz kam nicht mehr so reichhaltig vor wie in der Vergangenheit. Die Ergiebigkeit ließ nach, die Salzlager wurden schwächer und dünner und mickriger – und was es noch für schreckliche Bezeichnungen geben mochte. Wenn das Salz auch noch vorhanden war, so hatte es einen entscheidenden Nachteil: Es war teuer, und das Salz, das von der Atlantikküste kam, war billiger. Noch kam nicht viel von dort. Wie gesagt: Es ging hier nicht um morgen und übermorgen. Aber heute billiger heißt: morgen billiger und übermorgen auch. Und irgendwann wird selbst der treueste Lüneburger Händler nachdenklich werden. Erst recht, wenn die Franzosen mehr Salz anboten und mehr Wagen auf die Wege bringen würden.

Ezard geisterte wieder der Satz im Kopf herum, den vor wenigen Wochen der Kaufmann Schwerdtfeger ausgesprochen hatte. »Was sind wir ohne Salz, Freunde? Ohne Salz sind wir das, was das Meer ohne Fische ist. Wir sind verloren. Alles um uns herum wird untergehen. Zuallererst wir und unsere Familien. Gesegnet ist jeder, der keine Familie hat. Er wird nicht schuldig werden, er wird nur selbst verhungern.«

Die Geistlichkeit der Stadt hielt noch die Fahnen hoch und die Reihen geschlossen. Dafür sind die Frömmler ja bekannt: Augen zu und alles bestreiten. Deshalb ist es in Kirchen auch so dunkel. Wo man keine offenen Augen braucht, ist Licht überflüssig. Worüber nicht gesprochen wird, das kann nicht wahr sein. Aber hier ging es um Salz und nicht um Märchenbücher.

»Was ist denn nun eigentlich Euer Anliegen?«, fragte Ezard im verzweifelten Versuch, wieder in die Offensive zu gelangen.

Verdutzt sah er, wie die Dame dem Kind ein Zeichen gab. Das Kind erhob sich und trug die Bücher auf Ezards kleinen Tisch. Dort legte es alles ab und setzte sich wieder auf das Sofa. Was für ein artiges Kind. Aber in dieser Minute regte sich Ezard auch über artige Kinder auf. Das ist das Gute an Kindern: Wenn du einen Grund suchst, um dich aufzuregen, schnapp dir ein Kind. Bei dem findest du im Handumdrehen einen Grund. Oder auch zwei. Kinder können sich nicht wehren, du kannst so ungerecht zu ihnen sein, wie du willst. Dir kann nichts passieren, denn du bist ein erwachsener Mensch, und das Kind will erst einer werden.

Die Dame ging zum Tisch und öffnete ein Buch. Sie blätterte und gab Ezard ein Zeichen. Er wollte nicht den Befehlen wildfremder Menschen folgen, aber er stand auf und ging zum Tisch. Dies war sein Raum. Hier durfte er tun und lassen, was er wollte. Dann stand er am Tisch und starrte auf das Tier. Das Wort fiel ihm nicht sofort ein. Dann sagte er: »Ein Elefant. Ein Tier, das es wirklich gibt.«

Die Frau sagte: »Habt Ihr es schon in der richtigen Welt gesehen?«

»In Afrika? Wo denkt Ihr hin! Ich bin ein Lüneburger.«

»Ich habe in meiner Heimat einen Lüneburger getroffen«, sagte der Dunkle.

Ezard glaubte das nicht. Das taten Lüneburger nicht. Was sollten sie in Afrika? Warum wurde er in seinem eigenen Bureau belogen? Was sollte das alles?

Dann erfuhr er es von der Frau:

»Wir bedanken uns für Eure Gastfreundschaft. Wir genießen jede Minute in Lüneburg. Unsere Herzen werden schwer, wenn wir daran denken, wie es hier in zehn Jahren aussehen wird. Oder in 20?«

»In 20 Jahren gibt es Lüneburg nicht mehr«, sagte der Dunkle. »In 20 Jahren gibt es noch eine Stadt mit dem alten Namen. Vielleicht wohnt noch der eine oder andere alte Lüneburger da. Alle anderen werden fliehen, solang es noch möglich ist. Aber die

Jüngeren gehen dahin, wo es Arbeit gibt. Und Zukunft. Und Menschen, die lachen. Und Kinder, die gerne dort aufwachsen und nicht in einer Ruine.«

Ezard dachte: Das ist ein Traum. Das passiert alles gar nicht in Wirklichkeit. Das sind Feinde. Das ist ein Angriff. Du musst die anderen warnen.

Die Dame sagte: »Viele, viele Jahre hatten alle Menschen Respekt vor Lüneburg. Lüneburg war eine Macht. Hier im Norden und im Umkreis war keine Stadt stärker als Lüneburg. Einige waren größer, aber Lüneburg war eine Macht. Weil es eine lange Geschichte hat. Und weil es der Welt ein Produkt schenkt, das die Welt braucht und nach dem sich die Welt sehnt. Jetzt kommt das Salz aus dem Meer, und auf einmal geht es nicht mehr um die Geschichte und um die Macht. Nicht einmal um den Geschmack geht es, sondern nur noch um den Preis. Das französische Salz ist eine Winzigkeit preiswerter, und deshalb rennen alle dem neuen Salz hinterher. Dabei ist das Lüneburger Salz ein Versprechen! Es ist Kultur. Wer seinen Kindern Lüneburger Salz gibt, hat sie lieb. Wer ihnen die armseligen Kristalle aus dem Westen einflößt, gibt sich mit weniger zufrieden, als möglich ist. Auf einmal ist das Billigste gut genug. Auf einmal regiert Geld die Welt und nicht die Qualität. Auf einmal verlieren wir unsere Landmarken! Und unsere Orientierung! Den Sinn für die wahren Werte.«

»Mir gefällt, was Ihr sagt«, gab Ezard zu.

»Aber es hilft nichts«, sagte der Dunkle. »Die Wagen fahren in die falsche Richtung! Die Pferde laufen in die falsche Richtung. Und wir können nicht einmal gegen die falschen Überzeugungen in den Krieg ziehen. Weil Lüneburg keine Soldaten hat!«

»Meine Güte, Ihr habt recht«, murmelte Ezard. »Wir haben keine Soldaten. Und bis heute haben wir sie auch noch nicht vermisst.«

»Wir sind bei Euch in diesen schweren Zeiten«, sagte die Dame. »Und wir haben eine Waffe, die stärker ist als Soldaten und Kanonen.«

»Was ist es?«, fragte Ezard erst hoffnungsvoll, dann ungeduldig. »Redet doch! Was ist die Waffe! Wo gibt es sie? Warum zeigt Ihr immer auf das Bild da?«

»Das ist die Waffe«, sagte die Dame.

»Das? Das ist doch nur ein Elefant! Ein wildes Tier im fernen Afrika.«

»Elefanten sind nicht mehr nur in Afrika. Die ersten sind schon hier bei uns. Und weitere kommen in Kürze hinzu. Und danach immer mehr.«

»Ich verstehe nicht.«

»Wer ist stark? Der, der die besten Waffen hat. Wer hat die Elefanten? Lüneburg und niemand sonst. Das neue Lüneburg wird so mächtig sein wie das alte Lüneburg. Es wird Elefanten haben, und weil es Elefanten hat, werden sie sich von Salz ernähren, sie werden kerngesund und mächtige Tiere sein. Und die Menschen werden erkennen, zu was Salz fähig ist und welches Salz das beste ist. Versteht Ihr, was ich meine?«

Ezard wollte die Frage gern beantworten. Wenn ihm die Dame nur einen klitzekleinen Hinweis …

Und da sagte sie schon: »Wir bieten Euch die Elefanten an. Wir haben Elefanten, die ersten könnt ihr fast schon sehen, wenn Ihr Euch weit genug aus dem Fenster beugt. Weitere Elefanten sind auf dem Weg, in dieser Minute! Auf dem Weg von Afrika nach Lüneburg, wo wir sie in unserer Menagerie erwarten. Bei uns wird es ihnen gut gehen, weil wir wissen, wie man mit Elefanten umgeht. Ein Elefant ist kein Hase und kein Schaf. Man muss sich mit Elefanten auskennen, man muss ihr Leben studieren. Immanuel, mein Partner, und ich und zahlreiche Wärter wissen alles, was man über Elefanten wissen kann. In kurzer Zeit wird es sich herumsprechen, dass in Lüneburg das Symbol für Lüneburgs Stärke und Zukunft lebt. Elefanten! Sie greifen niemanden an, niemand muss sich von ihnen bedroht fühlen. Elefanten sind friedlich und auch klug, und sie sind das Symbol der Lüneburger Stärke. Lüneburg bietet der

Welt an, von dieser Stärke zu profitieren. Durch das Salz und durch die Elefanten.«

»Aber irgendwann ist unser Salz alle.« Diese Worte hatte Ezard noch nie ausgesprochen. Es hörte sich seltsam an, die eigene Stimme zu hören, wie sie solche Worte sagt. In dieser Reihenfolge.

Die Dame schien nicht so beunruhigt zu sein wie Ezard. Sie sagte: »Bis dahin hat Lüneburg Zeit, sein neues Salz zu finden.«

»Ich verstehe nicht.«

»Lüneburg braucht ein Angebot, das die Welt nicht ablehnen kann.«

»Ach ja? Was denn? Sagt es mir.«

»Es liegt an Euch. Mit den Elefanten kauft Ihr Euch Zeit. Die Zeit, die Ihr braucht. Bis dahin reicht Euer Salz, und Euer Ruf als kluge Stadt wird sich über alle Länder verbreiten. Und wenn hier erst die Elefanten leben, wird jeder beim Namen Eurer Stadt an die Kraft und Größe der Elefanten denken und nicht zuerst an das Salz, das immer weniger wird.«

Lange saß Ezard am Tisch, auf dem die Bücher mit den Elefanten lagen. Die beiden Besucher waren vor längerer Zeit gegangen, nicht ohne Ezard die Einladung für einen Besuch in der Menagerie auszusprechen. Er solle so viele Lüneburger mitbringen, wie er für richtig halte. Gerne auch wichtige Bürger der Stadt. Gerne Menschen, die im Rathaus ein und aus gehen.

Ezard hatte etwas ungläubig gelacht und gesagt: »Na, dann kann ich doch gleich das ganze Rathaus mitbringen.«

Nie würde er vergessen, wie überrascht und erfreut die beiden Besucher ihn daraufhin angeblickt hatten.

»Das ist eine großartige Idee«, hatte die Dame gesagt. »Was ich mit eigenen Augen sehen kann, ist 1.000-mal wertvoller als ein Gespräch über Lebewesen, die ich nur von Bildern kenne.«

»Aber Ihr habt mir doch selbst Bilder aus den Büchern …«

»Aber doch nur, weil wir Euch nicht überfahren wollten, bester Ezard. Doch nur, weil wir zuerst ein Verhältnis zwischen uns aufbauen wollen, das von Vertrauen getragen wird und nicht von Kartenspielertricks. Aber die persönliche Begegnung mit echten Elefanten ist natürlich durch nichts zu ersetzen. Auge in Auge mit einem echten Elefanten – das ist mehr wert als zehn Bilder in einem Buch und 100 Seiten Lektüre in einem Buch. Ihr steht dem Elefanten Auge in Auge gegenüber. Ihr begreift, wie groß und mächtig er ist. In diesem Moment erhaltet Ihr einen Eindruck von der Macht, die die persönliche Begegnung mit Elefanten vermittelt.

Elefanten sind die größten Tiere, die auf der Erde vorkommen. Gleichzeitig sind sie friedlich und sanft, denn sie wissen, wie groß und stark sie sind. Und weil sie auch klug sind, werden sie ihre Kraft nicht für schlechte Zwecke einsetzen. Ein Elefant ist nicht so gefährlich wie Wolf und Wildes Schwein. Er strahlt etwas aus, was kein Mensch jemals vergessen wird. Im Grunde sind Elefanten lebendige Flaggen. Sie sind das Symbol einer Republik der starken Eindrücke. Wer einen Elefanten sieht, dessen Leben ist seit diesem Augenblick geteilt in das Leben vor der ersten Begegnung und das Leben mit der Erinnerung an die erste Begegnung. Kommt und besucht uns! Bringt so viele Menschen mit, wie Ihr für klug haltet. Wir freuen uns. Lasst uns über Elefanten sprechen! Und über Lüneburgs Zukunft! Und wir werden erkennen, dass wir über ein- und dasselbe Thema sprechen.«

25

Es sind die Augen. Jedes Lebewesen besitzt etwas, das uns fesselt, das uns anzieht und überrascht, das wir immer wieder sehen wollen, das uns berührt und uns dazu bringt, uns dem Lebewesen nahe zu fühlen.

Es sind die Wimpern, es ist auch die sanfte Fortbewegungsweise, dieses Getragene, Schwingende, Fließende, Beruhigende.

Und alles auf der Grundlage einer elementaren Begegnung. In Trines Heimat hat sie die Tiere erlebt, mit denen man hier rechnen muss, auf die man gefasst sein wollte. Hunde vorneweg, weil sie dir von morgens bis abends über den Weg laufen, räudige Köter, vernachlässigte Wesen, abgewetzt und verdreckt, ohne Heimat, ohne Halt, in der Gruppe besser aufgehoben als allein. Aber dort pausenlos in Kämpfe und Rangeleien verwickelt. Nie ist der eigene Platz in der Hierarchie sicher, ständig muss er neu ausgefochten werden – mit Zuschnappen, Drohgebärden, gefletschten Zähnen, und manchmal muss zugebissen werden. Nicht jedes Mal fließt Blut, Verletzungen sind selten, wenn sie auch vorkommen. Es ist ein unstetes Leben, ständig muss reagiert werden, weil Menschen drohen, schreien, werfen, und manchmal schlagen sie ansatzlos zu. Du siehst nicht, dass sie ausholen, wenn du den Schmerz spürst, ist alles schon geschehen.

Hunger ist der ständige Begleiter, die Suche nach Futter ist der rote Faden, der sich durch den Tag zieht und ihm Struktur verleiht. Nicht jeder Ruheplatz wird zum Schlafplatz. Irgendwer stört sich immer daran, dass du existierst. Hunde haben keine Wahl: In der Stadt will sie keiner sehen. Aber in der Stadt sind die Wege kurz und die Aussicht auf Fressbares ist größer als vor den Toren der Stadt. Wo weniger Menschen leben und weniger

Abfall anfällt und wo sich niemand aufregt, wenn geschossen und geschmissen wird.

Die Stadt ist kein Paradies, aber für 99 von 100 Hunden existiert kein Paradies. Abends heile Knochen haben und ein unversehrtes Fell – das ist ein erfolgreicher Tag. Der Blick zur Seite und nach hinten gehört zur Grundausstattung der Sinne. Wenn es dunkel geworden ist, kannst du endlich Ruhe finden. Wenn du aber hungrig bist, musst du dorthin, wo das Licht ist: Kneipen, Lokale, Geschäfte, da, wo Menschen sind. Und nun gilt erst recht: niemandem trauen, hinter dir kann der Tod lauern. Abends verändern sich die Menschen, werden einsam, traurig, hungrig, betrunken sind sie sowieso. Nachts suchen sich Männer und Frauen. Und wenn sie sich gefunden haben, dulden sie kein Tier in ihrer Nähe.

Erst wenn kaum noch Kerzen brennen, können die Tiere sicher sein, dass Geräusche, die ertönen, von anderen Tieren stammen. Nachts sind alle Tiere müde. Nur wer Beute werden kann, muss jetzt aufmerksamer sein als tagsüber.

»Diese Sorgen hast du nicht«, sagt Trine. Sie spürt den Rüssel, wie er über Kopf und Schultern fährt. Mit dem Rüssel wusste sie in den ersten Tagen nichts anzufangen. Eduard, der auf alles eine Antwort weiß, half auch jetzt: »Ohne Rüssel ist der Elefant blind, taub, verloren. Der Rüssel ist ein Wunder. Eines Tages kriegst du deine erste Tracht Prügel vom Rüssel, und du wirst nie wissen, ob es ein Versehen war oder ob er dir eine Lektion erteilen musste.«

»Sie sind so sanft. Alles, was sie tun, geschieht langsam. Ich will immer, dass ihm gefällt, was ich mache oder lasse. Und wenn er sanft bleibt, freue ich mich. Bei einem Hund wäre mir das nicht so wichtig. Katzen traue ich so und so nicht. Alle Tiere machen ihr Ding. Wenn ich ihnen in die Quere komme, ist es immer möglich, dass ich gleich ein Problem kriege. Sie sind falsch oder verrückt oder krank und wissen nicht, was sie tun. Der Elefant ist das einzige Tier, bei dem ich das Gefühl habe, dass es über mich nachdenkt. Kann das sein?«

»Du bist eine sehr aufmerksame Frau. Die meisten kommen nie dahin, wo du schon nach den wenigen Tagen bist.«

»Mag er mich?«

»Du bist nur ein Teil seiner Welt. Das größere Rätsel für ihn ist, was in den letzten Wochen passierte. Wie viele Elefanten haben eine Reise mit dem Schiff gemacht? Das ist, als würden wir durch den Weltenraum fliegen. Etwas Unvorstellbares tun.«

»Kann er nachdenken?«

»Ich glaube nicht, dass Tiere dazu imstande sind.«

»Ärgert er sich?«

»Nicht, wenn er allein ist. In seinen großen Familien gibt es oft Streit.«

»Das sind bestimmt die Männer.«

»Es sind immer die Männer. Die Frauen sind Mütter. Mütter haben Kinder und müssen sie beschützen. Was denkst du?«

»Da ist was. Es kann ein Kind sein.«

»So dicht kommst du an sie schon heran?«

»Du bist auch oft bei den großen Tieren.«

»Ich will auf Nummer sicher gehen. Die anderen haben nicht so viel Geduld. Dietbert sagt, Elefanten können sehr zornig werden. Auch die weiblichen. Aber wenn es keine Kinder gibt, sind sie zurückhaltend. Du bist oft bei ihm.«

»Es sind die Augen, weißt du.«

»Die sanften Augen.«

»Du fühlst es also auch.«

»Als Tier kannst du dir das leisten.«

»Ich kenne sanfte Menschen.«

»Schwache Menschen.«

»Du kannst auch sehr freundlich gucken.«

Aber nicht schwach.«

»Weich. Weil du Tiere magst.«

»Ich mache meine Arbeit gern sorgfältig. Und anständig.«

»Warum hast du ein Problem mit dem Wort?«

»Ich habe kein Problem damit.«

»Eduard!«

»Es gibt Tiere, und es gibt Menschen. Komplizierter ist das nicht.«

»Ich finde es schön, Tiere freundlich zu behandeln. Ich habe Sachen erlebt, die waren nicht schön.«

»Nur das? Nicht schön?«

»Ekelhaft war das. Menschen, die sich darüber freuen, wenn sie Tiere quälen.«

»Drecksäcke. Schlag sie!«

»Das geht doch nicht! Ich bin eine Frau.«

»Du bist Hebamme. Du bist eine kleine Armee.«

»Was meinst du?«

»Du weißt so viel über die Menschen wie kaum jemand sonst. Du kriechst in die Menschen hinein. Du siehst Dinge, vor denen sich alle fürchten. Du gehst an die Grenze.«

»Welche Grenze denn?«

»Die, hinter der nichts mehr ist.«

»Eduard, fürchtest du dich vor Hebammen?«

»Sehe ich so aus?«

»Ehrliche Antwort?«

»Muss nicht sein. Ich komme auch mit halben Wahrheiten gut klar.«

»Ist es dir unangenehm, dass wir uns gut verstehen?«

»Ich hab Unangenehmeres erlebt.«

»Aber wenn ich ein Mann wäre …«

»Ach, Männer! Männer werden überschätzt. Wer als Erster zuschlägt, ist meistens doch nur der Dumme.«

»Du denkst viel nach. Die Frau, die dich abkriegt, kann glücklich sein.«

»Kannst du mir das schriftlich geben?«

»Oh! Habe ich ein empfindliches Thema angesprochen?«

»Ich lebe ja noch. Einmal Pech gehabt. Du weißt schon: Liebe und solche Angelegenheiten.«

»Ihr habt euch nicht verstanden?«

»Das kommt darauf an, wen du fragst. Sie sagt: Männer! Ich sage: Frauen machen es sich manchmal sehr leicht.«

»Tut mir leid. Trennungen sind hart.«

»Hätte man mir auch etwas früher sagen können.«

»Wie viel früher.«

»Weiß gar nicht auf Anhieb. Acht Jahre, neun.«

»Und wirklich?«

»15, 16. Ich hab's nicht so sehr mit Zahlen. Du gibst nicht eher Ruhe, bis alle feindlichen Truppen auf dem Boden liegen, was? Kein Wunder, dass du dir so einen stabilen Kerl angelacht hast. Solche Typen stecken was weg, die halten was aus. – Wehe, du sagst mir jetzt im Vertrauen, wie zartbesaitet und empfindlich er ist.«

Trine lachte. Eduard kickte einen Stock weg. Ein Rüssel untersuchte seine rechte Gesichtshälfte. Trine lachte noch lauter und fühlte sich von hinten um die Taille gefasst. Sie juchzte. Das tat sie auch noch, als sie keinen Bodenkontakt mehr hatte. Aber da war sie schon leiser.

»Das tust du nicht!«, rief sie. »Das kannst du gleich wieder vergessen! Eduard! Ich rede mit dir!«

Sie rief noch dies und das, jedes Wort war so erfolglos wie das vorige und alle davor. Zuletzt sagte sie nichts mehr, mit einem letzten Stoß hievte er sie auf den Gipfel.

Zum ersten Mal saß Trine auf einem Elefanten. Rechts und links von ihr gähnten Abgründe von vielen Metern.

»Alles gut?«, rief eine Stimme aus vielen Metern Entfernung.

»Das verzeihe ich dir nie«, murmelte sie.

»Lauter! Ich kann dich nicht verstehen.«

Sie legte ihre Hände auf den Elefantenkopf. Die Haut war hart und rissig, kein Tier, das sie kannte, hatte so eine Haut. Dieser Kopf war eine weite Landschaft, in der man sich verirren konnte. Und die Ohren. Diese Ohren! Man konnte kleine Kinder in diese Ohren einwickeln. In den ersten Augenblicken hatte Trine damit gerechnet, dass der Elefant losgaloppieren würde.

Aber er stand am selben Fleck wie vor fünf Minuten. Als würde er im Stehen schlafen! Er war vollkommen ruhig. Nichts deutete darauf hin, dass er gerade darüber nachdachte, auf welche Weise er Trine vom Leben zum Tod bringen könnte.

Sie dachte: Es ist eine Frau, ein Mädchen, eine Elefantin. Du darfst nicht so tun, als wären alle Elefanten Männer.

Verdutzt sah sie zu, wie Eduard sich entfernte. Vor wenigen Sekunden hätte sie noch um Hilfe gerufen. Jetzt war sie still und spürte, wie etwas in ihrem Körper emporstieg. Es war Freude, eine ungeheure Freude. Sie war kein Trauerkloß, ihr Lachen war in Lübeck bekannt und bei einigen gefürchtet, denn es konnte laut ausfallen.

Sie hatte keine Vorstellung, wie sie jemals wieder festen Boden unter die Füße bekommen sollte. Aber nichts war momentan gleichgültiger. Mit den Hacken berührte sie den Elefantenbauch. Mit etwas mehr Schwung stieß sie in den Bauch. Als es sich unter ihr zu bewegen begann, fing sie an, wie aufgezogen zu reden. Nicht laut, nicht ängstlich, aber jetzt musste Geräusch her. Sie wollte verhindern, dass sich der Elefant plötzlich fragte, was das da bloß war, was sich auf seinem Rücken eingenistet hatte. In den folgenden Minuten redete Trine nicht viel sinnvolles Zeug. Aber es waren menschliche Töne in der Luft, darauf kam es an. Ein Wärter kam ihr entgegen, er registrierte den Elefanten, aber er blickte nicht hoch genug. Einen Arm zum Gruß hebend, wollte er passieren. Der Elefant sagte: »Man dankt.«

Der Wärter fiel vor Schreck beinahe um. Zum ersten Mal im Leben lachte Trine auf einem Elefanten.

Das war alles sehr schön und leicht, und es folgte noch manches Schöne. Aber irgendwann kam Trine nicht länger um die Erkenntnis herum, dass ihr ein Abstieg bevorstand, von dessen Ablauf im Detail sie keine Vorstellung hatte.

In dem Moment, wo in jedem schlechten Buch der Ritter erscheint, um die bedrängte Jungfrau zu retten, tauchte Deichmann auf. Als Mann, der seinen Blick stets schweifen ließ, genoss er den unerwarteten Anblick länger, als es ein klassischer Ritter getan hätte. Aber Trine ging es offensichtlich gut in ihrer Höhe. Lange stand Deichmann am Elefanten und tätschelte ihn mit der Robustheit, die zu ihm gehörte.

»Wie wollen wir es halten?«, fragte er dann. Trine schlug ein Bein auf die Seite, auf der sich bereits eines befand. Dann ließ sie sich hinabrutschen und ward sanft aufgefangen.

Er sagte: »Wenn man dich zehn Minuten aus dem Auge lässt …«

»Das habe ich noch nie bei einer meiner Schwangeren getan.«

»Dann können sie ja sehr glücklich sein.«

Sie schnüffelte und sagte: »Du hast gesammelt.«

»Ich weiß nicht, wovon du sprichst.«

»Du hast Kräuter gesammelt. Gibs zu, leugnen ist zwecklos.«

Das war ihm bewusst. Als gelernter Apotheker hatte er in der Anfangszeit ihrer Beziehung mehrfach mit seiner umfassenden Kenntnis angegeben. Sie entdeckte weder Tasche noch Beutel. Er behauptete, seine Ausbeute gerade in der Küche abgegeben zu haben. »Du weißt ja, wie dicht Gewürze und Heilkräuter zusammenliegen.«

»Ein erfahrener Drogist hat mir erzählt, dass es immer auf die Dosis ankommt.«

»Guter Drogist. Ich schließe mich seiner Meinung an. Grüß ihn, wenn du ihn siehst.«

Nicht ohne Mühe brachte sie ihn dazu, wieder ernsthaft zu werden. Angeblich ging es um Mittel, die Magen und Verdauung der Viecher guttaten. Die meisten vertrugen die hiesigen Gräser und Blätter gut, aber nicht alle. Und alles, was kein Fleischfresser war, neigte zu einem labilen Magen und zu labiler Verdauung.

»Du hast natürlich kein Geld für deine Dienste verlangt«, sagte Trine streng.

»Wie käme ich dazu?«

»Deichmann!«

Er hob die Hand zum Schwur. Sie kannte niemanden, der mit der frommen Geste leichtfertiger umging, besonders im Gasthaus, besonders zu später Stunde.

Den Rest des Tages verbrachte Trine damit, jedem, der ihr über den Weg lief, ihren Elefantenritt zu schildern. Anfangs hörte man ihr geduldig zu, bald ließ die Begeisterung nach, zuletzt mied man Trines Gesellschaft. An diesem Abend trank sie mehr als üblich und deutlich mehr, als sie vertrug. In dem Raum, in dem die Mannschaft der Menagerie das Essen einzunehmen pflegte, schlief sie am Tisch ein. Ab jetzt kehrten einige der Mannschaft, die sie mit ihrem Elefantenabenteuer in die Flucht geschlagen hatte, wieder zurück und amüsierten sich über die Töne, mit denen Trine ihre Träume illustrierte.

Deichmann, der zwischendurch nach dem Rechten sah, sagte: »Nicht übertreiben, Leute«, und verschwand wieder. Unter seinem Schutz lebte Trine seit der ersten Woche ihrer Bekanntschaft. Bis heute hatte sich noch kein Mutiger gefunden, der ihre Schwächephasen ausgenutzt hatte. Das war Trine auch sehr recht, besonders nachdem Deichmann ihr in aller Ruhe und ohne Hauch von Prahlerei auseinandergesetzt hatte, was er mit diesem Mutigen anzustellen gedächte. Selbst der beste Chirurg wäre beim Versuch gescheitert, dessen Überreste wieder in eine Form zu bringen, die ihn als Mitglied der menschlichen Art erkennbar gemacht hätte.

26

Trines trunkene Träume gingen erfahrungsgemäß über Stock und Stein. Dieser gehörte zu den absurderen, denn in ihm hatte es Trine in das Atelier eines malenden Künstlers verschlagen, der sie unbedingt gemeinsam mit verschiedenen Kreaturen festhalten wollte. Die Szenerie war stets seriös und hochanständig. Dabei verdienten in der damaligen Zeit manche Kunstmaler gerade mit Galanterien viel Geld, wenn auf diese Weise auch keine Reputation als seriöser Kunstschaffender möglich war. Einmal hing eine dicke und sehr lange Schlange um ihren Hals. Ein anders Mal saß Trine auf einem Schaukelpferd für Kinder, und daneben standen zwei kleine und kurzbeinige Pferde. Zuletzt strahlte der Raum die Anmutung eines überdimensionierten Vogelkäfigs aus, in dem sich Trine mit angeklebten großen Flügeln in Gesellschaft eines Schwarms quietschbunten exotischen Federviehs zeigte. Auf ihrer Schulter saß ein grüner Papagei.

Plötzlich ertönte ein Schuss oder etwas stürzte zusammen, der bis eben über den Raum verteilte ruhige Schwarm stob auf und nahm Trine die Luft zum Atmen.

Hustend, mit beiden Armen fuchtelnd und die Spucke aus den Mundwinkeln wischend, fand sich Trine mühsam in der Wirklichkeit zurecht. Ohne Orientierung starrte sie den fremden Mann an, der vor ihr auf dem Boden herumkroch.

»Pardon«, sagte er. Entweder hatte er den Mund voll oder Deutsch war nicht seine Muttersprache.

»Was soll das werden?«, fragte Trine. Es sollte streng und unerbittlich klingen, aber hauptsächlich hörte es sich kläglich an. Die kleine Köchin blickte um die Ecke.

»Was habe ich Euch gesagt?«, herrschte sie den Mann auf dem Boden an.

»Die Staffelei«, sagte er eifrig, »sie kippte. Um. Sie kippte um.« Zu allem Überfluss zeigte er mit großen Gesten an, wie die Staffelei und die Leinwand sich auf die Seite geneigt hatten.

Ein Wärter blickte durch eine andere Tür herein. »Alles unter Kontrolle?«, fragte er und war blitzschnell wieder verschwunden.

Trine überprüfte ihre Kleidung. Offenbar hatte sie sich im Schlaf mehrfach den Mund abgewischt, anders konnte sie sich das vollgesabberte Hemd nicht erklären.

Zu allem Überfluss trat nun auch noch Fleetwood auf. Sie blieb immerhin so lange, um das Durcheinander zu realisieren.

»Was treibt ihr beide hier eigentlich?«, fragte sie mehr erstaunt als streng. Der Maler, halbwegs wieder sortiert, sagte: »Ich habe nur … ich wollte nur …«

Fleetwoods Blick wurde eisiger, herzlich war er schon bisher nicht gewesen.

»Habt Ihr etwa die Frau beim Schlafen beobachtet?«

»Nicht doch! Nie im Leben. Ein wenig gezeichnet vielleicht. Eine Skizze. Für das Gedächtnis. Bei meinen vielen Fantasien habe ich keine andere Chance.«

»Habe ich das richtig verstanden? Ihr habt also Fantasien, wenn Ihr eine Frau seht, die schläft und wehrlos ist.«

Der Maler hatte schon zu oft eifrig genickt, bevor ihm klar wurde, dass er sich auf dem geraden Weg in eine ernsthafte Befragung befand, aus der er unmöglich heil hervorgehen konnte.

Trine sagte: »Ich habe geträumt.«

»Falls es ein böser Traum war, habe ich hier den Verursacher«, behauptete Fleetwood.

Der fremde Mann trat nach vorne und sagte: »Am besten fange ich von vorne an.«

»Muss ich dazu wieder einschlafen?«, fragte Trine.

»Nein. Ihr könnt so bleiben, wie Ihr seid. So … so …«

»Vollgesabbert«, sagte Fleetwood eisig und verlängerte ihre Anwesenheit sicherheitshalber um einige Minuten, in denen der Maler wie um sein Leben redete.

Am Ende war Fleetwood verschwunden, Trine war halb ernüchtert, und der Maler hatte einen Namen erhalten. Gou, Van Gou. Er musste sich mehrere Male wiederholen, solange bis Trine kapiert hatte, dass nichts mehr kommen würde. Der Mann hieß Van Gou. Allerdings wirkte er zuletzt so, als ob er selbst noch einmal über seinen Namen nachdenken wollte. Zu diesem Zeitpunkt konnte er noch nicht wissen, dass es mit seinem Namen kein gutes Ende nehmen würde, denn Trine tat in den folgenden Tagen alles, um ein Missverständnis auszuschließen, was sich praktisch so anhörte: Van Gou und hinten sonst nichts. Den Namen wurde der arme Mann während seines Aufenthalts in der Menagerie nie mehr los. Van Gou und hinten sonst nichts. In einem unbeobachteten Moment probierte er seine zweite Taufe aus, indem er die kleine Skizze von Trine mit eben diesem Namen zeichnete.

Dummerweise war es Deichmann, den er als Ersten um eine Einschätzung bat.

»Find ich gut«, sagte der Gastwirt. »Sehr gelungen. Warum soll immer das Motiv das Wichtigste beim Bild sein? Eine schöne Signatur ist durch nichts zu übertreffen.«

Wenn sich Van Gou nicht gerade mit seinem Namen beschäftigte, war er auf dem Gelände unterwegs, sammelte Eindrücke, floh vor angriffslustigen Vierbeinern und half beim Ausmisten. Er brauchte mehr als eine Woche, um zu erkennen, wer außer ihm noch für diesen anrüchigen Teil der Arbeit zuständig war: niemand außer Van Gou und hinten sonst nichts.

Graf Leu war in diesen Tagen von morgens bis abends unterwegs. Oft kehrte er erst beim allerletzten Abendlicht zurück, nahm eine kleine Mahlzeit ein, um dann immer noch keine Ruhe zu finden und beim Licht eines Halbkreises aus Kerzen die dringende Korrespondenz auf den Weg zu bringen.

Nicht jeden Abend, aber häufiger, als er es ihr gestattet hatte, saß irgendwann Fleetwood mit am Tisch, schrieb vor, formulierte um und verblüffte den Grafen mit ihrem Briefstil, der einen schwindelerregenden Weg zwischen sachlicher Beschreibung, vergnüglichen Abschweifungen und schockierendem Anpreisen suchte und am Ende jedes Anschreibens fand. Der Genuss von angenehm temperiertem Bier aus dem südlich gelegenen Uelzen, von dem stets ein Fass – und zur Sicherheit auch zwei und drei – im Teich versenkt waren, sorgte für geschmeidiges Denken und nie erlahmende Schreibhand.

Es war auch Fleetwood, die – nachdem ihr Skizzen von Van Gou in die Hände gefallen waren – dem Grafen ans Herz legte, die bisher so trockenen Episteln durch Illustrationen aufzulockern. Davon ließ sich Leu leicht überzeugen. Als sie aber begann, ihm kleine und allerkleinste Skizzen vorzulegen – Tierköpfe, Gliedmaßen, einzelne Beine, detaillierte Pfoten, eine einzelne Kralle – begann eine erst nur erregte und bald lauter werdende Streiterei, die durch Würfe mit Kerzen und Backwerk unterfüttert wurde, um dessen Reste sich die beiden Katzen kümmerten, die sich in den ersten Tagen der Menagerie eingefunden und es geschafft hatten, seitdem keinem Raubtier zum Opfer zu fallen, was eine nicht geringe Leistung darstellte.

Auch nicht jeden Abend, aber regelmäßig fand sich auch Deichmann ein, für dessen innere Uhr die Nachtstunden keine Schlafenszeit, sondern Arbeit bedeuteten. Mit seiner Angewohnheit, zuerst die Vorräte in Augenschein zu nehmen, machte er sich bei den beiden am Tisch erst beliebt, schnell unerlässlich. Denn Deichmann schätzte die Herde über alles und die Pfannen noch etwas mehr. Wer von ihm mitten in der Nacht bekocht werden wollte, musste seine Mischung aus viel Fleisch und zweimal gewendeten Teigfladen probieren, was ausnahmslos zu einem neuen Stammgast führte.

Die Nacht, in der plötzlich zwei zerlumpte Gestalten in der Küche standen, war für jeden, der sie erlebt hatte, unvergesslich. Zwei Bettler, ausgehungert bis einen Schritt vor den Wahnsinn, gaben freimütig zu, einen Diebstahl im Sinn gehabt zu haben. Das hatte sich mit ihrem Geständnis jedoch erledigt, denn Deichmanns Pfanne war schon vom Rand der Kochstelle in die heiße Mitte gewandert. Die Bettler erwiesen sich als Schatzgrube, ihre Kenntnis der umliegenden Wälder, Heiden und Dörfer war unglaublich. Fleetwood sagte: »In euch stecken ja Dichter.«

»Sind Dichter nicht diejenigen, die lesen und schreiben können? Damit können wir nicht dienen.«

Der Graf und Fleetwood wechselten einen Blick, und ein neues Projekt hatte seinen Anfang genommen. Van Gou musste unverzüglich davon in Kenntnis gesetzt werden, aber Van Gou besaß einen festen Schlaf. Den nur das Erscheinen eines halbwüchsigen Löwen an seinem Nachtlager problemlos zu beenden wusste. Auf der panischen Flucht vor der tödlichen Gefahr rannte der Maler von seinem Schlafplatz durch die Nacht Richtung Küche – dem Licht entgegen. In dieser Nacht fand Van Gou das Motiv, das ihn in den folgenden Jahren begleiten würde: der wehrlose Mensch in höchster Gefahr und das tröstende Licht in schwarzer Nacht. Sehr klein, weit entfernt, aber ein Ziel, das jeden Wettlauf lohnt, mochte einen auch eine tollpatschige große Katze umspringen, die das Spiel aufregend findet, während das Menschlein mit seinem Leben und dem ersehnten künstlerischen Nachruhm abschloss.

In dieser historischen Nacht fehlte nur noch Trine, mit deren Ankunft jedoch zuverlässig gerechnet werden durfte, denn ihr Beruf hatte sie gelehrt, dass sich jede Minute des Tages und der Nacht im Handumdrehen in Arbeitszeit verwandeln kann.

Als der erste Wärter spitzgekriegt hatte, dass die Hebamme auch abends und selbst nachts ansprechbar war, hatte sich die Kunde wie eine Welle durch alle Schlafplätze fortgesetzt. Nie würde Trine ihren Schreck vergessen, als sie seinerzeit die Küche verließ, um in ihre Kammer zurückzukehren. Eine Gestalt in einem weißen Umhang hatte ihr zwei Schritte vom Haus entfernt aufgelauert, das Gespenst hatte sein großes Maul aufgerissen. Aber es wollte nicht beißen, es wollte, dass sich Trine den schmerzenden Zahn ansah und den Schmerz beendete.

»Um Gottes willen, warum kommst du nicht zu mir, wenn es hell ist?«

»Weil wir dich nicht stören dürfen.«

»Wer sagt das?«

Bevor die Wärter den Namen aussprachen, wendeten sie lieber ihren Kopf in die Richtung, die kein Missverständnis zuließ. Und weil es sich nicht um Gott und die Engel handeln konnte, musste es der Graf sein.

Die Nächte in der Menagerie waren eine magische Zeit, in der die Tiere wieder zu Kräften kamen und die Menschen ihre innere Unruhe in schöpferische Aktivitäten verwandelten. Es war die Zeit, in der die Standesunterschiede eingeebnet wurden und eine Gemeinschaft Gestalt annahm, die durch die gemeinsame Arbeit und die gemeinsamen Aufgaben definiert wurde und nicht durch den Zufall der Geburt.

27

In den Aufregungen der Tage ging jemand verloren: Besendahl, der Lüneburger Kaufmann mit der schwangeren Tochter, sollte sich nach dem Unfall in der Menagerie wieder erholen. Er hatte eine Kammer für sich allein, in der er die Tage und die Nächte in einem dämmrigen Zustand verbrachte. Nie schien er richtig wach zu sein. Wenn ihm die Küchenhilfen Essen brachten, stellten sie fest, dass er die vorige Mahlzeit kaum angerührt hatte. Wenn Trine nach ihm sah, wozu sie sich jeden Tag zwang, fand sie einen Mann vor, der wenig sprach und meistens schlief. Der Kaufmann wirkte zufrieden, aber nie richtig präsent. Seine Worte waren wieder zu verstehen und hatten meistens Sinn, wenn auch nicht ausnahmslos. Trine war unzufrieden. So schön es war, dass er offensichtlich keine Schmerzen hatte, so sehr beunruhigte sie die stille Gleichmut des Unfallopfers. Weil äußerlich außer Schrammen und einer Fleischwunde am Bein nichts sichtbar war, musste das Problem im Inneren beheimatet sein.

Sie bat ihn aufzustehen. Er versuchte es, aber es gelang nur mit Unterstützung eines Mitarbeiters. Besendahl hatte Probleme mit dem Gleichgewicht. Erst schwankte er, dann kippte er hilflos zur Seite weg. Selbst dann wirkte er nicht erschreckt, nie sprach er sein Befinden an. Nie stellte er Fragen. Er hatte keine Erinnerung an den Unfall, er wusste seinen Namen und nannte Beruf und Familienstand. Aber er wusste nicht, wo er sich befand. Bis jetzt war noch niemand aus der Familie erschienen.

Trine wollte mit Fleetwood sprechen, aber die war tagsüber kaum zu erwischen. Einmal erblickte sie die junge Frau in der Ferne, man winkte sich zu, das war's.

Nachts wurden die Löwen und die Elefanten eingeschlossen. Bei Dunkelheit lief ein Mann Wache. Wölfe, verwilderte Hunde, Diebe auf zwei Beinen: Man wollte kein Risiko eingehen. Bisher war nie etwas passiert. Die wilden Tiere der Nacht hatten die Menagerie seit Langem entdeckt, hin- und hergerissen zwischen Neugier, Vorsicht und der Aussicht auf leichtes Futter herrschte bei Dunkelheit auf den Wegen Bewegung. Füchse, Marder, Igel, für die exotischen Tiere waren das überschaubare Risiken.

Morgens durften die Löwen und die Elefanten wieder nach draußen. Meistens warfen die diensthabenden Wärter vorher einen Blick auf die Tiere, wenn dies unterblieb und nur die Riegel zurückgeschoben wurden, geschah dies, weil schon andere Aufgaben warteten, die Vorrang hatten. Die Tiere fanden den kurzen Weg allein, manchmal zogen sie sich tagsüber zurück, aber dass sie jeden neuen Tag an der frischen Luft begrüßten, war die Regel. Wenn die Löwen sich nicht blicken ließen, reagierte man sofort. Heute hatte einer der Kollegen Dienst, der erst seit Kurzem in der Menagerie arbeitete. Hannes war noch keine 20, es gab vieles, was er noch nie erlebt hatte. Aber es gab auch einiges, was er nie erleben wollte.

Vor Trines Bett stand ein schlotternder junger Kerl. Während er noch nach Worten suchte, war Deichmann bereits unterwegs. Er kannte den Unterschied zwischen Überraschung, Schreck und Schock.

Als Trine zu den Raubtieren kam, traf sie auf unruhige und gereizte Löwen. Sie eilte zum Käfig, und ihr war klar, dass sie die Tasche, die nachts traditionell neben ihrer Bettseite stand, nicht mehr brauchen würde.

Im Käfig hielten sich nur Männer auf, die mit stabilen Magennerven ausgestattet waren.

»Lass dir Zeit«, sagte Deichmann zu Trine. »Es eilt nicht.«

Obwohl der Körper entsetzlich zugerichtet war und wesentliche Teile nicht mehr vorhanden oder zerfleischt waren, hatte sie keinen Zweifel, dass es sich um Besendahl handelte. Ein Mann eilte in seine Kammer und kehrte achselzuckend zurück.

Fleetwood erschien. Man war unsicher, ob man ihr den Anblick zumuten sollte. So ein Unfall war noch nie vorgekommen. Aber sie stand in der ersten Reihe, sie schluckte und murmelte: »Mir war klar, dass der Tag kommen wird. Ich wusste auch, dass er nicht schön sein wird. Aber das hier … das übersteigt alles.«

Sie ging nach draußen, aber sie floh nicht.

Als alle wieder draußen waren, sagte Deichmann: »Lasst heute niemanden aufs Gelände. Ihr habt gesehen, wie die Löwen aussehen, besonders ums Maul herum. In so einer Lage schwindelt man schlechter.«

Der Graf war unterwegs, man musste also selbst entscheiden, was zu tun war. Viele Menschen hatten Kenntnis von dem Unfall mit Besendahls Kutsche. Seitdem waren fünf Tage vergangen. Es würde Fragen geben. Dass man einen verletzten Mann gepflegt hatte – das war glaubwürdig und christlich. Dass man seine Familie nicht unterrichtet hatte – das erforderte etwas Nachdenken. Man einigte sich schnell: der Unfall sei bei der Ankunft des Kaufmanns geschehen, niemand habe gewusst, um wen es sich handelte, und er selbst habe keine Auskunft gegeben. Deshalb habe man abwarten wollen, bis seine Erinnerung wieder funktionieren würde, er habe unter ständiger Aufsicht gestanden. Die Hebamme würde alles abnicken, Fleetwood würde alles bestätigen. Man stimmte ab, keine Gegenstimme, aber blasse Gesichter.

Der junge Wärter sagte: »Ich habe mir immer vorgestellt, wie es wohl aussehen mag. Im Grunde war es ja klar. Aber sich etwas vorstellen und es dann sehen, mit eigenen Augen, ohne Vorwarnung, am frühen Morgen, auf nüchternen Magen – zwei Welten.«

Fleetwood sagte: »Bekommt das jetzt nicht in den falschen Hals, Kollegen. Ich will nichts vertuschen, weil es ja auch nichts zu vertuschen gibt. Aber wir werden unseren Schrecken und unsere Wut, wenn sie vorhanden ist, nicht an den Löwen auslassen. Sie sind Raubtiere, sie haben getan, was Raubtiere tun. Habt ihr mich verstanden? Wollen wir später noch einmal darüber reden?«

Niemand äußerte Zorn auf die Tiere, niemand war scharf darauf, das Thema immer aufs Neue ins Bewusstsein zu holen.

Deichmann wusste, wo er Trine finden würde. Sie saß auf dem zweiten Bett in der Kammer. In ihrer Hand schaukelte ein kleines Kreuz am Band.

Deichmann sagte: »Ich höre.«

»Er hatte Besuch. Spät. Der Besuch kam zu Fuß.«

»Dann ist er weite Wege gegangen. Oder er hat die Kutsche unterwegs abgestellt, beim letzten Licht. Dann gewartet, dann losgegangen. So etwa?«

»So etwa. Keiner von uns war bei ihm.«

»Nicht einmal du.«

»Um diese Zeit? Ich hätte es tun können, vielleicht hätte ich es …«

»Stopp! Stopp! Bis hierher und nicht weiter! Du kannst die Sache nicht von hinten aufzäumen. Nach allem, was ich mitgekriegt habe, hat sich niemand so oft um ihn gekümmert wie du.«

»Mag sein. Er war so still. Und nie unterwegs. Man konnte ihn glatt vergessen.«

»Was ist das da? Ein modernes medizinisches Gerät?«

»Etwas, was gestern noch nicht da war. Auch heute tagsüber wohl nicht.«

»Der Rosenkranz ist katholisch. Oder dürfen jetzt auch die Lutheraner …?«

»Katholisch. Aber das wäre zu einfach.«

Deichmann setzte sich zu ihr. »Das gefällt mir. Dass etwas einfach ist. Ein verhasster Katholik schwängert die Tochter eines überzeugten Lutheraners. Hass, Hass, Hass. Darüber hat er doch mit dir geredet, oder?«

»Das war der rote Faden in seinen Reden. Das ging selbst mir auf die Nerven! Wo ich doch sonst so geduldig bin …«

Sie warf ihm einen Seitenblick zu. Ein Trine-Blick, der Mauern durchdringt.

»Sie sagte: »Ich kann hören, wie du denkst.«

»Dann denke ich eben leiser. Es war bestimmt nicht nur der Streit über die Religionen. Es war das Kind. Der Kindsvater hatte keine Chance auf das Kind. Und null Chance auf eine Beziehung mit dem Mädchen. Er hatte sogar Grund zur Befürchtung, dass ihn die Lüneburger in Ketten legen. Jedenfalls hatte er große Chancen, aus der Stadt verschwinden zu müssen.«

»Und jetzt hat er Chancen, den Rest seines Lebens immer wieder denselben Traum zu träumen.«

»Wir wissen nicht, ob der Katholik hier war. Wir wissen ja nicht einmal, wie alt er ist. Vielleicht ist er noch ein halbes Kind. Wie alt ist die Tochter?«

»Ich erinnere mich an kein Alter. Ich dachte sofort an 13 oder 14.«

»Dann hätte er Prügel verdient. Aber keinen Rauswurf aus seiner Heimat.«

»Ich mag es eigentlich, wenn ein Vater sich für seine Kinder schlägt. Aber er hat mehr über sich und seinen Ruf und die Abneigung gegen die Katholiken gesprochen. Und niemand sollte etwas erfahren. Deshalb ist er auch heimlich losgefahren. Ich selbst sollte auch unbedingt den Mund halten.«

»Das ist gut! Nein, nicht das. Du darfst reden. Dein Reden ist die Sonne und nur manchmal der Sturm meiner Tage. Aber wenn er seinen Besuch bei dir geheim gehalten hat, wusste niemand, wo er war.«

»Sehr klug gedacht. Dann wusste es auch der Erzeuger nicht.«

»Bei dem könnte er aber eine Ausnahme gemacht haben. Damit der einen Grund hatte, sich zu ängstigen und für die Zukunft schwarzzusehen.«

»Würdest du das als Vater machen? Ich ziehe die Frage zurück. Ich weiß ja, was du als Vater tun würdest.«

»Jedenfalls würde ich niemanden auffressen.«

»Was sollen wir tun?«

»Wir erzählen die Geschichte von dem Unfall mit der Kutsche. Danach hast du ihn gepflegt. Gestern Abend kamen seine Erinnerung und seine Sprache zurück. Heute Morgen wollten wir ihn nach Lüneburg zurückbringen. Gestern am späten Abend ging er noch einmal durch die Menagerie – allein, ohne Zeugen. Für ihn war es ja das erste Mal, das wollte er sich nicht entgehen lassen.«

»Klingt überzeugend. Ich finde es gruselig, wie geschmeidig wir beide mit der Wahrheit umgehen.«

Er nahm sie in den Arm, sie ließ es sich gefallen. Aber die Schwindelei fand sie immer noch gruselig.

28

Die folgende Woche schweißte gute Kollegen zu einem Kollektiv zusammen. In kurzer Folge bekamen die Gazellen, die Zebras und zu guter Letzt auch die Löwen Nachwuchs. Selten hatte Trine in einer Woche so wenig Schlaf bekommen. Sie wäre gar nicht fähig gewesen, sich jetzt hinzulegen. Die Unruhe auch und gerade in den Wartezeiten und in den Wehen verdrängte alle Signale des Körpers, dass jetzt drei oder vier Stunden Schlaf dringend angebracht wären, um die beruflichen Fähigkeiten optimal abzurufen. Nicht alles ging glatt, die Gazelle war zeitweise mehr tot als lebendig. Und zu allem Überfluss bekamen sich zweimal Wärter in die Haare, die Trine stets als freundlich und beherrscht erlebt hatte. Daraus lernte sie, dass alle unter Druck standen und das Schicksal der exotischen Tiere als ihr eigenes Schicksal angenommen hatten. Diese Erkenntnis erfüllte sie mit großer Freude. In der Vergangenheit war sie stets Einzelkämpferin gewesen. Zwar gab es Lehrmädchen und alte Frauen mit unerwartetem Wissen. Aber das waren Ausnahmen, deren Unterstützung Trine nicht ablehnte. Es war nicht die Regel. Die Regel waren lange Nächte, hektische und störende Familienangehörige. Und als Krönung: kollabierende werdende Väter und neunmalkluge Geistliche, die das Bett einer Gebärenden für die Kanzel hielten, um salbungsvolle Monologe zu Gehör zu bringen, die Trine schon am Sonntag nicht hören wollte. Aber auf keinen Fall in den Minuten, in denen es darauf ankommt und in denen Trine über Leben und Tod entschied. Natürlich gab es Geburten mit unfassbaren Verläufen. Oder wie es eine frisch gebackene Großmutter unnachahmlich auf den Punkt gebracht hatte: »Hingelegt, Beine breit, ausgeschüttet, Knoten gemacht, und alle haben Hunger. Unterm Strich zwei Händevoll Minuten. Das Leben ist schön.«

Aber es gab auch Geburten, die sich vor Trine auftürmten wie eine Stadtmauer. Bei ihnen ging nichts von alleine; die Gebärende war schwach oder dumm oder von einer Ungeschicklichkeit, die jeder Hund als peinlich empfunden hätte. Niemand betrat das Zimmer, der nicht volltrunken war. Aber am schlimmsten waren Frauen, die in diesen Minuten ihr Talent zur Hebamme entdeckten, die sich zur Chefin aufspielten und Trine kluge Ratschläge geben wollten. Die die jedoch nicht hören wollte. Es war vorgekommen, dass sie solche Störenfriede angeschrien hatte. Es war sogar vorgekommen, dass sie einer Schlaumeierin einen Arm verdreht und die schreiende Frau persönlich aus dem Zimmer entfernt hatte. Dafür musste Trine später vor Gericht erscheinen, wo sie den Ablauf der infrage stehenden Minuten mit einer Lust am ausschmückenden Detail geschildert hatte, die selbst der hartgesottene Richter nicht anhören wollte.

Die Frau, die in Lübeck über den Köpfen aller Hebammen schwebte, stand auf Trines Seite. Beide Seiten wussten, was sie aneinander hatten. Trine wäre ohne diese Solidarität seit Langem nicht mehr in Lübeck gewesen. Dass dennoch oder deswegen Rücksicht auf die bedeutenden Familien genommen werden musste, stand nicht infrage.

Trines Ehemann stand nicht in der offiziellen gesellschaftlichen Hierarchie auf der ersten Seite. Doch wer Kontakt zum Alltag der Menschen hatte, dem war bewusst, dass der Gastwirt Deichmann eine Schlüsselstellung einnahm. Bei ihm verkehrten an manchen Abenden acht bis zehn verschiedene Nationalitäten. Stets waren es Männer, meistens waren sie vor wenigen Stunden von harten Törns an Land gekommen, hatten mit knapper Not ihr Leben gerettet, waren arm wie die Kirchenmäuse, ausgehungert nach Frauen und Schnaps und befreit von den strengen Regeln an Bord. Es gab so viele Gründe, dass die Gasthäuser in Schutt und Asche gelegt wurden. Selbst die Ordnungskräfte in der großen Stadt Lübeck hätten das nicht verhindern können. Und die meisten von ihnen rissen sich nicht darum, zu einer Schlägerei gerufen zu werden, bei der es nur Verlierer geben konnte. Seeleute reagieren heikel auf den Anblick von Uniformen. Selbst Seeleute, die sich bis eben spinnefeind waren, bilden beim Eintreffen der Policey im Handumdrehen eine Front, gegen die jedes Handgemenge schnell zum Krieg werden kann.

Nicht bei Deichmann, bei Deichmann herrschte Ordnung. Nicht Recht und Ordnung, ein Gasthaus ist keine Kirche. Aber der Mann hatte ein Händchen dafür, heraufziehende Stürme zu wittern und ihnen entgegenzutreten: nicht mit Geschrei, sondern mit Zureden, einem guten Schluck, mit Ablenkung, Musik und Anekdoten.

Es war vorgekommen, dass Deichmann zwei Fraktionen auf die lautesten Schreihälse eingeschmolzen hatte. Diese beiden mussten dann auf der Straße gegeneinander antreten und die Sache ausfechten. Und danach müsse Schluss sein. Denn Deichmann verfügte über die einzige Waffe, die noch schrecklicher war als eine Feuersbrunst. »Ich mach den Laden zu! So schnell könnt ihr gar nicht gucken. Wenn danach nicht Ruhe ist, war's das. Dann ist Zapfenstreich. Ihr habt die Wahl! Und nun haut euch die Birne weich. Das Schicksal hat ja schon gut vorgearbeitet. Viel Verstand zu zerkloppen gibt's da nicht mehr. Neun, acht, sieben und bitte sehr …!«

29

Die erste Meldung ging unter. Ein Diebstahl passiert jeden Tag und überall. Wer etwas zu verlieren hat, muss die Augen offenhalten und die Wertsachen wegschließen. Wo das nicht möglich ist, helfen ein Wärter, zwei Wärter, ein hoher Zaun, ein Mäuerchen oder der Vater des Mäuerchens: die Mauer. Die Policey kann nicht überall zugleich sein. Viele Angehörige der Policey ziehen es vor, unsichtbar zu sein und lediglich einmal im Monat energisch, gut gewaschen, ausgeschlafen und schneidig aufzutreten. Schwerpunktmäßig am Tag, an dem der Sold ausgezahlt wird. Wer es – mit Können oder Glück, mit Bestechung oder durch eine Verwechslung – zum Mitglied der Sicherheitstruppe gebracht hat, sitzt auf dem Trockenen. Er ist mehr wert als alle seine Nachbarn zusammen, denn er ist Garant der Ordnung. Ohne ihn würde alles ins Wanken geraten. Es würde nicht am ersten Tag zusammenbrechen, auch nicht am zehnten und vielleicht nie. Aber kann man sicher sein? Der Mensch ist ein ängstliches Tier, das sicherheitshalber das Schlimmste annimmt. Weil ihn dann nichts mehr überraschen kann. Überraschungen liebt der Mensch nur in Form von Geschenken.

Die erste Meldung regte niemanden auf. Irgendwo im Osten, wo die Sonne aufgeht und nichts Aufregendes passiert, vermisste ein Fürst oder Graf oder Baron also ein Haustier. Oder zwei oder zehn. Jedenfalls Tiere. Sie sind nicht von hier, stammen aus einer fernen Weltgegend, wo alles bunter ist. Kein Hiesiger ist scharf auf solche Lebewesen. Hier schätzt man Tiere, die gut schmecken, nachdem sie auf traditionelle Weise zubereitet worden waren. Tiere, die man auf dem Markt kauft oder hinterm Haus rund und fett füttert. Der Mensch braucht Tiere, um zu überleben. Natürlich isst er nicht jedes Tier, auf Katzen ist niemand scharf. Von Ratten stirbt man nicht, aber solang keine Hungersnot vor der Tür steht, lässt man sie in Ruhe. Ebenso Mäuse. Bei Karnickeln sieht das ganz anders aus. Sie haben sich ihr Schicksal selbst zuzuschreiben, niemand hat sie aufgefordert, die Gärten kahl zu fressen. So gesehen verspeist der Mensch mit dem Karnickel zugleich das Gemüse, das es vorher dem Menschen gestohlen hat. Das ist Gerechtigkeit, die jeder Mensch liebt. Und die Armen vorneweg. Der Kreis des Lebens, gut durchgegart, gewürzt mit Lüneburger Salz. Man gönnt sich ja sonst nichts.

Die zweite Meldung regte auch niemanden auf. Allerdings erinnerte sich da und dort jemand: Gab es nicht vor Kurzem schon einmal eine solche Meldung? Das wäre ja ein Zufall. Aber warum nicht? Zufälle kommen vor. Der Alltag ging weiter, das kann der Alltag ja besonders gut: immer ein Tag nach dem anderen.

Beim dritten Mal lief es anders ab: Der Hausherr glaubte, einen Schatten gesehen zu haben. Oder auch zwei, fremde Schatten. Man spürt, ob der Schatten zur eigenen Familie und dem eigenen Hausstand gehört. Darin ist der Mensch den Tieren ähnlich: Die Instinkte sind klüger als das bisschen Hirn zwischen den Ohren.

Der Hausherr klemmt sich hinter den Fall, er hört sich um, seine Kontakte reichen weit, er ist von altem Adel. Er besitzt Einfluss. Wenn er fragt, bemüht man sich um eine sachdienliche Antwort. Weil sonst todsicher die nächste Frage kommt. Oder – noch unangenehmer – dieselbe Frage zum zweiten Mal. Adlige dürfen das, sie tun es gerne. Adelig sein, heißt, nie den Spaß daran zu verlieren, die Armen zu triezen. Nicht gleich zu schlagen. Schlagen ist anstrengend und erzeugt mehr Fragen, als es beantwortet. Adlige schlagen auch nicht selbst, sie lassen schlagen. Sie bezahlen andere Menschen dafür, dass sie im Namen des Adels schlagen.

Nun findet sich endlich ein dienstbarer Geist, der die versprengten Vorkommnisse zusammenführt. Plötzlich ergibt alles einen Sinn. Im Osten stiehlt jemand exotische Tiere. Er raubt Adligen und wohlhabenden Bürgern das, woran sie Freude empfinden: alles, was bunt ist, reizvoll, selten, nicht von hier. Und teuer, vor allem teuer. Es gibt kein Geschäft, in dem man ein exotisches Tier kaufen kann. Kein Handwerker und kein Bauer besitzt solche Tiere. Diese Tiere kommen von weither, aus Afrika, wo es immer warm ist und die Menschen braune Haut haben. Manche sind noch dunkler. Gesehen hat man solche Menschen bei uns nie oder selten. Aber es gibt sie, das steht fest. Sie sollen nicht gefährlich sein. Sie sehen aus wie richtige Menschen, nur dunkler. Angeblich haben sie das Arbeiten nicht erfunden. Aber sie müssen auch nicht arbeiten, weil ihnen alles, was sie zum Leben brauchen, in den Mund fällt. In Afrika wächst das Essen auf den Bäumen. Man muss es nicht in die Erde werfen wie bei uns und dann monatelang warten, ob sich die Saat in Getreide verwandelt, das der Müller zu Mehl zermahlt, und dann kommt der Bäcker und bäckt Brot. Oder die Frauen verwandeln das Mehl in einen Teig. Er schmeckt nicht so gut wie Brot, aber man kann es essen.

Der Afrikaner muss nicht kochen. Das ist gut für ihn, weil es dann ja noch wärmer wäre. Er muss sich nur unter den Baum legen und den Mund aufmachen. Oder er klettert auf den Baum. Oder er schickt jemanden, der ihm gehorchen muss, auf den Baum. Das ist die beste Lösung und wie bei uns: Einer sagt an, der andere muss gehorchen. Angeblich war Afrika schon immer da. Aber bisher hat man wenig voneinander gehört. Seitdem die Reichen bei uns afrikanische Tiere mögen, hat sich das geändert. Sie geben mit ihren Tieren an, sie essen sie nicht auf. Sie erfreuen sich daran, dass sie Tiere haben, die sonst keiner hat. Wer jemals exotische Tiere sah, berichtet, dass sie einen guten Eindruck hinterlassen. Alle sollen schön sein, und wenn der Adlige Besuch bekommt, und hinterm Busch taucht ein exotischer Vogel auf, dann ruft der Besuch: »Oh, ein exotischer Vogel! Das hatten wir bisher nicht. Ihr müsst ein glücklicher Mensch sein.«

Die exotischen Tiere fahren mit dem Schiff von Afrika zu uns. Die Reise dauert sehr lange, einige Tiere überleben das nicht. Deshalb fahren immer wieder Schiffe zwischen da und hier hin und her, sodass immer Nachschub an Tieren ins Land kommt.

Wenn jetzt exotische Tiere verschwinden, kann das nur eines bedeuten: Jemand klaut die Tiere, um sie weiterzuverkaufen, weil er dafür nicht nur viel Geld verlangen kann. Er findet auch Reiche, die bereit sind, dafür viel Geld zu bezahlen.

So bildet sich das Volk eine Meinung. Und am Ende sagt einer aus dem Volk: »Gibt es nicht seit Kurzem bei uns eine Menagerie? Wo die exotischen Tiere ankommen? Das sollten wir uns mal ansehen.«

30

Deichmann war der Erste, den sein Gefühl nicht trog: »So, Freunde der Tierwelt, zieht euch warm an! Ab jetzt weht ein anderer Wind bei uns!«

Der Graf war unterwegs, was nicht verwunderlich war, denn er war pausenlos unterwegs. Deshalb begrüßte Fleetwood die vier Männer, die die Kutsche herbeigebracht hatte. Einerseits gaben sich die Besucher aus Lüneburg Mühe, amtlich zu wirken und keinen Spaß zu verstehen. Aber die Neugier hing ihnen aus Augen, Mund und Ohren. Fleetwood wandte die übliche Vorgehensweise an:

»Erlaubt mir, dass ich Euch bei einem Rundgang zeige, was wir hier machen. Vor allem möchte ich Euch mit unseren wertvollsten Mitbewohnern bekannt machen. Sie sind auch unsere schönsten.«

»Uns droht aber keine Gefahr?«

»Doch!« Fleetwood ließ ihnen die Zeit, die sie brauchten, um sich richtig zu fürchten. Dann sagte sie: »Ihr könntet für einige

Zeit die Sprache verlieren. Weil der Anblick unserer Tiere so elementar ist, dass der Körper nicht mehr weiß, was er sagen soll. Aber das gibt sich wieder.«

Je näher man dem Bereich kam, in dem sich die exotischen Tiere aufhielten, umso weniger eilig hatten es die Besucher. Es ging nicht so weit, dass sie stehen blieben, aber sie hatten es nicht mehr so eilig, und niemand legte Wert darauf, in der Gruppe Anführer und Vordermann zu sein.

Aus der Distanz verfolgten Deichmann und Eduard den Aufzug.

»Wann ist hier zum letzten Mal ein Tier ausgebrochen?«, fragte Deichmann.

»Seit den Gazellen nie mehr.«

In der Anfangszeit hatte man die Fähigkeit dieser Tiere unterschätzt, weite Sprünge zu absolvieren. Die Gräben hatten sie mühelos überwunden, die Jagd auf die Ausreißer hatte sich zu einer sportlichen Angelegenheit entwickelt, am Ende hatte der Hunger die Tiere gebändigt. Das Gelände selbst konnten sie nicht überwinden, hier waren die Zäune hoch genug. Und sie legten keinen Wert darauf, in die Nähe der Raubtiere zu gelangen.

»Was meinst du, würden die Besucher tun, wenn einer von uns jetzt rufen würde: ›Alarm! Alarm! Der Bär und alle Löwen sind frei! Wir werden alle sterben!‹?«

»Sie würden sich die Hosen vollscheißen und ihr letztes Gebet sprechen.«

»Wollen wir wetten?«

»Der Graf hat von Anfang an klargemacht, dass er kein Freund solcher Spielchen ist.«

»Er hat aber daran gedacht?«

»Jeder denkt daran. Aber wir wollen ja gute Nachbarn sein. Wir wollen die Menschen aus der Umgebung einladen, zu uns zu kommen. Deshalb sollen wir alles unterlassen, was Vertrauen zerstört, bevor es Gelegenheit hatte zu entstehen.«

»Würden die Raubtiere angreifen?«

»Darüber gibt es verschiedene Meinungen. Ich denke, sie würden eher fliehen. Aber wenn es laut wird und vor allem, wenn Menschen beginnen zu laufen, werden sie uns zeigen, dass sie schneller laufen können.«

»Können sie?«

»Oh ja. Unsere Afrikaner wussten beeindruckende Erlebnisse aus ihrer Heimat zu erzählen.«

»Mit Blut?«

»Viel Blut und aufgerissene Körper. Wie wenn sich der Fuchs den Hasen holt. Nur in größerem Maßstab.«

»Der Wolf das Reh.«

»Noch größer.«

»Das ist groß.«

»Und blutig.«

Fleetwood kam mit den Besuchern an ihnen vorbei und lächelte herüber.

»Eine beeindruckende Frau«, sagte Deichmann.

»Sie ist angeblich erst 18.«

»Sieh an. Woher kommt sie?«

»Darüber existieren verschiedene Meinungen.«

»Sie verbirgt es also.«

»Würde ich auch, wenn ich so jung von zu Hause ausgerissen wäre.«

»Aber sie wirkt so weltläufig. Als wenn sie alles, was sie kann, schon konnte, bevor sie hierher kam. Sie muss es also irgendwo gelernt haben.«

»Wo lernt man als Frau, weltgewandt zu sein? Am Hof, in einer Stadt, die nicht ganz klein ist.«

»Oder in einem Kloster.«

»Daran habe ich noch nicht gedacht.«

»Es soll Klöster geben, in denen die Schwestern auf ein Leben außerhalb vorbereitet werden.«

»Wozu sollte das gut sein?«

»Um Einfluss zu erlangen. Um in Bereiche und Positionen zu gelangen, in denen die wichtigen Geschäfte getätigt und die wichtigen Beschlüsse gefasst werden.«

»Als Frau?«

»Als erste Frau. Es hat viele Vorteile, Erste zu sein.«

»Es hat noch mehr Vorteile, die Ehefrau eines Mannes zu sein, der wichtig ist. Ratsherr, Kaufmann, Grundbesitzer, Lehrer an einer Universität.«

Deichmann wunderte sich über Eduard. Der Wärter zeigte, dass er einen weiten Blick besaß. Der Gastwirt erzählte von Anna Rosländer aus Lübeck, die in der ersten Reihe der einflussreichen Persönlichkeiten stand, vor der sich kein menschliches Wesen mehr befand, sondern nur noch die Zukunft und der Wille, diese Zukunft gestalten zu wollen.

Zum Käfig der Löwen musste Fleetwood die Besucher mit Mitteln locken, mit denen sie sonst die Tiere aus ihren Verstecken herausbekam. Sie sprach leise und beruhigend, deutete auf die Zäune und Gräben und vergaß nicht, die Wärter zu erwähnen, die sich zwar in einiger Entfernung aufhielten, aber in wenigen Momenten mit Schreien und Knüppeln zur Stelle sein würden.

Ein Besucher sagte: »Man sollte ein Tier erschießen. Gleich zu Anfang und nur dann, wenn alle anderen zusehen.«

»Wozu sollte das gut sein?«, fragte Fleetwood.

»Damit alle wissen, wie hier der Hase läuft. Damit sich keiner etwas herausnimmt.«

»Wir setzen nicht auf Gewalt.«

»Würde ich auch nicht. Wenn es sich um Tiere handelt, die sich von Baumrinde und Löwenzahn ernähren und nicht von Fleisch, das gestern noch gelebt hat.«

»Ihr habt nichts zu befürchten.«

»Ihr habt gut reden. Ihr steht mit den Tieren im Bunde.«

»Wir zähmen sie nicht, wir halten sie nicht als Haustiere. Wir verkaufen sie. Es wäre schlecht, wenn sich die Tiere an uns gewöhnen. Jedenfalls schlecht für ihren künftigen und eigentlichen Besitzer.«

»Ihr gebt also zu, dass die Tiere gefährlich sind.«

»Es sind Raubtiere, das macht sie so attraktiv. Das gefällt ihren künftigen Besitzern. Ihr wisst, dass die Tiere nicht in der Stadt leben werden. Ihre neue Heimat werden die Bereiche sein, in denen sich Schlösser und Herrenhäuser befinden und sonst nichts als viel Natur.«

»Und Dörfer, in denen Menschen leben.«

Fleetwood musterte den Sprecher. »Verstehe ich Euch richtig? Ihr verdächtigt Landesherren und allseits geachtete Namen, Menschenleben zu gefährden? Warum sollten sie das tun? Habt Ihr Hinweise darauf, dass einer unserer künftigen Kunden charakterlich nicht den christlichen Maßstäben entspricht? Den Namen würde ich gern erfahren.«

Man hatte den Eindruck, dass der bis eben so unbeugsame Fragensteller im Verlauf der letzten Atemzüge einiges an Körpergröße verloren hatte. Keiner seiner Kollegen zeigte die Neigung, ihm zur Seite zu springen. Sie blickten ihn nicht mal mehr an.

Fleetwood dachte: So einen wie dich fresse ich doch zum Frühstück. Ihr Gesicht blieb sachlich, wenn auch die bisherige Freundlichkeit aus ihm gewichen war.

Neuer Versuch des isolierten Besuchers: »Man muss auch den Anschein vermeiden.«

Das Schweigen wurde unbehaglich, der Älteste in der Runde sagte: »In den letzten beiden Wochen fanden acht Diebstähle statt. Jedes Mal wurden exotische Tiere entwendet. Alle Taten fanden auf Landsitzen und im Bereich von Schlössern statt.«

»Davon höre ich zum ersten Mal«, entgegnete Fleetwood. »Was wurde gestohlen? Vögel? Kleine Tiere? Etwa auch gefährliche? So redet doch!«

»Ihr hört Euch ehrlich überrascht an.«

»Ich höre mich nicht nur so an.«

»Ihr seid eine Frau, Ihr geht elegant mit Worten um. Ich frage mich, wie Ihr wohl mit der Wahrheit umgeht?«

»Jetzt wäre der Moment gekommen, an dem Ihr Euer bisher schlechtes Benehmen ablegen solltet. In meiner Welt stellt sich der Gast beim Gastgeber vor. Er fällt auch keine vorschnellen Urteile.«

»Ich habe kein Wort …«

»Man muss nichts sagen, um zu sprechen. Das Gesicht und die Augen erledigen das schon. Ich denke, wir haben genug Zeit miteinander verbracht.«

Bevor die Lage weiter eskalieren konnte, schalteten die Besucher einen Gang zurück. Zwei von ihnen waren Lüneburger und für die öffentliche Sicherheit zuständig. Zwei kamen aus dem Osten, wo sich die Diebstähle ereignet hatten.

»Der Landesherr ist besorgt«, sagte ein Lüneburger.

»Sehr besorgt«, ergänzte sein Kollege.

»Er kann gar nicht anders«, sagte der Erste. »Das Wohl der Untertanen ist für ihn das höchste Ziel. Wenn hier Diebesbanden umherziehen und sich mit wilden Tieren versorgen, ist das das Gleiche, als würden sie eine Armee aufbauen – nur mit mehr Beinen.«

»Vier Beinen«, sagte Fleetwood.

»Wieso vier? Ach ja, natürlich. Vier Beine.«

»Und Reißzähne. Natürlich wisst Ihr, wie viele Reißzähne der Löwe hat. Und der Wolf. Vom Bären rede ich gar nicht erst.«

Jetzt fühlte er sich auf den Arm genommen, das vertrug er schlecht. Von allen Verhaltensweisen, denen man als Vertreter der höchsten Ordnung begegnet, vertrug er kaum eine so wenig wie eben diese – erst recht, wenn sie von einem unverschämten jungen Frauenzimmer ausgesprochen wurde.

»Ich höre zum ersten Mal von Diebstählen«, sagte Fleetwood. »Und ich weiß immer noch nicht, warum Ihr mit diesen Nachrichten zu uns kommt. Wir handeln mit Tieren. Wir ziehen sie auf, wir pflegen sie und danach verkaufen wir sie. An Menschen, an deren untadeligem Ruf nicht der Hauch eines Zweifels besteht, was Ihr bestimmt genauso seht wie ich.«

Er wusste, dass diese Weibsperson ihr Grinsen problemlos so lange durchhalten würde, wie sie wollte. Deshalb nickte er und sagte ohne Überzeugung: »Ihr seid eine Zierde Eures Berufsstandes …« Fleetwood nickte zufrieden. »… eines Berufsstandes, den es bis vor Kurzem noch nicht gab. Was den angenehmen Effekt hatte, dass es in dieser Zeit auch nie vagabundierende Räuberbanden gab, die das, womit Ihr handelt, rauben.«

»Ihr wollt aber jetzt nicht andeuten, dass wir in Verdacht stehen? Es wäre mir lieb, wenn Ihr mir das bestätigen würdet.«

»Wäre Euch recht, ja? Und wieso wäre Euch das recht?«

»Weil unser Gespräch sonst an dieser Stelle zu Ende ist.«

»Ach ja?«

»Ach ja. Die Zeit läuft. Sie läuft gegen Euch.«

Der Mann wandte sich an seine Kollegen: »Für mich ist das ein Schuldeingeständnis.«

Mit dieser verwegenen Meinung stand er allein auf weiter Flur, zumal die Kollegen durch das Erscheinen eines weiteren Mannes abgelenkt waren. Er trug einen hölzernen Trog, in dem sich ein Brei befand. Was man zuerst für roten Teig halten konnte, entpuppte sich als Fleisch, frisches Fleisch, klein geschnitten oder klein gehackt. Der Mann hatte ein kantiges, hageres Gesicht. Er war unrasiert, seine Haare waren sehr kurz geschoren. Im Gürtel steckte ein Messer von unsinniger Größe.

»Fütterungszeit«, rief der Mann. »Wer will noch mal? Wer hat noch nicht?«

Er spießte ein Stück auf die Messerspitze und hielt sie dem Wortführer entgegen – zu dicht, wie dieser befand. Eindeutig zu dicht. Er musste zurückweichen. Es war nur ein Schritt, aber er gönnte dem unverschämten Wilden diesen einen Schritt nicht.

»Ganz frisch«, sagte der Messermann lockend. »Hat vor einer Stunde seinen Todesschrei ausgestoßen.«

»Wir haben zu tun«, sagte der Wortführer und blickte häufiger auf die Messerspitze als auf den Mann.

»Genau wie ich«, entgegnete der Messermann. »Dann haben wir ja eine Gemeinsamkeit. »Kommt mit, Ihr dürft das erste Stück werfen. Das lieben unsere Schutzbefohlenen. Die Gesichter von Menschen, die freundlich zu ihnen sind, vergessen sie nie wieder.«

»Na und? Was habe ich davon?«

»Einen großen Vorteil. Wenn ihr euch später noch einmal begegnen solltet, werden sie Euch als Letzten fressen. Damit steigen Eure Chance, die Fütterung zu überleben. Denn dann dreht sich alles um die Frage: Wird der Löwe satt sein, bevor nur noch Ihr zur Auswahl steht?«

Das Gerede des Messermanns öffnete im Wortführer die Schleusen seiner heimlichen Ängste. Mühsam wahrte er die Contenance. Entsetzt sah er zu, wie der Messermann mit seinen Zähnen ein Stück aus dem Fleischstück riss und es genüsslich kaute, den Mund blutverschmiert.

»Letztes Angebot«, sagte er kauend.

Der Wortführer wandte sich ab.

Der Messermann wandte sich an Fleetwood und sagte: »Das sind Weicheier. Vertragen nichts. Die gehören auf den Hühnerhof.«

Er schlurfte davon. Alle hörten ihn rufen: »Katzkatzkatz! Heute gibt's frischen Polizisten. Katzkatz, freut euch! Davon werdet ihr groß und stark! Wenn auch nicht klüger.«

Fleetwood musste an sich halten. Sie war kurz davor, Deichmann hinterherzulaufen und ihn zu umarmen.

Aber sie riss sich zusammen und sagte: »Ihr habt es gehört. Fütterungszeit. Wenn Ihr zusehen wollt … Das ist nicht jedem vergönnt.«

Ein Besucher war nicht abgeneigt, er blieb der Einzige. Aber er eilte dem Messermann hinterher.

Der Zwischenfall hatte eine unerwartete Konsequenz. Plötzlich redeten alle manierlicher und verzichteten auf Anmaßungen, Drohungen und Unterstellungen.

Fleetwood stellte sich dieser Entwicklung nicht in den Weg, sondern beförderte sie durch nachdenkliches Reden.

»Es ist möglich«, sagte sie. »Die exotischen Tiere könnten für Räuberbanden reizvoll sein.«

Ohne dazu aufgefordert werden zu müssen, nannte sie die Preise, die für Vögel von Pfau über Kakadu bis zu Papageien und paradiesisch schöne Vögeln verlangt und gezahlt wurden.

Die Besucher wollten es gar nicht glauben.

»Für einen einzigen Vogel? Was ist so wunderbar an einem Vogel, dass man sich statt eines Hauses einen Vogel kauft?«

Fleetwood sagte: »Die richtige Frage wäre: Wie kann man so reich sein, um sich das leisten zu können?«

»Das ist nicht unser Thema«, entgegnete der Besucher unwirsch und wusste aus langer Erfahrung, dass er exakt von diesem Gedanken in der nächsten Zeit nicht mehr loskommen würde. Sein Gehalt war jämmerlich, es kam zu spät, und wenn er sich nicht beschwerte, kam es noch später oder gar nicht. Sein Ansehen in Lüneburg war sehr übersichtlich. Kinder riefen ihm Worte hinterher, für die er als Kind Prügel bezogen hatte – egal ob von Passanten, Ordnungshütern oder dem eigenen Vater. Wer zuerst da war, schlug zuerst zu.

Fleetwood beteuerte, bis heute nie etwas von Banden gehört zu haben, die sich auf Tiere spezialisiert hatten.

»Du gehst nicht auf den Raubzug und nimmst Tiere nur mit, weil sie dir zufällig über den Weg laufen. Das mag einmal passieren oder zweimal. Aber nicht ein halbes Dutzend Mal. Das braucht Vorbereitung. Die Tiere müssen untergebracht werden, nicht jedes verträgt Abfälle aus der Küche. Du brauchst gute Verstecke. Zuerst brauchst du Männer, die sich an die Tiere herantrauen. Einen Papagei, den packst du und stopfst ihn in die Tasche. Aber wenn er größer ist, ist sein Schnabel eine Waffe. Und er wird sie einsetzen. Von den Raubtieren will ich gar nicht reden. Aber Ihr seht, wie groß manche Tiere sind. Die kannst du nicht an die Leine nehmen und mit ihnen durch die Gegend spazieren, wo dir Leute begegnen.

Und hinterher brauchst du Bandenmitglieder, die zu den Adligen gehen, um die Tiere anzubieten – natürlich nicht zu denen, die man gerade bestohlen hat.«

»Die Gauner müssen also auch noch systematisch denken können«, sagte der bisher fast stumm Gewesene. »Sie müssen Buch führen.« Für diese altkluge Einlassung erntete er mitleidige Blicke, nicht nur von Fleetwood.

Längst befand man sich in Bewegung und wanderte über das Gelände. Der Messermann steckte bei den Löwen und den Hyänen.

»Kann es sein, dass der Kerl irre ist?«, fragte ein Besucher.

»Wie stellt Ihr Euch denn einen Mann vor, der mit Elefanten und Zebras und bald auch einem Nashorn umgeht? Soll er Oden dichten und zur Laute singen?«

»Warum nicht? Wenn es die Tiere beruhigt?«

Hinterher bedankte sich Fleetwood bei Deichmann.

»Das kam zum richtigen Zeitpunkt. Danach war die Atmosphäre weicher und blieb auch so.«

»Das war der Sinn der Aktion. Ich habe damit einige Erfahrung. Ab und zu muss einfach etwas Dampf aus dem Kessel. Manchmal hilft Ablenkung. Du musst eine neue Melodie in die Runde werfen, nach der man singen kann. Wonach man singen kann, darüber kann man auch reden.«

»Was habt Ihr denn gegessen? In der Eile habe ich den Trick gar nicht mitgekriegt. Es war doch kein richtiges Fleisch?«

Deichmann zögerte kaum spürbar. »Kein Zauberer verrät seine Tricks.«

31

Zwei Tage später erreichte der nächste Elefant die Menagerie. Niemand war darauf eingestellt, als drei Wagen aufs Gelände rollten.

»Ach du meine Güte!«, rief Trine. »Das ist ja ein Kind! Er ist doch noch gar kein richtiger Elefant.«

Die beiden Begleiter lobten den kleinen Kerl. Zwei Rinder waren als Milchspender mitgereist.

»Das war leichtsinnig«, tadelte Trine. »Er verträgt doch bestimmt nicht jede …«

Spät, aber noch nicht zu spät schwieg sie. »Ihr wart nicht leichtsinnig«, murmelte sie. »Natürlich nicht. Ihr wusstet, was Ihr tut. Es war Euch bekannt. Da unten haben Euch erfahrene Menschen alles erzählt, was Ihr wissen musstet.«

»Wer seid Ihr?«, fragte der Elefantenmann. »Beim letzten Mal wart Ihr noch nicht hier.«

Man setzte ihn in Kenntnis. Er reichte Trine die Hand. Sein Name war Tulani. Langsam begann Trine, sich für die afrikanischen Namen zu interessieren. Dass sein ordentliches Deutsch aus der Arbeit in der Handelsstation herrührte, hielt sie für bewiesen. Als er sich schlafen legte und 18 Stunden später noch nicht aufgewacht war, machte sie sich Sorgen. Eduard sagte: »Lass ihn bloß. Er setzt sich gerade neu zusammen.«

»Was heißt das denn?«

Tulani hatte es bei seinem letzten Besuch erklärt, war damit aber selbst bei denjenigen auf Skepsis gestoßen, die mit den seltsamsten christlichen Überzeugungen vertraut waren. Auch dass er in einem Käfig schlief, in dem große Vierbeiner lebten, war den meisten bekannt. Tulani rieb sich, bevor er schlafen ging, mit einer Essenz ein, die er mit sich führte. Angeblich hielt sie die Tiere davon ab, ihn anzunagen oder auch nur abzulecken. Trine informierte Deichmann darüber, der nun einen Grund mehr hatte, sich mit Tulani anzufreunden.

In der Bibliothek der Menagerie war Sabbelkopp seit Tagen damit beschäftigt, alle Informationen über Tierhändler zusammenzutragen. Nach den ersten zwei Stunden standen ihm Tränen in den Augen. »Ich kann das nicht. Ich bin zu dumm dafür.«

»Du kannst doch nicht für alles auf der Welt zu dumm sein«, hatte einer der robusten Wärter entgegnet und damit nicht zur Stärkung von Sabbelkopps Selbstbewusstsein beigetragen.

Dietbert war mit dem verzagten Kerl nach Lüneburg gefahren und aufs Rathaus gegangen. Dort hatte nur Dietbert geredet, danach besaß Sabbelkopp Namen und Adressen von vier Personen, die alle mit Salzhandel zu tun hatten und sich zwischen Lüneburg und der Küste des Baltischen Meeres auskannten. Was noch fehlte, besorgte ein Besuch in Lübeck. Dort ging Sabbelkopp für 24 Stunden verloren. Als er wieder auftauchte, hatte er einen verträumten Blick, sagte mehrfach unaufgefordert: »Jetzt bin ich ein Mann«, und fragte, ob er eine junge Frau mit zur Menagerie nehmen könne. Dietbert führte mit ihm ein Gespräch unter Männern, danach kannte sich Sabbelkopp besser in der Welt der Frauen und in der Welt weiblicher Berufstätigkeiten aus. Sein Satz: »Das glaube ich ja nicht«, wurde in der Menagerie zum geflügelten Wort.

Mit Lebenserfahrung und Kenntnis von Tierhändlern kehrte Sabbelkopp in die Menagerie zurück. Allen wollte er von seinen neuen Erfahrungen berichten und wunderte sich, dass alle darüber bereits informiert waren. Sabbelkopp bot an, sich auch um dieses spezielle Thema zu kümmern und Namen sowie Adressen zu besorgen – zur Not unter Einsatz seines ganzen Körpers. Dietbert machte ihm klar, dass er darauf verzichten sollte, falls ihm die Unversehrtheit seiner Knochen etwas wert sei.

Am Ende hielt Graf Leu die Liste in Händen, die aus Sabbelkopps Recherchen hervorgegangen war.

»Respekt«, murmelte der Graf. »Davon kenne ich weniger als die Hälfte.«

In diesen Minuten wurde ihm bewusst, dass er vor lauter Arbeit für sein eigenes Geschäft das Interesse für die Ausdehnung des Tierhandels verloren hatte. Was er sich zum Vorwurf machte. Obwohl zu diesem Zeitpunkt immer noch weitere Informationen über den Tierhandel und sogar über die Preislisten eintrudelten, realisierte der Graf bereits, dass seine Preise bisher zu günstig gewesen waren.

Weil sich der Graf gerade in einer Stimmung befand, in der er mit eigenen Schwächen fertigwerden musste, ergriffen Fleetwood und Dietbert die Gelegenheit, seine demütige Grundstimmung auszunutzen. Endlich informierten sie ihn über ihren Besuch im Lüneburger Rathaus und ihre eigenmächtige Elefanten-Aktion.

Sie mussten alles zweimal wiederholen, bevor der Graf bereit war, die Geschichte für wahr zu halten.

»Warum tut ihr das denn bloß?«, fragte er mehrfach.

Nach jeder Frage fiel Fleetwood eine Antwort schwerer. Dietbert war es, der sie aus der Bredouille rettete.

»Nicht enttäuscht sein«, sagte er zum Grafen. »Frauen wollen gefallen. Das ist in meiner Heimat so, das ist bei Euch so.«

Ein pfeifendes Geräusch ertönte, erstaunt blickten die Männer Fleetwood an.

»Was ist das?«, fragte Leu.

»Sie entlässt Luft«, sagte Dietbert. »Bei uns tun das die Frauen auch. Sie wollen damit zeigen …«

»Ich weiß, was Frauen damit zeigen wollen. Sie sind dann wütend.«

»Ach ja? Bei Euch auch? Bei uns …«

»Lieber Dietbert! Lieber Gast! Ihr habt eine unselige Eigenart.«

»Nur eine? Dann besteht ja Hoffnung.«

»Ihr neigt dazu, Dinge zu wiederholen, die ich bereits beim ersten Mal zu meiner Zufriedenheit begriffen habe. Mit jeder Wiederholung spüre ich, dass Ihr mich für begriffsstutzig haltet.«

»Begriffsstutzig? Was ist das: begriffsstutzig?«

Jetzt war es an Leu, der Luft einen Ausweg aus dem gepeinigten Körper zu ermöglichen.

Fleetwood sagte: »Ich bin hier, um die Menagerie groß zu machen. Ich bin nicht hier, um zu kochen und die Ställe zu reinigen.«

»Ihr bringt mich auf Gedanken«, murmelte der Graf. Seitdem er mit Fleetwood und der Hebamme schon zwei dieser neuartigen Frauenzimmer um sich hatte, erlebte er Momente, in denen Zweifel seine Gefühle regierten. Ursprünglich wollte er eine neue Art des Umgangs mit Tieren etablieren. Sollte das nur um den Preis möglich sein, gleichzeitig eine besondere Art von Frauen um sich zu scharen? Zumal sie ja in der ansonsten reinen Männerwelt offensichtlich ihren Mann standen – und von allen Männern mir Respekt behandelt wurden? Fleetwood bekam es vereinzelt mit Gegenwind zu tun, aber es war noch nie vorgekommen, dass sie einknickte oder floh. Dem Grafen wurde bewusst, dass er in Fleetwoods Augen nie eine Träne entdeckt hatte. Wann weinte diese Frau? Und wo? Sie musste schwache Momente haben. Es musste Themen geben und Tonfälle, denen sie nicht gewachsen war. Mochten in dieser neuen Gemeinschaft die Unterschiede zwischen den Geschlechtern auch kleiner sein als anderswo, sie konnten nicht verschwunden sein.

Dass die Hebamme stabil und sicher wirkte, fand Leu weniger überraschend. Ihre Profession war ja nur bei vorhandener größter Härte zu ertragen. Sie hatte mehr als ein Jahrzehnt Erfahrung und sie verkehrte in den besten Kreisen Lübecks. Die Frau war keine Dorfpomeranze. Aber sie hatte auf dem Elefanten gesessen! Leu bedauerte sehr, nicht Augenzeuge dieses Ereignisses gewesen zu sein. Aber vielleicht musste er sich gar nicht den Elefanten vorstellen. Vielleicht reichte es, Trine an der Seite ihres

Deichmanns zu erleben. Wer diesem Mann Paroli bot, musste jeden Tag eine Prüfung bestehen. Der Graf hatte seit der ersten Begegnung mit Deichmann dessen Stärke gespürt. Eine kluge Stärke. Bisher war es nicht vorgekommen, dass er körperlich auffällig geworden war. Aber er hätte es gekonnt und er hätte den Kampf siegreich bestanden. Er hatte es ja nicht einmal nötig, Schwächere zu demütigen. Jedem begegnete er mit Respekt. Mit echtem Respekt. Der Graf hatte Hunderte Menschen erlebt, die glaubten, sich anständig zu benehmen, während sie in Wirklichkeit eine Gönnerhaftigkeit an den Tag legten, die selbst für einen unbeteiligten Beobachter nur schwer zu ertragen war. Gönnerhaftigkeit sagt: Ich bin mehr als du. Du bist ein Wurm, ich kann dich zerdrücken, wenn mir danach ist.

»Werter Graf, was ist? Wir reden mit Euch!«

Leu starrte Dietbert an. »Verzeiht. Ich war in Gedanken.«

»Ihr habt überlegt, welche Strafe für unseren Übereifer die angemessene sein könnte. Das verstehe ich.«

»Fangt nicht wieder damit an. Ihr könnt nicht hellsehen, auch wenn Ihr aus Afrika kommt.«

»Halt!«, rief Fleetwood. »Was wird das hier?«

»Unser Gast fühlt sich offenbar sehr wohl bei uns.«

»Das ist doch schön, oder? Er ist gekommen, um dafür zu sorgen, dass sich die neuen Tiere wohlfühlen bei uns. Es ist ein großes Ringelreihen. Jeder ist gut zu einem anderen, der sich deshalb gut fühlt, weshalb es uns allen gut geht. Ist das nicht so?«

Jetzt schwieg der verfluchte Afrikaner und schaute arglos aus der Wäsche, obwohl Leu gerade jetzt jede Sekunde gebrauchen konnte, um sich gegen Fleetwoods scheinheilige Mütterlichkeit zu wappnen. Der Graf wusste sich nicht mehr zu helfen und wich auf ein neues Spielfeld aus: die Diebstähle der exotischen Tiere und wer dahinterstecken könnte.

Schlagartig war Dietbert wieder mit von der Partie. »Ich weiß nicht, wer so etwas tut. Aber ich habe eine Ahnung, was auf uns zukommen kann.«

»Die verfluchten Lüneburger waren ja schon da. Diese Mischung aus Stadtbürokratie und Policey. Das ist immer, als würden sie eine Ritterrüstung tragen.«

»Ihr habt Erfahrung mit solchen Begegnungen?«

Leu starrte den Afrikaner an. »Nicht persönlich. Aber in der Welt, in der ich lange gelebt habe, tauchten manchmal solche kleinen Armeen auf. Sie kommen nie allein, allein trauen sie sich nicht ins Allerheiligste. Sie müssen stets ihre Autorität wie eine Monstranz vor sich hertragen. Damit sie sich dahinter verstecken können. Man sieht sie dann kaum noch, man hört sie nur.«

»Der Herr Graf ist erzürnt«, sagte Dietbert zu Fleetwood.

»Ich verstehe ihn«, sagte sie.

Leu dachte: Na bitte! War das nun so schwer, ein einfühlsames Gefühl für den Mitmenschen aufzubringen?

»Wir müssen in die Vorhand kommen«, setzte die junge Frau nach. »Wir dürfen nicht warten, was auf uns zukommt.«

»Sagt, was Ihr gerade denkt. Es fängt mit E an und hört mit Lefant auf. Richtig?«

»Ich gestehe, dass meine Gedanken in diese Richtung gehen.«

»Dann lasst uns teilnehmen an Euren Gedanken.«

»Das möchte ich nicht. Ich bin ja nur eine kleine ...«

»Madame Fleetwood!«

Sie fiel fast um vor Schreck. Noch nie hatte er sie mit ihrem Namen angesprochen. Und noch nie in dermaßen erzürntem Ton.

Dann tauchten Reiter auf, immer mehr Reiter, eine Kutsche folgte ihnen, zwei kleinere Kutschen bildeten das Ende des Aufzugs. Dietbert sagte: »Da kommen Kunden, wie schön.«

Leu sagte: »So sehen keine Kunden aus. So sieht es aus, wenn sich die offizielle Welt anmeldet. Reißt Euch zusammen, keine Flapsigkeiten, kein Kniefall.«

»Wie wär's mit einem Knie?«

Der Graf funkelte Dietbert an und sagte: »Übertreibt es nicht.«

»Und ich?«, fragte Fleetwood. »Ich komme ohne strenge Ermahnung davon?«

Der Graf atmete ein und aus und sagte: »Oh, ich bin sicher, dass sich dafür eine Gelegenheit finden wird. Bald, sehr bald.«

32

Die Kunde von der Ankunft des Landesherrn raste durch alle Bereiche der Menagerie.

»Das kann nichts Gutes bedeuten«, knurrte Deichmann.

»Wieso denn nicht?«, entgegnete Trine und rieb Hände und Arme ab, mit denen sie der Stute gerade sehr nahegekommen war. Manchmal vergaß sie, dass hier auch heimische Arten zu versorgen waren. »Vielleicht ist es etwas Familiäres. Sind nicht alle Adligen miteinander verwandt?«

»Na, das wollen wir doch nicht hoffen«, sagte Deichmann. »Das würde kein gutes Ende nehmen, jedenfalls nicht langfristig.«

»Wegen der Inzucht?«

Alle Umstehenden legten Trine nahe, ihre Lautstärke zu mäßigen. »Feiglinge«, knurrte sie. »Ich sag dann einfach, dass ich von den Pferden rede.«

»Na toll«, stöhnte Eduard. »Erst bezeichnet sie unsere Häuptlinge als inzüchtige Bande, dann vergleicht sie sie mit Pferden. Was wird sie als Nächstes tun?«

Deichmann schnappte sich seine Liebste und trug sie davon. Sie protestierte, aber nicht sehr und auch nicht lange.

»Mein lieber Leu. Es war höchste Zeit, das wir uns von Auge zu Auge gegenübertreten. Wie lange ist es her?«

Ernst II., Fürst von Lüneburg seit mehr als einem Jahrzehnt, hatte die Zeit an der Spitze genutzt, seine huldvolle Miene lächelte unübertrefflich. Alles an ihm war auf Wirkung bedacht, seine Kleidung war zurückhaltend genug, um nicht Anlass zum Tuscheln wegen seiner bekannten aristokratischen Übertreibungen zu geben. Aber ausgesucht und hochwertig genug, um einem Spaziergang standzuhalten, der getrost länger ausfallen durfte. Leu stellte Fleetwood und Dietbert vor. Dieser Moment war die Nagelprobe. Im Verlauf der folgenden Atemzüge würde sich herausstellen, was in der Luft lag: ein Privatissimum oder der Verlust der Unschuld der Menagerie durch allerhöchste Sorgenfalten.

Leu sah nicht total schwarz, es gab verwandtschaftliche Bande. Sie waren nicht direkt intim, aber alt und vital genug, um nicht mit einer Handbewegung weggewischt werden zu können. Es sei denn ... es sei denn ... der Landesherr braucht streng genommen keinen einleuchtenden Grund, um über die Stränge zu schlagen. Er kann schalten und walten, wie es ihm beliebt. Aber dass er dafür persönlich eine Reise antrat, war der erste hoffnungsvolle Hinweis für eine sonnige Wetterlage. Leu hoffte auf weitere Hinweise. Er wusste, dass in diesen Minuten in den Tiefen des Geländes hektische, aber wirkungsvolle Arbeiten an der Kulisse stattfanden. Jetzt ein Eklat, bei dem ein exotisches Tier eine tragische Hauptrolle spielte – und die Menagerie wäre von einer Minute zur anderen Vergangenheit gewesen. Eine Fußnote der Geschichte, in wenigen Tagen vergessen.

»Ich musste kommen«, behauptete Ernst. »Man kann ja nicht mehr so schnell weghören, wie einem die nächste Anekdote Eurer aktuellen Geschäftstüchtigkeit vor die Füße fällt.«

»Wir bemühen uns«, entgegnete Leu. »Wir arbeiten gut zusammen. Ihr wisst natürlich, was hier den Unterschied macht.«

»Aber sicher«, sagte Ernst. »Es ist ein Unterschied, ob du ein Netz Dorsch aus dem Baltischen Meer ziehst oder einen Tiger aus dem Dschungel.«

Das waren die Sätze, die Leu fürchtete. Der Landesherr, der sich nie irrt, verwechselt die Erdteile. Er rettete sich in unbedingte Exaktheit, nannte die Zahl der Wochen und Monate, die für Jagd, Schiffsreise und Transport zur Menagerie zu erwarten sind, und schloss mit den Worten: »Und dann die ersten Tage in der neuen Welt. Sie nehmen nicht jedes Mal ein glückliches Ende.«

»Ich höre das mit Bedauern.«

Im Rücken des hohen Besuchs tauchte ein Wärter auf. Falls er sich nicht gerade gegen einen angreifenden Bienenschwarm verteidigte, konnte seine leidenschaftliche Gestik auch bedeuten: Alles ist vorbereitet.

Von einem Tierhändler, dem er nie persönlich begegnet war, wusste Leu, dass er es beim bevorstehenden Besuch hoher Herrschaften heillos übertrieben hatte, als er allen Tieren Blümchen und Tannengrün um den Hals, auf den Kopf und ins Fell flechten und binden ließ. Am Ende standen die verdutzten Gäste vor den Käfigen und sahen zu, wie sich die Tierwelt kratzte und schüttelte und auf dem Boden wälzte, um die ungewohnten und störenden Verzierungen loszuwerden. Dass ein Mitglied der Entourage auf der Suche nach einer Stelle, wo er sich erleichtern wollte, in die nicht unblutige Arbeit an der Zerlegung eines frisch geschlachteten Tieres geriet, das den Gästen abends als Festschmaus dienen sollte, ließ die Stimmung in ein Loch stürzen, aus dem sie bis zuletzt nicht mehr herauskommen sollte.

Als sich der Tross in Bewegung setzte, war endlich Schluss mit dem Austausch der Floskeln. Leu war schon lange fähig, die Wortbeiträge hoher Gäste mitzusprechen. Er hielt es nicht für ausgeschlossen, dass selbst allerhöchste Ränge darauf mit Lächeln und Beifall reagieren könnten. Denn hier lief nun ein Spiel ab, das eine sehr lange Tradition besaß. Der eine sagt, der andere sagt. Niemand sagt Unsinn, aber Überraschendes ist auch nicht zu erwarten.

Leus Vorteil war, dass er keine zigmal aufgesagten Texte produzierte. Die Menagerie war einige Monate alt, die Zahl der Gäste bis zum heutigen Tag überschaubar. Vor allem jedoch: Hier ging es um Leus Herzensprojekt. Dies war keine Geschäftsidee wie die zehn davor und wie es die zehn noch folgenden sein würden.

Der Graf geriet schnell in Hitze, seine Begeisterung übertrug sich auf die Zuhörer. Seine Anekdoten und Einzelheiten waren neu und unverbraucht. Und dann die Hauptdarsteller! Jeder war ein Star, jeder spielte eine andere Rolle, selbst schlafende Zebras und Pferde sowie aufmerksam herumblickende Löwen und Hyänen waren nichts, was man als Fürst von Lüneburg 100-mal gesehen hat.

Als dann die Vögel an die Reihe kamen, war die komödiantische Abteilung eröffnet. Eine Frau, die der Gastgeber nicht vorstellte, weil ihr ungeplanter Auftritt zeitweise seine Stimme versagen ließ, präsentierte sich als Dompteurin von buntem, im nördlichen Deutschland nie gesehenem und flatterndem Federvieh. Ihre Schultern waren dicht besetzt, wer abflog, kehrte nach einer Runde oder zwei auf die Schulter zurück. Dass das, was sie im linken Arm trug und an sich drückte, kein Tuch oder Kleidungsstück war, erschloss sich den Zuschauern nicht gleich, dann aber rief es Begeisterung hervor. Eine Eule, nicht groß, wach, aber stoisch und unbewegt, hatte alles im Blick, aber das Federvieh fühlte sich so offensichtlich wohl, dass es jeden Zuschauer anrührte.

Als der grüne Papagei plötzlich von der Schulter der Frau stürzte, zuckte das Publikum zusammen. Man rechnete mit dem Schlimmsten. Und tatsächlich wälzte sich der schmale Vogel im Sand, als würde er verzweifelt versuchen, wieder auf die Beine zu kommen. Mitleid wollte sich breitmachen, die Frau stieß einen Laut aus, der Vögel robbte an ihre Beine heran, und dann begann sein Aufstieg. Abwechselnd flatternd und mit dem Schnabel Halt suchend, hangelte er sich fix hoch und immer höher, überwand auch die Bluse, dann kam der Arm an die Reihe und kurz darauf saß er exakt auf der Schulter, die er gerade verlassen hatte.

Das Publikum war entzückt und spendete Beifall. Der Vogel kreischte, flatterte und saß wieder still.

Die Löwen, die danach folgten, hinterließen starke Eindrücke, aber immer wieder kam man auf den grünen Papagei zu sprechen.

»Ich dachte, Ihr arbeitet hier schwer«, sagte der Fürst. »Niemand hat mir gesagt, was für ein herrliches Theater das ist.«

Leu dachte: Beruhige dich, mir hat es auch niemand vorher verraten.

Nach den Elefanten ging es nicht nur deshalb nicht weiter, weil eine kluge Regie sie ans Ende des Rundgangs platziert hatte. Die Wirkung der Riesen auf jeden einzelnen Besucher war körperlich spürbar und teilte sich allen Anwesenden mit.

»Das glaube ich ja nicht«, sagte der Fürst. »Ich kenne die Bilder, ich kenne die Erzählungen. Jetzt bin ich so dankbar, dass ich diesen Tag erleben darf. Man möchte niederknien. Man muss jedem armen Zeitgenossen, der mit der Schöpfung hadert, diesen Moment gönnen. Ehrfurcht, Schreck und Freude. Sucht Euch die richtige Reihenfolge aus. Ich bin sehr zufrieden.«

Es war schlau, dass Eduard bei den Tieren stand. Der Vergleich der Größen vertiefte alles noch. Dass die Tiere noch nicht ausgewachsen waren, konnten nur die Kenner der Materie wissen. Zum Glück störte niemand die herrschende Eindrücklichkeit durch lehrerhafte Kommentare.

33

An eine festliche Tafel war nicht zu denken. Das Picknick im Grünen stellte die Gäste jedoch völlig zufrieden, daran konnte kein Zweifel herrschen. Der Graf gehörte zu denjenigen, die regelmäßig in die Tiefen der Vorratskammern vordrangen. Woher die Kuchenbleche stammten, war ihm schleierhaft. Es gelang ihm nicht, Fleetwoods Blick einzufangen, obwohl er es wiederholt versuchte und zuletzt dabei kaum noch diskret vorging. Leu dachte: Ich kenne mich in meinem eigenen Zuhause nicht aus. Ist das nun in Ordnung oder ein Skandal?

Bei offiziellen Besuchen ist es nie unwichtig, wie die Entourage reagiert. Kutscher, Diener und andere Mitreisende als Fußvolk gering zu schätzen, ist nicht nur unhöflich. Es ist ein taktischer Fehler, der sich in manchen Wetterlagen noch als äußerst negativ herausstellen kann.

Dass die Vogel-Dompteurin mit in der Runde saß, hatte der Fürst ohne ein Wort, lediglich durch die Länge eines Blicks, auf den Weg gebracht. Dass sie in Gesellschaft erschien, war nicht geplant. Aber ihr kleiner grüner Begleiter sammelte alle Herzen ein. Zuletzt ging sogar der Allerhöchste ins Risiko und bot seinen Arm an. Den wollte Felix nicht haben, mit dem königlichen Keks konnte er sich dagegen anfreunden.

Dass sich die Menagerie eine eigene Hebamme leistete, nötigte den Gästen Überraschung und Respekt ab. Dass Trines Anwesenheit auf drei Monate limitiert war, musste nicht zur Sprache kommen.

»Ihr geht Euer Projekt sehr ernsthaft an«, lobte der Fürst.

»So oder gar nicht«, entgegnete Leu. »Wir leben mit unseren Tieren zusammen. Ich will nicht, dass ich mich jedes Mal schlecht fühle, wenn ich sie sehe.«

»Diese Sorge haben viele nicht.«

»Das ist wahr. Leider.«

Zuletzt schleppte ein Mann, dem man ansah, dass seine Wiege nicht im näheren Umkreis gestanden hatte, den Künstler herbei. Möglicherweise hatte der sich auf den ersten Metern noch gegen die Zwangsvorführung gewehrt, aber in Sichtweite des Picknicks hing er wie ein nasser Sack über Dietberts Schultern. Seine Malutensilien hatte er jedoch noch nicht aufgegeben.

Auch Van Gou wurde vorgestellt. Die Begegnung mit einer zentralen Persönlichkeit des Nordens zog ihm den Boden unter den Füßen weg. Sein Zustand wurde nicht stabiler, als Leu ihn bat, die Gäste aus dem Stehgreif in einigen Skizzen festzuhalten.

Van Gou hätte so gern widersprochen oder sich sonst wie gewehrt. Weil er keine Frau war, fiel die Ohnmacht als Option aus. Hätte er sich zu Boden sinken lassen, hätte er sich heute Abend vor den Toren der Menagerie wiedergefunden. Das war ihm in dieser Deutlichkeit aber erst klar, nachdem ihm der Graf etwas ins Ohr geflüstert hatte.

Das erste kleine Bild verzitterte er. Es sah aus, als sei er beim Malen von einem Erdbeben überrascht worden. Er warf es weg, vielleicht fiel es ihm versehentlich herunter. Unterschiede waren nicht feststellbar. Leu reichte das Papier an Fleetwood weiter. »Alles aufbewahren«, flüsterte er.

»Wozu? Es ist missglückt.«

»Er ist ein Künstler. Bei Künstlern funktionieren auch gemeine Taktiken. Eigentlich ausschließlich gemeine.«

»Gut, dass ich keine Malerin bin, sondern nur eine Frau.«

»Noch ein Wort und er wird dich malen.«

Van Gou wurde ruhiger und erlitt einen Rückschlag, als Ernst fragte: »Hübsch. Und wer ist das da neben dem Papagei?«

Van Gou wankte, aber er fiel nicht. Und er wurde immer besser. Weil er Künstler war, kannte er nur Angst und Manie, dazwischen gab es nichts. Wie besessen arbeitete er weiter. Wer sich nicht schnell genug unsichtbar machte, musste damit rechnen, verewigt zu werden.

Der Kutscher murmelte: »Lass das.«

Van Gou ließ es nicht.

Der Kutscher sagte: »Ich wiederhole mich nicht gern.«

»Das kann ich bestätigen«, sagte der Fürst vergnügt.

Zuletzt schnappte sich der Kutscher Papier und Kreide, warf, ohne zu zögern, wilde Striche aufs Papier und reichte dem schockierten Van Gou die talentierte Skizze eines Anfängers.

Danach wollte Ernst den Grafen unter vier Augen sprechen. Natürlich hatte der damit gerechnet, ein Kuchenstück versorgte ihn mit der nötigen Energie. Über das Gelände schlendernd, kam Ernst unverzüglich zum Thema.

Der Graf entgegnete: »Ich weiß nicht, wer die Diebstähle durchführt. Niemand von uns weiß es.«

»Kein Verdacht? Keine üblichen Verdächtigen?«

»Ihr müsst bedenken, wie neu die Mode mit den exotischen Tieren ist.«

»Nicht in anderen Ländern.«

»Nein. Aber einer muss der Letzte sein. Das war immer so.«

»Ihr versteht es, einem Mut zu machen.«

»Anwesende ausgeschlossen.«

»Gerade noch die Kurve gekriegt. Ich gebe zu, auf meinem Schloss gibt es jetzt auch gefiederte Gäste.«

»Dann ist der Schritt zu den vierbeinigen klein.«

»Hat sich erledigt, seitdem ich die Elefanten sah. Die oder nichts. Ich befürchte, dass bei mir ein Aufstand losbricht, wenn ich auf den Riesen einreite.«

»Ihr seid der Landesherr. Niemand darf Euch widersprechen.«

»Das fällt Euch immer zuerst ein. Warum denkt in solchen Fällen niemand daran, dass jeder Landesherr eine Familie hat?«

»Die wahre und heimliche Regierung.«

»Na seht Ihr. Ihr wisst ja doch, wie es zugeht im wahren Leben.«

»Die Fürstin benötigt noch Zuspruch?«

Ernst lächelte. »Das würde ihr gefallen, auch die Wortwahl. Sie hat etwas übrig für Heimtücke.«

»Man sagt Frauen nach, dass sie ihr Herz leichter für Tiere öffnen als wir.«

»Man sagt Frauen eine Menge nach. Nichts könnte weiter von der Wirklichkeit entfernt sein.«

»Was besorgt Euch? Ich spüre doch, dass es nicht nur die Sorgen eines liebenden Gatten sind.«

Ernst widmete sich dem Anblick der Bären. Zuerst hatte der alte allein gelebt, jetzt leistete ihm ein junges Tier Gesellschaft, raubte dem Senior die Ruhe und animierte ihn, sich zu bewegen. Die Jagden waren stets nur kurz, aber für das Alttier waren sie pure Medizin.

Ohne den Blick von den Bären abzuwenden, sagte der Fürst: »Ich gebe zu, dass ich den Ernst der Lage zuerst unterschätzt habe. Ich habe geglaubt, dass sich die Vorfälle in engem Rahmen halten werden. Wir sind ja nun weiß Gott kein dicht besiedeltes Gebiet.«

»Das ist wahr. Man kann einen Tag durch die Heiden streifen, ohne einer Menschenseele zu begegnen.«

»Aber wenn sich dann doch zwei Seelen über den Weg laufen, was wird ihr erstes Thema sein? Das Wetter? Der allergnädigste Landesherr? Die nächste Ernte? Die letzte Ernte? Der betrunkene Pastor? Nein, es ist der jüngste Raubzug, bei dem unbekannte freche Täter unter den Augen einer nicht ganz kleinen Schlossgesellschaft Volieren leer geräumt und diverse Vierbeiner eingepackt haben. Wir haben also erstens einen materiellen Verlust zu beklagen, was allein schon ärgerlich genug wäre. Wir müssen aber auch noch den Spott beklagen.«

»Ihr seid selbst betroffen?«

»Beschreit es nicht! Bisher ging der Kelch an uns vorüber. Ich bete, dass es so bleiben möge. Wir haben die Wachen verdoppelt und noch einmal verdoppelt. Sie fressen uns die Haare vom Kopf. Aber wir sind ebenso Ziel von Spott und Häme wie alle, die es persönlich traf.«

»Ist das der wahre Grund für Eure Sorge? Der Spott?«

»Ihr sagt es. Was wir zu beklagen haben, ist ja nicht allein der Verlust an wertvollen exotischen Tieren. Es ist auch der Verlust an staatlicher Autorität. Was mich persönlich ärgert, schlicht und einfach ärgert: Die alten Vorurteile sind wieder da: der dekadente Adel! Die steinreichen Nichtstuer! Diejenigen, die nicht wissen, wofür sie ihren Reichtum ausgeben sollen!«

»Wer sich über Euch lustig macht, macht sich über die Regierung lustig!«

»Die ja bekanntlich nicht vom Himmel gefallen ist! Und wenn doch, dann gibt es da oben jemanden, der dafür sorgte, dass der Sturz auf die Erde nicht zu Beulen und Blessuren führte. Die Schadenfreude über die Raubzüge ist im Grunde ein Aufstand! Natürlich ohne Waffen und Gewalt! Aber es fängt ja nicht damit an, dass jemand das Gewehr auf jemanden richtet! Bevor das passiert, muss einiges anderes passiert sein. Und ich befürchte: Es passiert gerade. Wie ist die Stimmung hier? Wie spricht man in den Dörfern?«

»Majestät, hier ist der Hund begraben, wie gesagt. Hier regiert die Einsamkeit. Hier passiert eher zu wenig als zu viel. Oder als überhaupt etwas. Die Diebstähle sind weit entfernt. Afrika ist nicht viel weiter entfernt.«

»Das höre ich gern. Es ist also noch nicht zu spät. Wir haben also noch Zeit.«

»Darf ich fragen, wofür?«

»Die Raubzüge müssen aufhören! Sofort! Heute wäre besser als morgen. Nächste Woche ist eine Woche zu spät.«

»Könnte es sein, dass Ihr mir etwas mitteilen wollt?«

»Ist nicht ausgeschlossen. Aber vorerst will ich nicht verschweigen, dass ich verwundert bin. Ihr scheint mir so gar nicht beunruhigt.«

»Ich kann Euch nicht folgen. Ich weiß nicht … oh!«

»Sprecht es aus!«

»Ihr meint … aber meint Ihr wirklich …?«

»Wann haben wir begonnen, ein rätselhaftes Fragespiel zu spielen?«

»Ihr meint, wir sind … wir sind nicht gefährdet. Hier arbeiten über 20 Männer. Und wenige Frauen, von denen aber jede zwei Männer ersetzt. Die meisten Männer habt Ihr gesehen. Würdet Ihr Euch mit denen anlegen wollen? Diese Männer gehen zu den Elefanten. Und sie nähern sich den Raubtieren dichter, als die meisten Menschen für vertretbar halten. Nein, wir sind nicht gefährdet.«

»Das ist ein Teil meiner Besorgnis: dass Eure Menagerie für jeden Dieb von exotischen Tieren der Himmel auf Erden sein muss.«

»Das ist natürlich wahr. Aber bestens geschützt, wie gesagt … und weit weg vom Schuss … Ich bitte um Pardon für mein schiefes Bild.«

»Es gibt noch etwas … etwas Heikles, wie ich vorausschicken will. Es ist kein Verdacht, nicht annähernd ein Verdacht.«

»Sprecht es aus.«

»Wir haben uns umgehört, nachdem die Meldungen über die Diebstähle uns erreichten. Es war schrecklich, weil in den letzten zehn Tagen kein einziger Tag verging, ohne dass … Also gut denn, Ihr wollt es hören. Unter den Männern, die mich beraten und deren Rat ich auch suche, gibt es mehr als einen, der sagt, dass …«

»Nur zu!«

»Man sagt, Ihr könntet mehr als andere von diesen Überfällen und Raubzügen profitieren.«

»Ich höre immer noch.«

»Erst einmal sagt man, dass Ihr schon deshalb als Täter nicht undenkbar seid, weil Ihr wisst, wie man es tut. Ihr versteht? Ihr wisst, welche Tiere wertvoll sind. Und vor allem wisst Ihr, wie man solche Tiere anfasst. Für Euch ist ein Löwe nicht von vornherein ein unüberwindliches Hindernis. Ich bin Euch dankbar, dass wir offen reden.«

»Auch wenn ich momentan ja eher mit offenen Ohren zuhöre.«

»Korrigiert mich, wenn ich falsch liege.«

»Nein, nein. Wir kennen uns mit diesen Tieren aus, das ist unbestreitbar. Wir sind wenige Meter von den Beweisen entfernt. Aber ohne dass ich jetzt neunmalklug erscheinen mag: Wir haben diese Tiere doch bereits. Wir haben sie seit einem halben Jahr. Und dank unserer hervorragenden Verbindungen nach Afrika entwickelt sich ein reger und regelrechter ... wie soll ich sagen ... ein Lieferverkehr. Es kommen ständig weitere Tiere hinzu.«

»Es gibt weitere ... Hinweise, die einen nachdenklich machen können.«

»So sei es denn.«

»Ihr kennt Euch mit diesem neuen Handel aus. Ihr wisst, welche Adressen interessiert sind, wer schon Tiere hat, wer nicht, wer ansprechbar ist und wer nicht interessiert ist.«

»Es ist wahr, ich kenne einige der Bestohlenen.«

»Und das ist ein weiterer Punkt: Ihr kennt die Namen und Ihr kennt Euch auf den beraubten Anwesen aus. Mir wurde hinterbracht, dass in einigen Fällen Rat bei Euch eingeholt wurde.«

»Das kann ich bestätigen. Wir haben gesagt, welche Arten geeignet sind, von welchen wir abraten würden. Wie die verschiedenen Arten untergebracht werden sollten: ob allein oder in kleinen Gruppen oder in größeren. Meistens geht es um den Platz, den die Tiere brauchen. Antilopen, die nicht laufen können, werden in kurzer Zeit verkümmern, erkranken, sterben. Aber Platz ist ja bei den interessierten Adressen das geringste

Problem. Wichtig ist natürlich die Ernährung. Falsches Futter ist Quälerei. Wichtig sind die Krankheiten. Wir wissen einiges, aber noch zu wenig. Wir erhalten aus Afrika nicht nur Tiere, sondern auch und vor allem das Wissen über diese Tiere und ihre Haltung. – War's das jetzt mit den Punkten, die gegen uns sprechen?«

»Fast.«

»Ach du meine Güte.«

»Ihr wirkt betroffen.«

»Ich bin entsetzt. Obwohl ich gleichzeitig glücklich bin, dass wir sprechen. Also …«

»Als Letztes habe ich noch etwas für Euch, das Euch nicht in Jubel ausbrechen lassen wird. Bis jetzt sind zehn Raubzüge bekannt geworden. Ich gehe fest davon aus, dass das noch nicht das letzte Wort ist. Neben allem Verdruss, den das bereitet, bedeutet es, wenn man nur die Zahlen nimmt: Tiere sind verschwunden. Wenn die bestohlenen Sammler ihre Sammelleidenschaft nicht verlieren, werden sie sich neue Tiere beschaffen. Wo könnte man das besser als bei der wahrscheinlich größten Menagerie in einem Umkreis von sieben Tagesreisen?«

»Ihr wollt sagen: Wir verkleinern das Angebot an Tieren durch Raub und schaffen damit neue Nachfrage nach Tieren, für die wir zufällig der größte Anbieter sind.«

»Ich hätte es nicht besser ausdrücken können. Ich bin froh, dass ich es nun auch gar nicht aussprechen musste.«

»Euch ist bewusst, dass die große Zahl an geraubten Tieren zu neuen Fragen führt: Wo halten sie sich jetzt auf? Sind sie noch am Leben? Wer kümmert sich um sie? Diese Tiere sind keine Schweine oder Enten. Die könnt Ihr nicht auf jeden beliebigen Bauernhof bringen. Das heißt, Ihr könntet schon. Aber das würde ihren Tod bedeuten. Und es würde nicht zuletzt die Bauern gefährden. Und jeder Bauer hat Nachbarn. Nachbarn stellen Fragen. Gegen Neugier gibt es nicht viele wirksame Mittel. Eines ist: Man bezahlt Schweigegeld. Wie viele Bauern kennt

Ihr, die in ihren armseligen Lebensumständen frei verfügbares Geld herumliegen haben?«

Seit einigen Minuten waren sie wieder auf dem Gelände unterwegs. Die Atmosphäre war so gespannt und bedrückend, dass Bewegung eine hilfreiche Medizin war. Beim Blick auf die Allee, die an beiden Seiten von Käfigen und abgezäunten Arealen gesäumt war, befiel den Grafen ein melancholisches Gefühl. Es war, als würde er sich auf dem Abschiedsspaziergang befinden. Der Fürst war in der Lage, mit einem Fingerschnippen die Erlaubnis zur Einrichtung der Menagerie zu widerrufen. Das war für Leu keine Neuigkeit, aber bis vor einer Stunde hatte sich das um eine abwegige Möglichkeit gehandelt, um reine Theorie. Der Wetterwechsel war mit brutaler Wucht erfolgt. Wäre Leu nicht ein Mann von Adel, hätte dieses Gespräch wohl gar nicht stattgefunden. Dann wären 20 Reiter aufgetaucht und hätten den Beschäftigten in der Menagerie eine Stunde Zeit gegeben, um ihre Sachen zu packen. Na gut, Leu wollte nicht übertreiben: Wegen der Tiere wäre die Frist auf 24 Stunden ausgedehnt worden. Und weil man kein Unmensch sein wollte, hätten der Fürst und andere Vertreter seiner gesellschaftlichen Klasse großherzig angeboten, die Tiere zu übernehmen. Weil ein guter Christ das tut. Und man ist kein schlechter Christ, wenn man die Notlage eines anderen ausnutzt, um sich im Handumdrehen eine stattliche Tiersammlung zuzulegen, die im weiten Umkreis ihresgleichen sucht. Man ist dann lediglich ein stinknormaler Christ aus der großen Herde rechtschaffener Heuchler.

Der Graf war müde, er hatte Lust, den Besucher stehen zu lassen und sich auf einen Spaziergang von unbegrenzter Dauer zu begeben. Frankreich sollte schön sein, man hatte dort Verwandtschaft. Verwandtschaft auf dem absteigenden Ast, aber seit einigen Minuten konnte man ja keine Forderungen mehr stellen und musste stattdessen nehmen, was man kriegen konnte.

Nein! Kein Spaziergang! Stattdessen helle Wut! Heiß wie die Sonne. Leu dachte: Du hast kein Talent für den Sündenbock. Er hatte Lust, seine Wut abzureagieren, aber den Angriff auf den Fürsten von Lüneburg würde er nicht überleben. Und er trug Verantwortung für seine Leute. Das war es, was zählte. Er trug auch Verantwortung für seine Tiere. Das zählte nicht weniger. In einem Alter, in dem seine halbe Verwandtschaft längst in Durchschnittlichkeit und lasterhaftem Alltag ersoffen war, hatte er den Kopf in die Höhe gereckt und eine Aufgabe gefunden, die alles aufwies, wovon er geträumt hatte: Verantwortung, Respekt für die Schöpfung, gleichberechtigter Umgang mit Angehörigen niederer Schichten, von denen er in wenigen Monaten mehr gelernt hatte, als er ihnen beibringen konnte. Er hatte mehr als nur eine Ahnung erhalten, in welche Richtung sich das Schicksal der Welt entwickeln könnte. Und er fand es hinreißend, nachts in die Vorratskammer zu schleichen und dort fast immer jemanden zu treffen, der für sich das gleiche nächtliche Hobby auserkoren hatte. Er mochte Fleetwood und hatte nie zuvor eine Frau kennengelernt, die in dermaßen jungen Jahren 98 von 100 Männern in den Schatten stellte. In seinem früheren Leben war er nie in die Lage gekommen, eine Frau wie die Hebamme zu treffen. Und nie hatte er so eine wunderbare Beziehung erlebt wie die zwischen Trine und ihrem Deichmann. Für die beiden hätte der Graf den größten Teil seiner degenerierten Sippe hergegeben. Lauter Schwätzer, Schönredner ohne Kultur und Stil, dafür mit viel Durst, Hunger, Geilheit und so viel Geld in der Hinterhand, wie ein anständiger Mensch in zehn Leben nicht ausgeben kann.

Nein! Nein, nein, nein. Diesmal kein langer Spaziergang von einer Krise in die Zukunft, um schnell zu erkennen, dass ihn jede seiner Fluchten nur in die nächste Krise hineintragen würde.

34

Von Weitem sah er die beiden Männer. Vor allem sah er die Heftigkeit ihrer Arme und verdreifachte sein Tempo. Er wollte nicht, dass sich ein anderer für ihn schlug. Das war das Drama mit diesen Menschen, deren Kraft nicht nur aus Muskeln und heißem Blut bestand, sondern vor allem aus Moral und Fantasie und Schnelligkeit.

»Halt!«, rief Leu. »Halt! Halt! Nicht rühren! Keinen Fehler begehen!«

Der Fürst staunte ihm entgegen. »Habt Ihr Euch verlaufen?«, rief er. »Dann hättet Ihr das Beste verpasst!«

Er wirkte unversehrt, offenbar war der zweite Mann doch noch nicht zum körperlichen Teil der Auseinandersetzung vorgedrungen. Der Graf erkannte endlich die Leute der fürstlichen Kavalkade. Sie standen in der Nähe, aber nichts deutete darauf hin, dass sie bereit waren einzugreifen, um das Schlimmste zu verhindern. Sie standen einfach nur herum und wirkten so gar nicht besorgt. Keine Spur von Alarm.

Aber dann entdeckte er den jungen Burschen, Sabbelkopp, bei dem man sich stets fragte, was das Größte an ihm war – seine Körpergröße oder seine Naivität. Er stand bei den fürstlichen Reitern. Falls er bereits festgenommen worden war, war er halbwegs heil aus der Aktion hervorgegangen.

»Ihr habt das Beste verpasst«, sagte der Fürst. »Die Sache hat Gestalt angenommen.«

»Redet endlich!«, rief der Graf Deichmann an. »Und tretet einen Schritt zurück. Bei Eurem Talent: besser zwei.«

Alle blickten ihn an, als würden sie an seinem Verstand zweifeln. Was er in diesem Moment selbst tat.

Fassungslos hörte der Graf zu, wie sich Deichmann in einem Ton an den Landesherrn wandte, für den mancher bei anderen Gelegenheiten eine jahrelange Festungshaft angetreten hatte.

»Wollt Ihr es ihm mitteilen oder soll ich?«

Der Fürst reagierte mit einer auffordernden Geste, und Deichmann sagte: »Wir brechen noch heute auf. Sabbelkopp begleitet mich. Der Fürst hat mir eine halbe Hundertschaft angeboten, ich habe dankend abgelehnt. Das war bestimmt ganz in Eurem Sinn. Wir wollen ja nicht auffallen. Das wird unsere stärkste Waffe sein. Es wird einige Tage in Anspruch nehmen, aber es dient einem guten Zweck.«

»Rede endlich, Mann«, entgegnete stöhnend der Graf.

Was der Gastwirt augenblicklich tat. Während der Graf seine schreckliche Unterhaltung mit dem Landesherrn geführt hatte, hatte sich Deichmann an dessen Entourage gewandt. Offenbar auf die leutselige Art, die der Graf bereits mehrfach kennenlernen durfte. Wenngleich er seine besten Schurkenstücke nur durch Trines Erzählungen erfahren hatte. Er hatte gar nicht so schnell weghören können, wie sie berichtet hatte – offenbar fröhlich und ohne Entsetzen in der Stimme. Seitdem verstand Leu noch weniger, wieso dieser Mann nicht sein halbes Leben in der Emigration oder der Isolation verbracht hatte.

Von den fürstlichen Reitern hatte Deichmann den Stand der Dinge erfragt. Sie hatten ihm mitgeteilt, dass sich zwischen Braunschweig, Lüneburg, Lübeck und Rostock die Wolken über der Menagerie verdüsterten, weil es mit Sicherheit eine Verbindung zwischen den vielen Raubzügen auf exotische Tiere und der Existenz der Menagerie geben würde. Zwar kannte man noch keine Einzelheiten, aber daran ist ein Verdacht bekanntlich noch nie gescheitert. Einzelheiten fand man hinter jeder Ecke und hinter dem nächsten Acker. Manchmal wuchsen sie mitten in der Heide.

Deichmann wusste nun also, dass der ansässige Adel keine Neigung zeigte, künftig zum wehrlosen Opfer von Banditen zu werden. Was man dringend brauchte, waren Hinweise auf die Täter. Besser noch: Hinweise auf das Schicksal der geraubten Tiere, denn lebende Tiere ab einer gewissen Größe konnten schwerlich auf unauffällige Weise befördert werden. Sie brauchten Wagen, sie brauchten Futter, sie brauchten eine neue Heimat weit weg von anderen Menschen. Vor allem brauchten die Täter Abnehmer für ihre Tiere. Je schneller sie neue Besitzer fanden, umso eher würden die Räuber aus der Verantwortung für das Viehzeug entlassen werden. Ein großer Vorteil, denn dann hätten sie erstens Geld eingenommen und wären zweitens wieder mobil.

Deichmann sagte: »An dieser Stelle kam ich als Gastwirt ins Spiel. Ich will mich hier nicht ans Messer liefern, aber ich darf doch zur allgemeinen Kenntnis bringen, dass fast 15 Jahre eine ausreichend lange Zeitspanne sind, um eine Menge Kenntnisse über das Verhalten von Räubern, Dieben, Betrügern und anderen Vertretern dieser speziellen Menschengruppe zusammenzutragen. Gastwirtschaften, Kneipen, Spelunken: Diese Etablissements sind eine andere Art von Börsen, als anständige Bürger sie kennen. Wer illegale Güter, Geraubtes und Geklautes sowie nicht Zurückgegebenes anbieten will, findet keinen besseren Ort als hier. Weil es hier normal ist, dass viele Fremde auf kleinstem Raum zusammen sind. Weil sich hier mehr Zeitgenossen als anderswo finden, die für solche Themen ansprechbar sind. Drücke ich mich klar genug aus? Ich merke, dass mich die gewundene Redeweise erschöpft.«

Selten hatte Deichmann so viele aufmunternde Mienen erlebt, und noch nie war ein Landesherr darunter gewesen. So sprach er weiter über Güter, die in seinem Lübecker *Deichmann* angeboten worden waren. Im Gespräch und – wenn leicht zu verstauen – unterm Tisch, auf dem Abtritt oder draußen vor der Tür. Zehn Meter weiter war es dunkel genug, um noch zu sehen, aber nicht erkannt zu werden.

Bevor Schlaumeier lautstark darüber sinnieren mochten, ob und wie und wo große Papageien und kleinere Pelztiere zu verstauen sind, ging er in die Offensive und berichtete von Gold, Porzellan und Waffen, immer wieder Waffen, für die neue Besitzer gesucht worden waren.

»Das ist mein eigenes Gasthaus. Das allein wäre eine kümmerliche Adresse. Aber in 15 Jahren in meinem Umfeld habe ich nicht nur Hunderte von Spitzbuben erlebt, sondern auch viele Dutzend Gastwirte kennengelernt. Ein Wirt erkennt den anderen an der Nasenspitze. Wirte sind miteinander im Austausch, Wirte helfen sich. Ich will nicht Eure Intelligenz beleidigen. Ich weiß, dass Ihr wisst und begreift, dass mein Berufsstand speziell ist, denn wir sind in zwei Welten zu Hause: in der bürgerlichen, jedenfalls gut beleumundeten. Und in der Klasse darunter, die größer ist, als viele wissen; die breiter aufgestellt ist an Berufen, Herkunft und Charakteren, als fast alle wissen. Ich rede nicht allein von Lübeck, ich bin bekannt und befreundet mit Kollegen aus Hamburg und Bremen und Lüneburg und in vielen kleinen Städten dazwischen im Anhaltischen und entlang der Küsten. Ich habe gelernt, Dänisch zu sprechen, ich verstehe Schwedisch und Russisch, und nach Mitternacht spreche ich Sprachen, von denen ich nie gehört habe.«

Der Graf sah den Umstehenden beim Lachen zu. Dieser Deichmann war eine Naturerscheinung, er sammelte die Menschen ein, wie er wollte. Konnte so jemand einer einzigen Frau treu sein? Wie kam er jetzt auf diesen Gedanken?

Deichmann wollte mit Sabbelkopp noch heute aufbrechen und in Lüneburg den ersten Halt einlegen – um dort zwei Kollegen, für deren Loyalität er sich verbürgte, um Aufmerksamkeit und besonders weit geöffnete Ohren zu bitten. Bevor man ihn dazu auffordern konnte, versicherte er, den Namen des Landesherrn oder andere verräterische Namen und Verbindungen für sich zu behalten. »Ich werde meine Neugier mit der Hilfe für betrogene und beraubte gute Freunde begründen. Wenn Gastwirte anderen Gastwirten helfen können, erhöht das ihre Aufmerksamkeit. Das weiß ich aus Erfahrung. Ich bitte darum, uns nicht zu begleiten, auch nicht aus größerer Entfernung. In meiner Welt gibt es schärfere Augen und größere Ohren, als ihr für möglich haltet. Vor allem haben Menschen, die keine moralischen Vorbilder sind, ein instinktives Gespür für Gefahr, Lügen, Beobachtung. Ich bitte darum, mir das abzunehmen. Weil wir uns sonst gleich ein offizielles Abzeichen ans Revers heften können, womit unsere Arbeit garantiert erfolglos bleiben wird.«

Nach Lüneburg würde man die Suche nach Norden und Osten ausdehnen. Und man würde hoffen, dass sich Helfer finden, die einem einige Wege abnehmen würden.

Zuletzt fragte jemand nach Deichmanns eigenem Gasthaus, und wer ihn dort vertreten würde. Er nannte einen Namen, den niemand kannte. Der Name verschwieg, dass seine Vertretung eine Frau war. Trine war eingeweiht. Wie nicht selten, wusste sie vieles und mehr als fast alle anderen. Aber nicht in jedem Einzelfall wusste sie alles. Was ihr bekannt war.

Der Graf spendierte einen kleinen Wagen und zwei Pferde, denn um große Distanzen zu bewältigen, würden Pferdewechsel nötig sein. Der Landesherr wies einen seiner Begleiter an, Deichmann ordentlich auszustatten. Allein das Wort »ordentlich« wirkte sich auf die Fantasie aller Anwesenden ungemein belebend aus.

Deichmann registrierte interessiert, mit wie viel Geld der Landesherr unterwegs war.

Zuletzt erfuhr der Mensch von dem Projekt, der am allerengsten damit verbunden war.

»Ach, Deichmann«, seufzte sie. »Wann werden wir beide endlich beginnen, ein ruhiges Leben zu führen?«

»Das kann ich dir sagen. Was haben wir heute? 1605. Dann in fünf Jahren. In rund fünf.«

»Warum sagst du nicht zehn, wenn du heimlich an zehn denkst?«

»Ich weiß, dass du die größeren Zahlen nicht magst, jedenfalls nicht, wenn sie in dem Zusammenhang auftauchen, der hier gerade zur Diskussion steht.«

Sie nahm ihn in die Arme und sagte: »Als ich ein junges Mädchen war, sagte man mir, ich solle früh heiraten, weil mein Leben dann schlagartig sicherer und ruhiger werden würde. Sicher und ruhig – ich lach mich tot.«

»Bevor du fragst: Ich kümmere mich um Sabbelkopp.«

»Das weiß ich doch. Ich weiß aber auch, dass du mit einem anderen Begleiter besser aufgehoben wärst.«

Sie wartete auf eine Antwort, die nicht kam. Sie studierte ihn. Diesen Blick hasste er, weil er sich dann jedes Mal schamlos ausgeforscht fühlte. Seit vielen Jahren ging das so.

»Hab's kapiert«, murmelte sie. »Du hast das große Kind mit voller Absicht ausgewählt. Weil es dir die Tür zu Welten und Menschen öffnet, in die du selbst nicht hineinkommen würdest, weil dir keiner abnimmt, dass du so naiv bist wie Sabbelkopp.«

Jetzt war er dran mit dem Umarmen. Diese Umarmung dauerte sehr lange.

»Meine nächste Frau muss so klug sein wie du. Wenn ich keine finde und ich glaube, es gibt keine zweite, bleibe ich eben bei dir. Wäre dir das recht?«

»Geh schon, bevor ich es mir anders überlege.«

Aber vorher fand noch die Geldübergabe statt. Für Deichmann wurde sie zum Höhepunkt des Tages. Er hatte vielen Menschen Geld abgeschwatzt, im Gasthaus und außerhalb. Aber dies war sein erster Landesherr.

35

TRINE STÜRZTE SICH in die Arbeit. Sie begann damit nicht so früh wie üblich, aber nach der Abreise des Fürsten hatte der Graf seine Mannschaft zusammengerufen und feierlich die vollständige Vernichtung der Vorräte ausgerufen. Er meinte damit alles, was gekocht, gebraten, gesotten und essbar gemacht worden war. Er hatte nicht damit gerechnet, welche Zustände manche seiner Leute für essbar hielten. Es war eine ungeheure Fresserei geworden, gefolgt von einem Bacchanal, das nicht ganz so stark aus dem Ruder lief. Zumal eine Handvoll für die kommende Frühschicht eingeteilt worden war. Denn bei den Tieren hörte der Spaß auf, diese Einstellung vereinte die in manchen Fällen weit auseinanderklaffenden Temperamente.

Der überraschende Besuch des Fürsten von Lüneburg wirkte nach. Einerseits hielt mancher die Aufwartung des mächtigen Mannes für eine Ehre, andererseits war auch der arglosesten Seele bewusst geworden, wie dünn das Eis war, auf dem die Menagerie stand. Immer wieder musste Graf Leu den Verlauf des Vieraugen-Gesprächs schildern. Er machte klar, dass er keinen Mitarbeiter dulden würde, der die tierbegeisterten Adligen der Lächerlichkeit preisgeben würde. Dass der Adel die Arbeit nicht erfunden hat, war einerseits bekannt, andererseits kein Thema, das das niedere Volk und auch nicht das solide Bürgertum gegenüber dem Adel vertiefen oder auch nur anschneiden würden. Das Ergebnis konnte nicht nur ärgerlich sein, sondern das oft angespannte Verhältnis der weit voneinander entfernten Bevölkerungsgruppen weiter zuspitzen. Der Adel war geschützt durch lange Tradition und die Organisation des Staatswesens. Dem Adel konnte es herzlich gleichgültig sein, was Bauern und Beamte von seinen Vorlieben und seiner Sammelleidenschaft hielten. Aber selbst vielsagende Blicke konnten auf Dauer ärgerlich sein, selbst wenn nie ein Wort fiel. Gerade wenn nie ein Wort fiel. Was in der Luft liegt, ist deshalb nicht unsichtbar, unhörbar und unspürbar. Mit der Zeit kann es zu Sprengstoff werden. Was als nebenbei hingeworfene Anzüglichkeit beginnt, ist nach wenigen Wiederholungen bereits eine Ungebührlichkeit, die Zurechtweisung erzeugen kann. Wer am Rand der Armut lebt, wird in seiner Existenz getroffen, wenn ihn sein Gesichtsausdruck oder eine flapsige Bemerkung einen Auftrag kostet, eine finanzielle Sanktion einträgt oder den Entzug langjähriger Beschäftigung. Im schlimmsten Fall kann sich eine respektlose Bemerkung zu einer Bedrohung der Existenz auswachsen. Der Weg zu einer ersten physischen Rangelei oder einer Freiheitsstrafe – mag sie auch klein sein – ist manchmal sehr kurz. Dann bedarf es nur noch eines Wutanfalls und einer als Drohung empfundenen Geste, manchmal nur eines Schimpfworts, und in wenigen Stunden hat sich ein banaler nachbarschaftlicher Streit zu einem kleinen Krieg ausgewachsen. Streitereien um das Recht auf ein sehr überschaubares Stück Land, um die Nutzung eines Wassergrabens und die Erlaubnis, ein oder zwei Morgen Land aus adligem Besitz gegen einen kleinen Lohn zu beackern, können die Atmosphäre zwischen Adel und Bauern vergiften. Plötzlich müssen die Bauern das Doppelte an Abgaben bezahlen; plötzlich kostet das Mehl für das lebensnotwendige Brot so viel, dass sofort Angst vor Hunger entsteht; plötzlich verliert eine Familie Haus und Wohnrecht und muss innerhalb von 48 Stunden mit Sack und Pack ausgezogen sein.

Am Ende solcher Konflikte standen in der Vergangenheit nicht selten Häuser in Flammen und manchmal ganze Dörfer. Trinkwasser wurde verschmutzt, wertvolle Arbeitstiere mussten abgegeben werden. Die Arbeitskraft von Frauen und Kindern wurde nicht mehr gebraucht, wodurch das finanzielle Gleichgewicht armer Familien in wenigen Stunden gefährliche Schieflage annahm.

Nicht nur deshalb, aber auch deshalb war die Menagerie für die sehr dünn besiedelte Region eine Option auf Zukunft. Die meisten Mitarbeiter stammten nicht von hier, denn der Graf hatte das Gewicht der Auswahl naturgemäß auf Erfahrung in Tierhaltung und Kenntnis exotischer Tiere gelegt. Aber mittelfristig würden mehr Mitarbeiter gebraucht werden. Und nicht für jede Arbeit bildeten die exotischen Tiere das entscheidende Kriterium. Wenn neue Käfige gebaut wurden, die bestehenden Gebäude erweitert oder ergänzt würden, wenn Hilfe für die Küche sinnvoll wäre, und wenn sich die Existenz der Menagerie herumsprechen würde und Besucher herbeiströmten, dann wäre die Errichtung eines Marktes oder Vergnügungsparks keine Utopie mehr, und die Verköstigung der Besucher, zu denen viele Kinder gehören würden, machte weitere Mitarbeiter nötig.

Ein heimlicher Traum des Grafen war es, die Menagerie als Keimzelle eines künftigen Dorfs zu betrachten. Dann musste eine komplette Infrastruktur gebaut werden, dann musste Wohnraum entstehen, vielleicht eine Schule für kleine Kinder, vielleicht eine Schule für die Ausbildung von Tierpflegern. Zu einem Dorf gehört eine Kirche, wenigstens eine kleine Kapelle. Dazu kamen ein Gasthaus, eine Mühle, die Wasserversorgung, die Anlage befestigter Wege und von Fischteichen. Ein Medicus sollte greifbar sein.

Damit all das entstehen konnte, musste jahrelang rege Bautätigkeit entstehen, für die Arbeitskräfte gebraucht wurden, die in der Nähe campieren sollten, was provisorische, aber zumutbare Quartiere verlangte.

Und über allen visionären Gedanken stand der Traum des Grafen, die weite Welt in die Heide einzuladen. Eine Begegnungsstätte von einheimischen Menschen und einheimischen Qualifikationen mit Gästen aus der Heimat der exotischen Tiere, die anreisten, um ihr Wissen über Fauna und Flora und ihre Kenntnisse der guten Versorgung von Tieren und Pflanzen weiterzugeben. Damit die Menagerie künftig den Tieren eine noch bessere Versorgung bieten konnte. Aber die Tiere waren ja nicht nur eine Erquickung für die Augen. Sie waren auch ein Mittel zum Zweck, über sie wollte der Graf den Horizont seiner Landsleute erweitern, wollte das Bewusstsein erzeugen, dass alle Menschen, egal welcher Hautfarbe und egal von welchem Gesichtsschnitt, Bewohner derselben Erde sind und dass jeder Mensch Teil eines großen Ganzen ist. Er besitzt Kenntnisse und Temperament und Charakter, die gemeinsam mit den Fähigkeiten anderer Menschen die ganz große Nation bilden werden mit allen Problemen in der ersten Zeit und großem Segen in der Zeit danach: Verständnis, Freundschaft, Unterstützung, Hilfsbereitschaft, Austausch in den Wissenschaften und insbesondere in der Medizin, keine Kriege mehr, stattdessen Bildung und Zusammenarbeit bei allen Aufgaben, die auf die Menschheit in den vor ihr liegenden Jahrzehnten und Jahrhunderten noch warten und von denen die meisten bis zu diesem Moment noch gar nicht bekannt sind.

Von diesen mutigen Gedanken war der Schritt zu einer kleinen Universität nicht mehr weit. Von allen Schwächen der regionalen Besiedlung schmerzte den Grafen besonders das Fehlen einer Universität, das die zwangsläufige Folge fehlender Neugier, fehlender Lesefähigkeit und Bildung sowie fehlender Bücher war. Von einem Haus, in dem Musik gespielt und Theaterstücke aufgeführt werden, hatte er noch nie zu jemandem gesprochen. Er wusste, wie vorteilhaft es ist, anderen einen Schritt voraus zu sein. Und wie verheerend es ist, wenn der Abstand zwischen den Fantasievollen und den im Alltag Feststeckenden so groß ist, dass der Visionär als Verrückter gilt, und der alltägliche Typ sich von so viel Fantasie bedroht und gedemütigt fühlt. Der Graf musste dabei nur an seine eigene Familie denken, wo auch mehrere Welten unter einem Dach gelebt hatten, bis man es miteinander nicht mehr ausgehalten und sich getrennt hatte, bevor aus Streitereien Kämpfe und aus Kämpfen Unglück entstehen konnte.

Er zweifelte nicht daran, dass seine Pläne die Dauer eines Menschenlebens überstiegen. Genauso wie er nicht daran zweifelte, sich auf reichlich Gegenwind gefasst machen zu müssen. Die Welt wartete nicht auf einen wie ihn. Aber er war kein Stubengelehrter, kein Bücherwurm. Die Menagerie existierte bereits, man konnte sich in ihr bewegen und würde dabei große Entfernungen zurücklegen. Er hatte schon etwas, das er vorzeigen konnte. Der Anblick eines Elefanten ersetzt das Studium von zehn Büchern. Vielleicht sollte das zu den Fächern gehören, die in der neuen Schule vorkommen würden: das Betrachten exotischer Tiere, das Betrachten einheimischer Tiere und das anschließende Gespräch über die eigenen Gefühle. Wobei es nicht darauf ankommt, kluge Gedanken zu äußern, sondern ehrliche Gedanken, die am Ende zu klugen Gedanken führen.

Womit die Hebamme Trine ins Spiel kam. Neben allen anderen Gründen, die dazu führten, diese Person zu schätzen, imponierte ihm besonders, dass sie wie kaum ein anderer Berufsstand Vergangenheit, Gegenwart und Zukunft in sich trug. Das alte Wissen der Hebammen, das sie keinen Zentimeter hinter den Fähigkeiten der Doctores zurückstehen ließen; ihre Sorge um die Frauen, die die Menschheit vor dem Aussterben bewahren werden; und die Zukunft, die mit jedem kleinen Menschen in die Welt kommt. Jeder Säugling garantiert zehn oder 50 oder 100 Menschen mit seiner Ankunft auf der Erde ihren Sinn, ihre Aufgaben und ihre künftige Zufriedenheit. Er stellt die menschliche Art auf eine festere Grundlage und sorgt dafür – wenn er nicht leider Gottes zu einem Idioten heranwächst –, dass jeder Mensch den allgemeinen Fortschritt um eine Strecke befördert. Diese Strecke mag winzig sein, und viele Menschen werden sie mit bloßem Auge gar nicht erkennen. Aber sie existiert, sie macht einige Menschen klüger, lässt sie auf neue Einfälle kommen, und manchmal ist unter den Nachrückenden sogar ein herrlicher Musiker, eine großartige Malerin und eine Erfinderin, die so etwas Weltbewegendes wie den Buchdruck ersinnt.

Menschen wie die Hebamme Trine Deichmann waren die Antwort auf Fragen, die sich der Graf nur zögernd und nie öffentlich stellte. Befand er sich eigentlich auf dem richtigen Weg? Oder war er ein hoffnungsloser Spinner, dessen mehrere Jahrhunderte alte Familie langsam in die unvermeidliche Phase des Schwachsinns eintrat und dabei großartige Wolkengebilde ausstieß, für die sie Mitstreiterinnen suchte, die ihnen die Möglichkeit eröffneten, noch eine Weile die Augen vor der traurigen Wirklichkeit zu verschließen?

Vielleicht war die Hebamme Trine eine bessere Anführerin als er. Aber dem Grafen war bewusst, dass sie ihn fassungslos anstarren würde, sollte er ihr eines Tages das Angebot unterbreiten, künftig die Anführerin der Menagerie zu sein. Deichmann hatte ihm ja kürzlich verraten, was Trine an ihrem Beruf besonders schätzte. »Am Bett der Gebärenden kann ich tun, was ich will. Und keiner traut sich, mir Weisungen zu erteilen. Wenn er es versucht, stauche ich ihn zusammen, bis es still wird im Raum, in dem nur die Person im Bett so laut sein darf, wie sie will. Aber am liebsten etwas leiser, denn die Schreierei wird nicht schöner, je länger sie anhält. Schön ist nur, wenn das Würmchen schreit. Ich wundere mich jedes Mal, wie viel Lärm aus so einem Körperchen herauskommen kann.«

36

Als der Graf aus dem Fenster blickte, stand das Mädchen davor. Sie starrte ihn an, er starrte sie an. Eigentlich war es eine spaßige Szene, an der das Spaßigste war, dass sich zwei wildfremde Menschen vollkommen ernst anstarrten.

»Bin schon weg«, rief das Mädchen und wollte türmen.

»Bleib lieber stehen. Ich krieg dich doch.«

»Ich hab nichts weggenommen, Ihr könnt mich durchsuchen.«

»Was ist das da, was aus deinem Rock hervorlugt? Das sieht mir nach einem kleinen Elefanten aus.«

Entzückt sah er zu, wie sie ihren Rock und dessen Taschen untersuchte.

»Ich kenn dich«, sagte er. »Oder ich kenn dich nicht. Aber gesehen habe ich dich bereits.«

Er hatte schon eleganter formuliert und war froh, dass sie nicht aussprach, was ihr Gesichtsausdruck androhte: Wie verrückt bist du denn?

»Also los. Rede.«

»Wisst Ihr, wo ich die Hebamme finde?«

»Natürlich. Ich weiß alles, was hier vorgeht.«

Er wusste nicht, warum er solche Lust hatte, sie zu unbedachten Äußerungen zu provozieren. Vielleicht lag es daran, dass sie mit ihren zwölf oder 13 Jahren so rührend hilflos aussah, dabei aber auch Energie ausstrahlte und den Willen, sich nicht einschüchtern zu lassen. Ihre Kleidung strahlte die Eleganz armer Leute aus. Alles war sauber, alles war geflickt und gepflegt, aber es war billiger Stoff.

»Ich komme jetzt raus, du wartest solange.«

»Das glaubt Ihr aber nur.«

»Ich bringe dich zur Hebamme.«

»Woher weiß ich, dass Ihr mich nicht anschwindelt?«

»Das weißt du erst, wenn ich dich bei der Hebamme abliefere.«

»Die Leute haben mich gewarnt. Sie sagen, hier laufen lauter seltsame Menschen herum. Meistens Männer. Ich sollte einen Knüppel mitnehmen.«

»Als Gastgeschenk?«

Als er das sagte, stand er schon vor ihr. Sie war doch noch ein Kind und keine junge Frau. Aber die ersten Schritte waren schon gegangen worden. Ihr Name war Adelheid, einen Nachnamen gab es nicht.

»Ich muss mit ihr reden«, sagte sie unterwegs.

»Vielleicht steckt sie in einem Käfig.«

»Was hat sie verbrochen?«

»Nicht so ein Käfig. Einer für Tiere.«

»Ist sie gefährlich?«

»Deine Eltern haben bestimmt viel Freude mit dir.«

»Früher vielleicht. In letzter Zeit nicht mehr.«

»Gehst du denen auch auf die Nerven?«

»Ich will nur eine klare Antwort. Aber das geht in meiner Familie ja nicht.«

»Bist du die Schlaue oder die Eltern? In Ordnung, verstehe schon.«

In den Bereichen, wo die exotischen Tiere zu sehen waren und manchmal nur zu hören, wurde Adelheid schnell abgelenkt. Der Graf ließ ihr die Zeit, die sie brauchte.

Trine war bei den Zebras. Sie stand zwischen zwei Stuten, ihre Hände tasteten und forschten eine ab. Deren Ohren spielten, aber sie war ruhig.

Adelheid sagte: »Sehen die immer so aus?«

»Heute sind sie schwarz-weiß. Am Sonntag sind sie weißschwarz.«

»Aber Ihr seid wahrscheinlich an jedem Tag so witzig.«
»Besuch für die Hebamme!«, rief der Graf und empfahl sich.

Adelheids erste Worte lauteten: »Ist das Blut?«
»Wenn es rot ist, ist es Blut. Wenn es blau ist, sind es Blaubeeren.«
»Warum sind hier alle so lustig?«, fragte Adelheid.
»Sei froh«, entgegnete Trine und wischte sich die Hände ab. »Besser so als umgekehrt. Wie kann ich dir helfen?«
»Ihr müsst meiner Mutter helfen. Bevor Ihr wieder lustig werdet: Meine Mutter ist ein Mensch, zwei Beine, alles normal.«
»Und trotzdem braucht sie Hilfe?«
»Das Kind kommt bald.«
»Wer sagt das?«
»Meine Mutter.«
Die Familie lebte zwei Dörfer weiter. Trine war an der Stelle vorbeigefahren, wo der Weg vom breiteren Weg abbog.
»Bist du zu Fuß gekommen?«
»Unsere Kutsche ist gerade beim Schmied.«
»Du bist ziemlich kampflustig.«
»Ihr müsst schnell kommen.«
»Gibt's einen Vater? Geschwister? Alte Eltern?«
»Alles. Aber könnt Ihr alle vergessen.«
»Wenn du Geschwister hast, sollte es eine Hebamme geben.«
»Das war früher. Weil früher alles besser war. Jetzt kommt keine mehr zu uns.«
»Was habt ihr denn für Hebammen? Ich ziehe die Frage zurück. Ist deine Mutter so eine Kampflustige, mit der man sich nicht leicht anfreundet?«
»Nur wenn du mit ihr verheiratet oder ihr Kind bist. Oder wenn sie einen schlechten Tag hat, der manchmal einen Monat dauern kann. Könnt Ihr gleich kommen?«
»Ich kann mit eurer Hebamme reden.«
»Die reden nicht mit Fremden.«

»Mit mir wird sie reden.«

»Wenn Ihr so eine seid, dann wird sie gleich doppelt nicht mit Euch reden.«

»Habt ihr auch freundliche Menschen im Dorf?«

»Wenn ich lange nachdenke, fällt mir vielleicht jemand ein. Aber jetzt müssen wir los.«

»Wie viele Geschwister?«

»Ich? Drei.«

»Alle gesund? Alle glatt zur Welt gekommen?«

»Wenn es nach dem Lärm geht, ja. Aber das kann auch mein Vater gewesen sein.«

»Viele Männer trinken sich Mut an.«

»Dann müsste ich 1.000 Geschwister haben.«

Einer der Wärter fuhr die Kutsche vor.

»Das ist ja nur für zwei«, sagte Adelheid. »Habt Ihr nichts Richtiges?«

Trine blickte ihn an: »Haben wir etwas Richtiges?«

Eine doppelt so große Ausführung stellte Adelheid auch noch nicht zufrieden, aber sie wollte endlich los. Trine meldete sich ab.

»Ihr müsst euch abmelden? Ich dachte, Ihr seid hier die Hebamme?«

»Wer sagt das?«

»Alle sagen das.«

»In deinem Dorf?«

»In jedem Dorf.«

Damit hatte Trine nicht gerechnet. Aber sie fand es gleich einleuchtend. Auf dem Land gibt man aufeinander Acht. Man konnte das auch weniger freundlich nennen, aber es lief aufs Gleiche hinaus.

Die Mutter war fällig. Bevor Trine sie untersuchen durfte, musste sie sich erst die Meinung der Schwangeren zu einem Dutzend Themen der Dorfgeschichte anhören.

Trine sagte: »Ihr geht mir auf die Nerven.«

»Ich darf das. Ich bin schwanger.«

»Sonst seid Ihr freundlich?«

Adelheid sagte: »Sie ist immer schwanger.«

»Verschwinde, wenn sich Erwachsene unterhalten.«

»Ich bin erwachsen.«

»Du bist dann erwachsen, wenn ich es sage.«

Trine sagte: »Ihr habt zehn Minuten, dann bin ich weg.«

Jetzt nahm alles den sinnvollen Verlauf. Nicht dass es dadurch freundlicher ablief. Das Kind würde bald kommen. Nicht heute, ab übermorgen war alles möglich.

»Ich bin es so leid«, sagte die Mutter.

»Das Kinderkriegen? Oder die Männer und weil man sie so schwer bremsen kann?«

»Oh, ich bremse ihn. Ohne meine Erlaubnis spielt sich in diesem Haus nichts ab. Da wird nicht mal gefurzt.«

»Werdet Ihr leicht schwanger?«

»Meine Güte, was heißt schwanger?«

»Jeder Schuss ein Treffer.«

»Dann leicht, ja.«

»Mal daran gedacht, einen Riegel vorzuschieben?«

»Zwischendurch lässt er mich in Ruhe. Dann ertrage ich ihn wieder besser und glaube: Vielleicht geht ja doch noch was.«

»Und dann?«

»Jeder Schuss ein Treffer.«

»Wie ertragen Eure Kinder das?«

»Die haben nichts zu melden. Das fehlte ja noch.«

»Und Adelheid?«

»Die ist die Schlimmste. Redet wie unser Pastor. Wenn man die Augen zumacht, glaubt man: Er ist das.«

»Immer derselbe Vater?«

»Leider ja.«

»Ihr habt neben allen anderen Problemen auch ein Problem mit der Vernünftigkeit, könnte das sein?«

»Wir Frauen sind auf der Welt, um zu leiden.«

»Sind wir nicht.«

»Ihr vielleicht. Ihr Teufelsweiber kennt alle Mittel und Wege. Aber wir müssen es ausbaden.«

»Wieso Teufelsweiber?«

»Sagt man nicht so?«

»Reicht das, damit es wahr ist? Weil man so sagt?«

»Ich wollte ein schönes Leben haben.«

»Keine Kinder?«

»Sagen wir: die Hälfte. Oder noch besser: erst alle fünf kriegen. Und dann die zwei besten aussuchen.«

»Und die anderen?«

»Als Magd zum Bauern geben. Oder aufs Schloss. Aber dann dürfen sie nicht hübsch sein, sonst kriegst du sie schwanger zurück, und alles ist noch schlechter geworden.«

»Ihr müsst zu Eurer Hebamme ein gutes Verhältnis haben. Ich werde nicht lange hier sein.«

»Ach? Wollte Euch der Graf schon an die Wäsche? So schnell?«

»Mäßigt Euch.«

»Ihr dürft nicht darüber reden, verstehe. Wir Frauen müssen zusammenhalten.«

»Ihr versteht gar nichts. Ich habe noch nie gehört, dass jemand es schafft, die Hebamme zu vergraulen. Wir sind bekannt dafür, ein dickes Fell zu haben. Wir können sogar weghören.«

»Sie ist ein schreckliches Weib. Rücksichtslos! Und eiskalte Hände. Sie liebt es, einem wehzutun. Sie kriegt gute Laune davon.«

»Redet mit ihr. Erzählt von Euch, dann erzählt sie von sich. Wenn sie weiß, wie Ihr lebt, ändert sich euer Verhältnis zum Besseren.«

»Ich soll um ihre Liebe betteln?«

»Nicht Liebe und nicht betteln. Alles andere ja.«

»Nur über meine Leiche.«

»Ihr seid dichter an der Wahrheit, als ihr denkt. Das Kind ist zu still.«

»Ist nur faul. Kommt ganz nach dem Vater. Ihr müsst kneifen, das mag es nicht.«

»Schon passiert. Sehr still. Ist das früher schon vorgekommen?«

»Der Bauch wurde dick und dicker. Dann ein Furz, der einen Riss in den Deckenbalken getrieben hat, und das Gör war draußen und hatte Hunger. Oder Durst. War ja ein Junge.«

»Ihr redet ungewöhnlich viel dummes Zeug, selbst für eine Schwangere.«

»Ihr redet wenig. Das ist aber nicht Eure schlechteste Eigenschaft.«

»Nun geht's los.«

»Ihr seid hochnäsig. Ihr wollt nicht im Haus von armen Leuten sein.«

»Kein Wort kommt auch nur in die Nähe der Wahrheit.«

»In Lübeck rufen Euch die reichen Säcke. Das färbt auf die Hebamme ab.«

»Ihr seid wirklich gut informiert. Ist das nur Neugier?«

»Was denn sonst? Habt Ihr jemals in der Heide gewohnt? Stellt Euch Lübeck vor, zieht die breiten Straßen und die wunderschönen Häuser ab. Lasst den Betrieb auf den Märkten weg und natürlich keine Spur von einem Hafen. Nicht mal eine Kirchenglocke. Habt ihr's? Dann wisst Ihr, wie es in der Heide ist.«

»Erstens übertreibt Ihr maßlos. Außerdem seid Ihr hier nicht angebunden.«

»Ich will nicht nach Lübeck. Am ersten Fisch würde ich mich an den Gräten verschlucken und sterben.«

»Es gibt kein Gesetz, das den Lübeckern vorschreibt, immer nur Fisch ... aber das wisst Ihr ja. Ich dachte mehr an Lüneburg. Oder an ein größeres Dorf. Was macht Euer Mann?«

»Bespringt seine Frau, kann nicht lesen und schreiben, verwöhnt seine Kinder maßlos, obwohl er es sich nicht leisten kann.«

»Sein Beruf?«

»Lehrer.«

»Das ist nicht Euer Ernst.«

»Sollte nicht von Dauer sein. War nur für den Übergang gedacht, als der richtige Lehrer ausgebüxt ist. Der lebt jetzt in Lüneburg und ist angeblich zufrieden. Gut für ihn.«

»Euer Lehrer kann nicht lesen und schreiben! Man fasst es nicht.«

»In der Schule gibt es noch mehr zu lernen als Lesen und Schreiben.«

»Lasst mich raten: was er auch alles nicht beherrscht.«

»Aber er gibt sich Mühe. Früher hat er sich nie Mühe gegeben. Bei nichts. Außer bei … Ihr wisst schon. Schade, dass das kein Beruf ist. Kein bezahlter. Dann wären wir steinreich.«

»Gibt's das häufiger bei euch?«

»Ihr meint: solche Lehrer? Solche Männer? Wir müssen nehmen, was wir kriegen können. Das ist die Heide, die Heide verschlingt jeden. Bei uns Frauen fängt es langsam auch an.

Aber Frauen können immer einiges. Selbst die dummen können kochen und backen und einwecken und aus Wolle und Stoff Kleidung herstellen. Sie können an morgen denken und sogar an den nächsten Winter, für den man Heizung braucht.«

»Hört sich sehr klug an, was Ihr erzählt. Das Dumme daran ist, dass alles Geld kostet. Wir haben aber kein Geld. Wir können keine Münzen prägen und kein Geld scheißen. Und wir haben nichts, was man tauschen kann.«

»Ihr habt etwas anzubieten: Eure Arbeitskraft.«

»Ihr seid gut. Glaubt Ihr, die Leute sind scharf darauf, eine anzusprechen, von der man weiß, wie es bei ihr zu Hause aussieht.«

»Ich verstehe. In der Heide achtet man sehr genau darauf, was die Nachbarn tun, was sie lassen, was sie haben, was sie können.«

»Wenn es brennt, helfen sie beim Löschen. Wenn es ans Sterben geht, wimmelt es von Klageweibern. Aber wie oft brennt es schon? Und wenn es bei uns brennt, ist die Hütte in einer Stunde abgebrannt. Solange brauchst du, um zweimal zum Brunnen und zurück zu laufen.«

»Das sind alles Gründe, um es sich nicht auch noch mit der Hebamme zu verderben.«

»Ich bin nicht auf der Welt, um den Hebammen zu gefallen.«

»Und? Wie lebt es sich so mit Euren edlen Grundsätzen?«

»Bescheiden.«

»Habt Ihr wenigstens einen anständigen Pastor?«

»In einigen Jahren haben wir es auf ein halbes Dutzend von denen gebracht.«

»Sie fliehen alle?«

»Immer nachts. Denn feige sind sie auch noch. Und sie haben ja nicht viel, passt auf einen kleinen Wagen, und Abfahrt.«

»Und der jetzige?«

»Am Anfang machen sie die Runde und stellen sich vor. Bleiben erstaunlich lange. In der Zeit sitzen sie dreimal am Tisch und fressen sich den Wanst voll. Dabei sind sie meistens gar nicht fett.«

»Sie sind arm.«

»Ich weiß. Jeder hat einen guten Grund, warum er schwach ist. Aber uns hilft das nicht.«

»Es gibt ja jetzt die Menagerie.«

»Schon einige Monate. Das ist ein Rekord.«

»Sie haben Arbeit zu vergeben. Ihr habt bestimmt gefragt.«

»Wonach gefragt?«

»Nach Arbeit für Eure Familie und Euren Mann, den seltsamsten Lehrer des Landes.«

»Wo denkt Ihr hin? Das sind fremde Leute, das sind Menschen von Adel.«

»Soweit ich weiß, ist einer von Adel. Einer von 20 oder 50. Reicht Euch das als Ausrede, den Mund zu halten? Ausgerechnet Ihr? Mund halten, das passt gar nicht zu Euch.«

»Ihr wisst nicht, wie das ist. Ihr kommt aus Lübeck.«

»Ach, hört doch auf. In zwei Tagen sehen wir uns wieder.«

»Was ist in zwei Tagen?«

»Da werdet Ihr Mutter! Freut Ihr Euch schon drauf?«

»Juhuu! Endlich Mutter. Ich weiß gar nicht mehr, wie das geht.«

»Ihr werdet Euch schnell erinnern. Das ist die Sache mit den unerträglichen Schmerzen, bei der man glaubt, gleich zerreißt es einem den Leib. Kehrt die Erinnerung zurück?«

37

»Ich habe gleich gewusst, wer Ihr seid.«

»Was hat mich verraten? Mein aufrechter Gang? Dass es mitten am Tag ist und ich trotzdem noch nicht nach Schnaps rieche?«

»Sind alles starke Hinweise, in der Tat.«

Trine wurde ins Haus gebeten. Hier ließ es sich aushalten. Alles übersichtlich, alles sauber, ohne übertrieben zu wirken. Möbel, denen man zutraute, noch einige Jahre ihren Dienst zu versehen. Fensterscheiben mit Glas, das kaum Sprünge aufwies. Decken auf dem Sofa, das zum Sitzen einlud.

Vor allem hatte es Trine die Küche angetan. Wie in Lübeck abgebaut und hier wieder montiert. Hier hätte selbst Deichmann Probleme gehabt, etwas zu finden, das nach seinem sofortigen Eingriff verlangte. Eine der wenigen Absonderlichkeiten des Mannes war seine Neigung, in anderer Leute Wohnung und Haus sofort zu Werkzeugen zu greifen und etwas zu produzieren, was in Deichmanns Welt als Verbesserung galt – wenn auch keineswegs für die Mehrzahl der betroffenen Bewohner.

Er meinte es zweifellos gut, aber es war ebenso zweifellos eine Manie. Immerhin war seine Lust auf Verbesserung so groß, dass Trine ihn jahrelang in die Behausungen ihrer ärmsten und traurigsten Gebärenden schleppen konnte, bevor er Lunte gerochen hatte.

»Du machst mich zum billigen Maurersmann deiner Frauen. Was ist, wenn sich das herumspricht? Zu meinen Lebensträumen gehört nicht, auf den Wunschzetteln der Pfaffen ganz oben zu stehen. Ich bin kein guter Mensch, ich verbessere nur gern.«

Trine hatte einen draufgelegt und den Widerstrebenden in Zimmer gebracht, in denen selbst der sonst nie um ein Wort verlegene Deichmann stumm geworden war. Es ist ein Unterschied, ob eine Wohnung unaufgeräumt, schmutzig und verbesserungsbedürftig ist. Oder ob der Schimmel fingerdick an den Wänden sitzt, kein Ofen und kein Herd existieren, alle Fenster mit Säcken verhängt sind und man – wenn man einige Augenblicke still bleibt – den Mäusen zusehen kann. Im besten Fall den Mäusen. Der Anblick der ersten Ratte hatte Deichmann rasend gemacht. Sein Wutanfall hatte dem Raum den Rest gegeben, allerdings auch der Ratte. Vier Tage Arbeit von Männern, die Deichmann in seinem Gasthaus zwangsverpflichtet hatte, verwandelten ihn in eine bewohnbare Höhle zurück. Zumutbar für eine junge Mutter mit jüngst geborenem Kind war er noch längst nicht.

»Ihr habt es schön«, sagte Trine.

»Darauf habe ich auch einen Anspruch«, entgegnete Brid. »Ich arbeite hart, ich arbeite viel. Und Ihr wisst, zu welchen

Tageszeiten das geschieht. Tageszeit ist sowieso das falsche Wort.«

Das Haus stand zwischen der Menagerie und der Stadt Lüneburg. Das Dorf war klein, aber der Einfluss der Stadt war spürbar. Die Bewohner waren besser gestellt als da, wo Trine die letzte Stunde verbracht hatte. Von Bürgerlichkeit im Lübecker Sinn konnte nicht die Rede sein, aber auch nicht von bitterer Armut, Verfall und Aussichtslosigkeit. Auf der anderen Seite des Weges stand die kleine Kirche, Brids Mann erfüllte einen seltsamen Beruf zwischen Kirchenmusiker und Lehrer der Volksschule. Er verkehrte auch in den besseren Häusern, zu denen die beiden großen Höfe gehörten, und unterrichtete Kinder, Jugend und in einem speziellen Fall den Hausherrn im Klavierspiel.

»Er behauptet, der Bauer ist der beste Musiker, den er jemals getroffen hat.«

»Ihr zweifelt?«

»Mir kommt es übertrieben vor, wie er darüber sprich. Angeblich schlurft der Bauer jedes Mal ins Zimmer, als ob ihm alles wehtut und ihm alles zu viel ist. Angeblich findet in dem Moment, in dem seine Hände über den Tasten schweben, die Verwandlung statt. Dann spielt er wie ein Wilder, Tanzmusik bevorzugt. Und alles, wonach sich tanzen lässt. Mein Holder sagt, er bricht alle Regeln. Aber es muss ein besonderes Erlebnis sein.«

»Angeblich.«

»Ihr seid also auch so eine. Allein dadurch, dass man der Musik solche Kraft zuschreibt, offenbart man ja bereits, wes Geistes Kind man ist.«

»Ich bin 36.«

»Der Bauer ist über 60. An der linken Hand fehlen ihm zwei Finger. Mein Mann sagt, solang er wenigstens sechs Finger hat, wird er nicht in Nöte geraten, weil er immer weiter spielen kann.«

Trine kam zum Grund ihres Besuchs.

»Ihr braucht gar nicht weiterreden«, sagte Brid nach weniger als einer Handvoll Sätze. »So sind sie in den Dörfern. So leben sie dahin. Du kannst sie nachts aufwecken, sie werden sofort jemanden beschuldigen, der an ihrem Unglück schuld ist. Ihre Welt ist weiß und schwarz. Sie sind weiß, die Welt ist schwarz. Sie sind Opfer, die Welt ist schuld – an allem und jedem.«

»Aber sie sind arm.«

»Sie sind schrecklich arm. Drei Viertel meiner Frauen sind arm. Aber so geht es zu bei uns. So geht es zu auf jeder Seite von Lüneburg. Zwei Stunden mit der Kutsche, höchstens drei, und du befindest dich in einer Welt, in der es keine Farben gibt. Und nach drei Stunden bist du immer noch nicht dort, wo der Hund begraben ist.« Brid goss Tee nach und sagte, ohne Trine anzublicken: »Jetzt seid Ihr enttäuscht. Ihr dachtet, man müsse nur dem Sorgenkind helfen, das man gerade kennenlernte. Aber das bewirkt nichts. Damit machen wir nur ein Fass auf, in das so viel hereinpasst, wie man nicht für möglich hält.«

»Aber dem einen Sorgenkind könnte man helfen.«

»Könnte man. Geschieht in Einzelfällen auch.«

»Die Kirche?«

Das Lachen war Brids bisher aufschlussreichste Lebensäußerung.

»Die Kirche«, sagte sie. Der verächtliche Unterton überzog Trine mit Gänsehaut. »Unsere Kirche. Ich gebe zu, würden alle Kinder, die von Pfaffen erzeugt wurden, nicht auf die Welt kommen, könnte sich das Leben derjenigen, die dann übrig bleiben, vielleicht um ein Weniges entspannen. Aber mehr auch nicht. Bei uns gibt es mächtige Systeme, die verhindern, dass sich grundlegend etwas zum Besseren verändern kann.«

»An wen denkt Ihr? An die Kirche.«

»An alle Kirchen. An alle Männer, die die Autorität der Kirchen verkörpern und sie in dem Moment, in dem sie die bekannten Gelüste verspüren, in Macht und Missbrauch verwandeln.«

»Offene Worte.«

»Aber völlig folgenlose Worte. Denn der Adel singt das gleiche Lied. In vielen Familien, die wir als Außenstehende für anständig und reputabel halten würden, erklingt eine ähnliche Melodie. Und in den Gruppen zwischen den Polen geht es jeden Tag und jede Nacht ebenso verbrecherisch zu. Und immer geht es gegen die Frauen. Die Männer haben einige Minuten Spaß, denn wir wollen es einfach mal so bezeichnen: als Spaß. Danach haben die Frauen einige Monate Angst und Einschränkung und noch mehr Angst und Schmerzen. Und wenn das Kind überlebt, und wenn die Mutter noch lebt, dann geht das Elend ja erst richtig los und zieht sich über fünf Jahre, zehn, zwölf. Danach beginnt die Zeit, in der die Töchter in Gefahr geraten. Und bald befinden sie sich exakt an dem Platz, an dem sich einst auch ihre Mutter aufhielt. So ist es doch, seht Ihr das anders?«

»Seid Ihr zufrieden mit Eurem Leben als Hebamme? Fühlt Ihr euch anerkannt?«

»Anerkannt und misstrauisch beäugt und im Einzelfall gehasst. Aber vor allem unersetzlich. Alles zusammen von Respekt bis Ablehnung, die Anteile verändern sich jeden Tag. Zwei Wochen in einem soliden Umfeld, und ich habe das Gefühl, im Urlaub zu sein. Ihr wisst, wie es ist: Wenn sich die Tür öffnet und Ihr blickt in Gesichter, die sich um das Schicksal der Schwangeren sorgen, dann seid Ihr an der richtigen Stelle. Dann arbeiten wir alle zusammen, weil wir alle das gleiche Interesse haben: dem Mädchen, der Frau das Leben zu erleichtern, die Angst zu nehmen, die Schmerzen gering zu halten, um am Ende den kleinen Braten in die Höhe zu stemmen.«

»Meint Ihr das wörtlich? In die Höhe stemmen?«

Leicht beschämt offenbarte Brid ihre Eigentümlichkeit. Sie musste das Neugeborene in die Höhe halten, mit ausgestreckten Armen, nur einmal und nur kurz, aber diese Geste der Freude und des Triumphs ließ sie sich nicht ausreden. Sie traf auch nicht auf Ablehnung, eher auf überraschte Gesichter. Die Ankunft des neuen Lebens sorgte für eine Freude, die alle Irritationen über die wunderliche Hebamme spielend überdeckte.

Trine, zuerst negativ berührt, machte schnell ihren Frieden mit dem kollegialen Spleen. Sie begriff, dass die Kollegin Trines Schock über die armseligen Lebensumstände von Adelheids Mutter möglicherweise begreifen konnte. Aber sie selbst lebte in innerer Distanz zu solchen Schicksalen. Sie hatte eine ordentliche Wohnung und einen Mann, für den sie sich nicht schämen musste. Ihre finanzielle Lage war wohl zufriedenstellend, und Brid fehlte der Wunsch, gegen die Situation großer Teile der Bevölkerung aufzubegehren. Bestimmt war sie fachlich gut und half, wo sie konnte. Aber sie würde es mit ihrem Engagement nicht übertreiben. Trine erinnerte sich selbst daran, wie ihr eigenes Leben in Lübeck verlief. Sie hatte es in der Hand, Brid neidisch zu machen, und musste dazu nichts erfinden und nicht übertreiben. Gegen das Leben in der Heide war Lübeck ein Schloss. Aber wenn man aus Deichmanns Wirtshaus kam und dreimal um die Ecke bog, war man in der anderen Welt angelangt, die es in jeder Stadt gab. Armut war der Normalfall in dieser Zeit.

Nachdenklich lenkte Trine das Pferd Richtung Menagerie, dann zog sie abrupt die Zügel an und sagte verärgert wegen des Beinahe-Zusammenstoßes: »Hast du auch eine Kutsche, mit der du heimlich unterwegs bist?«

»Ich will machen, was Ihr macht«, sagte Adelheid. Während sie sprach, stand sie am Pferd und tätschelte seinen Kopf. Das geschah völlig selbstverständlich und ohne den Willen, etwas zu beweisen. Aber Trine sah es.

»Du bist zu jung, um eine Hebamme zu sein.«

»Keine Hebamme. Was Ihr mit den Tieren macht.«

»Ich arbeite mit ihnen wie eine Hebamme.«

»Nicht das. Das andere mit den Tieren. Das Pflegen und Versorgen. Dass sie sich wohl fühlen und keine Angst haben müssen.«

»Adelheid. Du gehst zur Schule, und das ist gut so.«

»Ich weiß alles, was man da lernen kann. Ich mag das nicht. Ich will dahin, wo das richtige Leben ist. Das echte.«

»Lieber Tiere als Menschen?«

Begeistert nickte sie.

»In der Menagerie arbeiten lauter Erwachsene.«

»Ihr müsst für mich sprechen. Dann geht das.«

»Ich bin selbst neu da. Ich habe keinen Einfluss.«

»Das glaubt Ihr doch selbst nicht.«

»Woher willst du das wissen? Hast du etwa die Männer ausgefragt?«

»Nicht ausgefragt. Nur unterhalten.«

»Die reden nicht mit Kindern.«

»Wenn sie sehen, dass ich eine junge Frau bin, reden sie. Weil sie dann auch gucken können.«

Gequält dachte Trine: Es ist ein Elend mit diesen klugen jungen Wesen. So war ich nicht, als ich in dem Alter war. Fast hätte sie sich umgedreht, um zu prüfen, ob sie in diesem Moment beobachtet wurde.

»Deine Eltern erlauben das nicht.«

»Wo lebt Ihr? Die tanzen auf dem Tisch vor Freude, wenn sie eine Esserin weniger versorgen müssen.«

»Wie gesagt: Ich bin in der Menagerie die Neue und werde nicht ewig da sein.«

»Ihr müsst sagen, dass Ihr meine Lehrerin seid. Ich esse auch ganz wenig und brauche nichts. Ich schlafe auf dem Boden, eine Decke genügt, eine dünne Decke.«

»Und du arbeitest von morgens bis abends und machst keine Pause.«

»Genau! Jetzt kapiert Ihr das! So sagt Ihr das. Und dazu müsst Ihr sie mit dem Blick angucken.«

»Welchem Blick?«

»Mit dem wir Frauen von den Männern alles kriegen, was wir wollen.«

»Adelheid, was weißt du vom Leben?«

»So viel, dass ich mich bei den Tieren gut fühlen werde. Weil das Leben bei den Tieren besser ist als jetzt.«

»Ist es so schlimm?«

Adelheid legte ihre Stirn gegen den Pferdehals. Für ihre Verhältnisse schwieg sie sehr lange. Ohne den Kopf zu wenden, sagte sie: »Ihr macht es doch, oder?«

Zart zupfte das Pferd an ihren Haaren, Adelheid legte einen Arm um seinen Hals.

38

»WAS ICH EUCH vorzuschlagen habe, ist vielleicht keiner meiner klügsten Vorschläge. Aber ich sage es jetzt einfach.«

»Das sind ja ganz neue Töne. Wochenlang kommen aus Eurem Mund nur Ideen, vor denen man niederknien möchte. Und heute habt Ihr nur einen stinknormalen guten auf Lager? Ihr schwächelt, meine Liebe!«

Der Graf blickte sie an und entdeckte eine noch nie gesehene Schüchternheit. »Fangt schon an«, forderte er sie lachend auf. »Ihr seid doch gar nicht fähig, dummes Zeug zu erzählen. Ihr habt Eduard verraten, was er anstellen muss, damit sie in seiner

Familie wieder miteinander reden. Und dem jungen Niesedop habt Ihr die Vorteile des Lesens und Schreibens in dermaßen warmen Farben ausgemalt, dass sich alle vor ihm verstecken, wenn er abends ein Opfer sucht, das mit ihm eine Stunde lernt. Ihr bringt ja sogar den frechen Papageien gutes Benehmen bei.«

»Wir müssen ein Fest veranstalten! – Was ist? Warum seht Ihr mich so an?«

»Ist das alles? Ein Fest veranstalten? Ich dachte, jetzt kommt eine Umbaumaßnahme. Eine neue Außenanlage. Ein Bach, der durchs Gelände läuft. Oder ein Bach rund um unser Land, damit wir eine Insel werden und uns vorstellen können, dass wir Afrika sind. Eine Postkutsche mit Zebras. Namen für jedes Tier, das bei uns zur Welt kommt. Was ist? Habe ich eine Biene auf der Nase?«

»Nein, aber Ihr habt sehr schöne Einfälle. Woher habt Ihr die? Die fliegen doch nicht durch die Luft!«

»Ich höre aufmerksam zu. Nicht bei jedem, aber es gibt die eine und andere Person, manchmal handelt es sich dabei nicht um zwei Personen, sondern um eine einzige. Wenn ich der zuhöre, bin ich hinterher jedes Mal klüger als vorher. Und weil ich bekanntlich auch schon vorher nicht der größte Trottel in der Heide war, ist das eine reizvolle Form, klüger zu werden.«

»Ach, Ihr immer mit Euren Komplimenten.«

»Ich bin besser darin als Euer Deichmann, gebt es zu.«

»Ihr seid euch in manchen Dingen erstaunlich ähnlich.«

»Wenn Ihr jetzt nicht weiterredet, seid Ihr gekündigt!«

»Ihr habt beide Fantasie. Viel davon. Mehr als fast alle anderen. Mehr als fast alle anderen zusammen.«

»Wir sind also Spinner, wollt Ihr das sagen?«

»Das ist viel, das ist großartig. Dafür, dass ihr Männer seid. Männer sind meistens nur praktisch. Immer auf das nächste Problem konzentriert. Der Ofen qualmt, im Schornstein stecken zwei Krähen. Das muss repariert werden. Durch den Fensterrahmen zieht es wie Hechtsuppe, das muss verstopft werden.

Solche Sachen. Alles sehr schön, aber nichts, was eine Frau zum Träumen bringt.«

»Es ist also das Träumen, nach dem Ihr Euch sehnt.«

»Dass ein Mann beides kann: Reparieren und Spinnen. Träumen und Anpacken. Das, was alle tun, und das, was sich noch nie einer getraut hat. Aber am Ende ist es immer der weite Blick in die Zukunft und in das Land, in dem noch nie einer war. Dieses Neue und Frische, das die Normalsterblichen zuerst gar nicht verstehen und für irrsinnig halten. Ihr habt aus Euren Träumen die Menagerie gebaut. Ich kenne mich nicht aus, aber ich habe noch nie gehört, dass jemand so groß gedacht hat. Und so schön für viele Menschen. Nicht nur für den Adel und Frau und Herrn Großkotz, sondern für die kleinen Leute, die armen Leute, die Leute, denen nie etwas geschenkt wurde.«

»Was ist? Warum blickt Ihr auf einmal so erschreckt?«

»Das mit Frau und Herrn Großkotz habt Ihr nicht von mir! Das habe ich nie gesagt. Da müsst Ihr Euch verhört haben.«

»Naja, das war's schon. Deichmanns Menagerie ist kleiner als Euer Traum. Es ist nur ein Wirtshaus, aber es ist jeden Tag fast in jeder Stunde geöffnet. Hier herrscht ein Ton, der anders ist als in anderen Wirtshäusern. Hier darf man laut sein und mutig, darf schimpfen und angeben und sich über die staubtrockenen Figuren in den Rathäusern lustig machen, und Ihr glaubt nicht, wie oft dort Musik gemacht wird. Und wenn nach Mitternacht immer noch niemand tanzt, wird Deichmann sehr nachdenklich und überlegt, was er falsch gemacht haben könnte.«

»Es ist Freiheit, meint Ihr das? Das Maul aufreißen dürfen! Nicht von morgens bis abends arbeiten und beten und sich leidtun.«

»Es geht südländisch zu bei Deichmann! In einem Wirtshaus am Lübecker Hafen! Das glaubt man ja nicht. Da gehen alle hin, da finden sie Gesichter von allen Schiffen und aus allen Himmelsrichtungen. Da tanzen Männer mit Männern, und was das Unglaublichste ist: Sie können das! Sie haben das im Blut! Tanzende Männer! Ich bitte Euch. Gegen einen tanzenden Mann aus unserer Gegend bewegt sich jeder Tanzbär wie ein Blitz. Was ist? Ihr lacht! Habe ich etwas Falsches gesagt?«

»Ein Fest also? Hier bei uns?«

»Ja, genau. Und nicht für die reichen Bürger und nicht für …«

»Hab schon verstanden. Frau und Herrn Großkotz laden wir nicht ein.«

»Das wäre schön, ja. Das Fest soll für die Menschen sein, die um uns herum in der Heide wohnen. Das Fest beginnt am Vormittag und ist erst dann zu Ende, wenn der letzte Gast aus dem letzten Loch pfeift. Glaubt Ihr, wir kriegen das hin?«

»Was spricht dagegen?«

»Eines nur. Nur eines.«

»Ich höre.«

»Warum hat dieses Fest nicht schon vor einem Monat stattgefunden? Oder vor zwei?«

»Die Arbeit, die viele Arbeit. Es kam so viel dazwischen, es gab vorher immer noch etwas zu tun, das keinen Aufschub duldete. Gute Ausrede?«

»Ich habe schon bessere gehört.«

»Ich habe eine Überraschung für Euch.«

»Ich weiß nicht, ob ich sie hören will.«

»Wieso denn nicht?«

»Wenn Ihr diesen Blick habt, diese Mundwinkel …«

»Was ist dann?«

»Dann schüttet Ihr Euch innerlich aus vor Lachen und freut Euch schon darauf, dass jemand gleich ein dummes Gesicht machen wird.«

»Das lässt sich ja herausfinden. Trine Deichmann, Hebamme aller Tierherzen, hiermit ernenne ich euch zur Magistra aller Heidefeste ab heute bis in alle Ewigkeit. Euer Etat ist beträchtlich, Eure Mitarbeiter sucht Ihr selber aus. Wen Euer Blick trifft, der muss mithelfen. Ausreden werden nicht entgegengenommen.«

39

Der Graf plädierte für die Anreise zu Fuß.

»Das ist die würdigste Annäherung. Sie können uns von Weitem kommen sehen. So entsteht früh ein Eindruck, schon bevor wir den Mund aufgemacht haben. Wenn wir dann die Stadt betreten, ist das Feld schon beackert.«

Eduard sprach dagegen: »Unsere Freundinnen sind zu langsam. Sie sind auch etwas aus der Übung. Das ließe sich ändern. Aber vor allem hat der Elefant nicht die Geschwindigkeit erfunden. Die Kälber sollen fix auf den Beinen sein, sie rennen auf eine Weise, die wir als Laufen bezeichnen. Aber ein Kalb haben wir nicht. Noch nicht.«

Es ging hin und her, bis Trine sagte: »Es wäre peinlich, wenn die Lüneburger sehen, wie unseren Hauptdarstellern kurz vor dem Ziel die Puste ausgeht. Die Wagen müssen wir doch sowieso mitführen, denkt an den Rückweg. Ich bin nicht sicher, wie die Lüneburger reagieren, wenn wir sie davon in Kenntnis setzen, dass die riesigen Tiere, die sie noch nie gesehen haben, über Nacht in ihren Mauern bleiben werden.«

In der folgenden Phase allgemeinen Schweigens und Grübelns stellte sich jeder je nach Beschaffenheit seiner Fantasie vor, wie die schöne Stadt Lüneburg von zwei außer Rand und Band geratenen Elefanten in Schutt und Asche gelegt wird.

»Dann haben wir wenigstens einen Feiertag geschaffen«, sagte Diethard, »den Elefantentag.«

»Der aber weniger ein Feiertag wäre als ein Trauertag.«

»Wir helfen ihnen beim Wiederaufbau. Damit gewinnen wir an Sympathie. Und die Elefanten transportieren das Baumaterial.«

Es ging endlos hin und her, auf den Graf kam ein Machtwort zu. Das brachte ihn nicht um den Schlaf, aber ihm wurde bewusst, wie viel beim erstmaligen Zusammenprall zweier entfernter Weltregionen zu beachten ist.

Die Wagen fuhren so weit auf die Stadt zu, bis am Horizont die ersten Häuser auftauchten. Dann durften Shari und Tapiwa aussteigen, was, weil sie rückwärtsgehen mussten, einige Zeit in Anspruch nahm. An ein Weitergehen war vorerst nicht zu denken, es gab so viele Gerüche, so viel Unbekanntes und nie Erspürtes lagen in der Luft. Die Wärter lockten und schoben, Rüben und Wurzeln erfüllten ihren Zweck. Tapiwa verband mit ihren Pferden eine enge Beziehung, das machte man sich zunutze, denn Pferde waren leicht lenkbar.

Von allen Vorgehensweisen, über die im Vorfeld beratschlagt worden war, war dies die umstrittenste: Sollte man sich ankündigen oder sollte es eine Überraschung werden? In dieser Frage waren die Meinungen in der Menagerie halbe-halbe verteilt. Zuletzt wurde eine Münze geworfen.

In einer Handelsstadt wie Lüneburg herrscht auf den großen Zufahrtswegen tagsüber Verkehr. Menschen und Kutschen und Wagen drängen sich nicht, aber stets ist Bewegung. Angesichts der beiden Elefanten wurde aus der Bewegung aufgeregte und ungleichmäßige Bewegung. Mancher wollte es nicht glauben, mancher war sofort begeistert. Mancher äußerte Vermutungen über die Herkunft der nie gesehenen Lebewesen, mancher warf alle Pläne für den Tag über den Haufen und schloss sich der Karawane an. Das wollte man sich nicht entgehen lassen.

Jeder kannte fahrendes Volk, Komödianten, Zirkusleute, Gaukler und Spaßmacher, die den Besuch der Märkte reizvoll und überraschend machen.

Wer mutig war, näherte sich den Riesen, die Begleiter mussten Hunderte Fragen beantworten. Stets ging es um eine Handvoll

Themen. Woher kamen die Tiere? Wie war ihr Name? Durfte man sie anfassen? Wie würden sie sich anfühlen? Waren sie gefährlich? Musste man um sein Leben fürchten?

Van Gou, Maler der Menagerie, sah sich schlagartig vielen Situationen, Typen und Szenen gegenüber. Davon hatte er geträumt, nun überwältigte ihn die Menge der Eindrücke. Er behalf sich mit seiner bewährten Technik, indem er in wenigen Strichen Skizzen aufs Papier warf und zur Sicherheit Stichworte hinzufügte, die später sein Gedächtnis auf Trab bringen sollten.

Von der Neugier und dem Spott der ersten Tage war nichts mehr übrig geblieben. Mit seiner unauffälligen und kaum jemals wichtigtuerischen Art hatte sich der Künstler schnell einen Platz in der Menagerie erworben. Er war kein Kollege wie jeder andere und würde das auch nie werden. Aber er war ein Wesen von dieser Welt, nur dass er mit anderen Augen auf diese Welt blickte. Die mutigsten Männer hatten ihm bereits Modell gesessen. Für die meisten war es eine schwere Prüfung, minutenlang still sitzen zu sollen. Als Van Gou ihnen gestattete, sich zu bewegen und der Arbeit nachzugehen, die sie sonst ausübten, entspannte sich schlagartig die Lage. Vor allem Van Gou profitierte davon, denn indem er die Männer in Bewegung bei ihrer Arbeit zeigte, begannen sie zu leben. Insgeheim fand er die Porträts statuengleich und ausdruckslos posierender Bürger nicht mehr so reizvoll wie bisher, wenngleich sie ein starkes Argument auf ihrer Seite hatten: Sie wurden gut bezahlt.

Eine runde Stunde dauerte es bis zur Stadtmauer, dann waren sie von Häusern verschiedener Bauart und Größe umgeben. Shari und Tapiwa wussten nicht, wohin sie zuerst rüsseln sollten. Dietbert, mit dem sie die Heimat gemeinsam hatten, behauptete unverdrossen, dass Elefanten nicht gut und nicht weit sehen können, aber mit dieser Meinung stand er allein. Warum sollte so ein mächtiges und starkes Tier nicht hervorragend sehen können? Zwar sind Elefantenaugen nicht groß, aber sie sitzen weit oben, ein Mensch müsste dafür einen Baum erklimmen oder im Haus bis unters Dach klettern. Dann erst hatte er einen weiten Blick.

Dietbert und Eduard hatten sich die Tiere aufgeteilt, jeder war für einen verantwortlich. Und alle Wärter mussten tun, was die beiden anordneten. Bis heute war es in der Menagerie stets friedlich zugegangen. Manchmal gönnte sich Shari einen Spaß, dann kriegte ein Wärter, der günstig stand, den Rüssel rechts und links zu spüren. Aber es gab Wärter, die einen schlechteren Sinn für Humor hatten. Und Elefanten haben keine grässlichen Raubtierzähne, keine Pranken, die eigentlich Waffen sind. Vor allem waren ihre Bewegungen stets berechenbar, manchmal wirkten sie müde und gemütlich. Es gab keinen Wärter, der den Elefanten nicht über den Weg traute. Dietbert erinnerte immer wieder an Situationen, die er angeblich in seiner Heimat erlebt hatte, wenn Elefanten außer Rand und Band gerieten. Angeblich hatte er erlebt, wie ausgewachsene Elefantenbullen komplette Hütten zerlegt hatten. Aber solche Rabauken gab es hier nicht. Und die Lüneburger Häuser hätten dem Angriff von 20 bewaffneten Männern standgehalten.

In der Stadt geriet der Betrieb eines normalen Wochentages an seine Grenzen. Die große Zahl der Menschen und die Neugier auf die großen Tiere führten mit der Enge der Straßen und Gassen dazu, dass der Menschenwurm nur noch langsam vorankam und zeitweise ins Stocken geriet. Für Abstand zwischen Lüneburgern und Elefanten zu sorgen, was zu Beginn noch stattgefunden hatte, wurde nun unmöglich. Dazu wurde es auch immer lauter. Die Menschen riefen sich oder den Elefanten Worte und Fragen und Aufforderungen zu. Die vielen Kinder sorgten für schnelle Bewegungen. Und viele Hände legten sich auf die Elefantenhaut.

Dietbert und Eduard hatten ihre Tiere im Auge. Sie wirkten noch nicht nervös, aber es war unübersehbar, dass sie es nicht schätzten, wenn sie keinen Fuß mehr vor den anderen setzen konnten. An ihr gewohntes Gleichmaß, aus dem sie in der Menagerie Berechenbarkeit und Frieden schöpften, war zeitweise nicht mehr zu denken.

Eduard wusste, dass sie gleich den Platz vor dem Rathaus erreichen würden. Das beruhigte ihn, aber als er die Menschenmenge sah, die ihn dort erwartete, zerfiel der angebliche Vorteil zu Staub. Er rief den Umstehenden zu, den Elefanten mehr Platz zu lassen. Einige wichen tatsächlich zurück, andere nahmen sofort den frei gewordenen Platz ein.

Und in der Nähe ertönte ein Fanfarenstoß! Nicht lange, aber sehr laut und selbst für Menschenohren störend. Die Elefantenohren gingen nach vorne, die Augen zeigten Beunruhigung.

Eduard hatte jetzt keinen Blick für die Rathausfassade. So sah er nicht, dass dort Fleetwood an der Seite von Ezard Van Wende stand und zu ihm sagte: »Habt Ihr Euch das so vorgestellt?«

»Es sieht haargenau so aus, wie ich mir in meinen schlimmen Träumen immer den Krieg vorstelle.«

»Ich sehe keinen Feind.«

»Es sind sehr viele Menschen auf dem Platz. Wenn sie die Hand ausstrecken, können sie das Rathaus berühren. Das erscheint mir etwas dicht.«

»Gestern stand das Rathaus an derselben Stelle, oder?«

»Gestern sah man zwischen den Menschen auf dem Platz noch den Boden, auf dem sie standen. Das ist heute nicht der Fall.«

»Heute Abend sind alle wieder zu Hause. Und Ihr wisst, was dort das einzige Thema sein wird.«

Das war eine von diesen Schlaumeiereien, die Ezard an Frauen so gar nicht schätzte. Und diese spezielle Frau neben ihm war sehr jung. Sie redete so klug wie die klügeren unter den Männern, mit denen Ezard Tag für Tag Kontakt hatte. Wäre sie ein Mann gewesen, hätte er es leichter gehabt. Kluge Frauen in Lüneburg, das bedeutete, dass sich die Zahl der Quälgeister über Nacht verdoppelt hatte. Wohin sollte das führen, wenn nicht zu ständigem Verdruss? Lüneburg war ohne Frauen groß und stark und – ja doch – reich geworden. Würde es durch solche Frauen weiterhin reich bleiben? Oder würden die Tage künftig einfach nur unbefriedigender werden?

»Sagt es schon«, seufzte er.

»Ich wollte nichts sagen.«

»Ich sehe doch Eure Blicke. Vor allem spüre ich sie. Ihr jubiliert innerlich, weil Ihr in diesem Moment daran denkt, dass ich über die Elefanten nachdenke.«

»Ihr seid ein empfindsamer Mann. Die Frau, die Euch abkriegt, kann sich glücklich schätzen.«

»Würdet Ihr mir das schriftlich geben? Nur für den nicht ganz unwahrscheinlichen Fall, dass ich so eine Äußerung aus Frauenmund noch einmal verwenden könnte?«

Fleetwood lachte: »Was Ihr da unten seht, ist Neugier. Und Freude. Vergnügte Menschen. Lustige Lüneburger. Das ist kein Aufstand, ich sehe keinen einzigen Landsknecht und Soldaten. In Lüneburg ist Jahrmarkt.«

»Lustige Lüneburger«, murmelte er. »Hört sich so gar nicht nach uns an.«

»Ich kenne die Meinungen, die über den norddeutschen Menschenschlag im Umlauf sind. Schwerfällig, grüblerisch, verschlossen und sehr ernsthaft.«

»Eines habt ihr vergessen: Sie lachen nicht ohne Not.«

»Das ist alles nicht so unveränderlich wie die Farbe der Augen und die Länge der Nase. Ein kleiner Anstoß von außen kann viel bewirken. Und nicht zu vergessen: Die Elefanten stehen in diesem Moment auf Eurem Marktplatz und auf keinem anderen. Afrika ausgenommen.«

»Aber wir haben doch schon ein Wappentier. Den Löwen.«

»Ja, aber wo? Im Wappen! Auf Dokumenten und Urkunden und überall dort, wo es darum geht, Tradition zu zeigen.«

»Das ist besser als nichts.«

»Aber nichts Lebendiges. Nur Papier und Fahnenstoff. Niemand will den Löwen verjagen. Den, nebenbei gesagt, Ihr nicht allein habt. Nach allem, was ich weiß, wird kein zweites Tier so oft als Symbol für Macht benutzt wie der Löwe. Deshalb erinnert der Löwe immer auch an Vergangenheit, an das Gestern. Ist das Euer Problem? Sind es nicht vielmehr Gegenwart und Zukunft?«

»Was war gleich noch mal Zukunft?«

»Das ist das, was euch nachts unruhig träumen lässt und wovon Ihr morgens schweißgebadet aufwacht, um Euch aufs Rathaus zu schleppen, wo viele ungelöste Probleme warten, bei deren Bewältigung Euch auch 100 Wappenlöwen nicht helfen werden.«

Unter dem Balkon summte und brummte, trötete und jubelte Volkes Stimmung.

»Das da unten habt Ihr nicht den Löwen zu verdanken, sondern den Elefanten. In diesem Moment wissen nur die Lüneburger davon. Es liegt an Euch, wie schnell sich die Kunde von den Elefanten herumsprechen wird. Und stets wird es heißen: die Lüneburger Elefanten. Ihr liegt vorne, lieber Ezard. Das muss nicht ewig so bleiben. Manchmal reicht einem das Schicksal die Hand. Dann liegt es an einem selbst, in die ausgestreckte Hand einzuschlagen.«

»Was frisst denn ein Elefant so?«

»Darüber werden Euch unsere Experten in Kenntnis setzen. Keine Angst: Ihr müsst das Futter nicht aus Afrika heranholen. Elefanten sind genügsam. Auf unseren Feldern und Bäumen wächst alles, was Elefanten brauchen. Wir haben einige Monate Erfahrung, und jeden Tag wächst die Erfahrung. Das kommt zu den Elefanten noch obendrauf: Ihr kauft die besten Elefanten-Experten im weiten Umkreis ein. Ihr habt also mehrere Gründe, durch schnelles Handeln einen riesigen Raum zwischen Euch und die ersten Nachahmer zu legen.«

»Und die vermehren sich auch fleißig?«

»Zuverlässig, wenn auch nicht so flink wie die Karnickel.«

»Damit kann ich leben. Und wie alt wird so ein Elefant?«

»Uralt. Mehrere Jahrzehnte. So alt wie wir.«

»Ist wahr?«

»Ich schwöre. Und ich sage Euch zu, dass wir Euch alles an den Stadtrand stellen werden, was ein Elefant braucht.«

»Ein Rasthaus für Elefanten«, sagte Ezard und keckerte für seine Verhältnisse überraschend albern.

»Natürlich wird in Zukunft jedes zweite Wirtshaus *Zum Elefanten* heißen. Könnt Ihr damit leben?«

»Mögen Elefanten Salz? Wenn nicht, haben wir nämlich ein Problem.«

»Jedes Tier ist auf Salz angewiesen. Wenn ein Tier kein Salz bekommt, ist es so gut wie tot.«

»Seht Ihr! Das sind diese Wahrheiten, die ich in Lüneburg gern sehr viel häufiger hören würde! Aber bei uns ist Salz ja das geworden, was keiner haben will, wofür keiner genug bezahlt. Es sei denn, man fischt es aus dem Atlantik, wo es in Nullkommanichts nachwächst. Womit haben die Franzosen das verdient, könnt Ihr mir das verraten?«

»Regt Euch nicht auf. In Kürze werden sich die Franzosen wünschen, ein Symbol zu haben, das sonst keiner hat. So wie die Lüneburger ihre Elefanten.«

»Das mit dem Reiten kriegen wir hin, ohne uns den Hals zu brechen?«

»Sie müssen lange suchen, um ein Lebewesen zu finden, das so ein sanftes Gemüt hat wie der Elefant. Die Frauen sind sehr viel sanfter.«

»Na, das hört man doch gern. Mit so einer schönen Nachricht rechnet man heutzutage ja gar nicht mehr.«

»Darf ich aus Eurer Miene schließen, dass wir uns nähergekommen sind?«

»Ich werde nicht vom Balkon auf den Elefanten springen, aber ja. Das könnte was werden mit uns. Wie viele Elefanten leben denn schon hier?«

»In diesem Moment zwei, die beiden da unten. Shari und Tapiwa. Alle zwei bis drei Wochen kommen ein bis zwei dazu. Und das auf unabsehbare Zeit.«

»Heißt das, wir können ihnen selber Namen geben?«

»Würde Euch das freuen?«

»Ihr seid gut! Das freut alle Lüneburger. Das wird sie begeistern. Das gibt jedes Mal ein Volksfest. Ihr müsst wissen, dass der Lüneburger an sich gerne feiert. Er hat nur oft keinen Anlass dafür. Die Katholiken haben es da natürlich besser. Bei denen wimmelt es von Heiligen.«

»Lasst ihnen die Freude. In zwei, drei Jahren habt Ihr mehr Elefanten, als die Römischen Heilige haben. Und unsere Elefanten vermehren sich.«

Unter ihnen wurde gerufen und gestöhnt. Sofort überzog sich Ezards Miene wieder mit Verzagtheit.

»Das glaubt man ja nicht! Sie scheißen eine Tonne voll! An denen ist ja alles groß!«

»Tja«, sagte Fleetwood. »Daran müsst Ihr Euch gewöhnen.«

»Das fällt mir nicht schwer. Solang ich das nicht wegschaffen muss.«

»Dass Elefantendung in Afrika ein begehrtes Mittel ist, um dem Boden Kraft zuzuführen, erwähne ich nur nebenbei.«

»Das heißt, wir können auch noch mit der Scheiße Geld verdienen? Was ist das denn für eine schöne Welt! Warum habe ich das nicht früher gewusst!?«

Die verdutzte Fleetwood fühlte sich umarmt und auf die Wangen geküsst.«

»Oha«, sagte sie etwas atemlos. »Von wegen temperamentlose Norddeutsche.«

»Ich bin kein Hiesiger, ich stamme von weiter südlich. Manchmal bricht der alte Adam noch durch. Hat nachgelassen in den letzten Jahren. Ihr könnt meine Gattin fragen, sie wird Euch das bestätigen. Oder wisst Ihr was: Fragt sie lieber nicht. Sagt mir lieber, wann wir über Geld reden. Über den Preis eines Elefanten.«

»Dafür solltet Ihr Euch mit Graf Leu treffen.«

»Der Erfinder der Menagerie, von dem man in letzter Zeit immer wieder hört?«

»Genau der. Wer verhandelt für die Stadt?«

»Der Bürgermeister, der Kämmerer. Und natürlich unsere Salzhäuptlinge.«

»Die erste Reihe der Stadt.«

»Plus die gottesfürchtige Fraktion. Sie wird gern gefragt und hat zu allem eine Meinung.«

»Kann sie Beschlüsse verhindern?«

»Streng genommen nicht. Faktisch kann sie einem unheimlich auf die Nerven gehen. Also lieber von Anfang an einbinden.«

»Seid Ihr so vertraut mit der frommen Fraktion, dass Ihr wisst, ob sich unter ihnen jemand befindet, der sich über einen Vogel freuen würde?«

»Mademoiselle Fleetwood, Euch hat der Teufel geschickt!«

»Der mag keine Vögel, das weiß ich zuverlässig. Bei dem verwandelt sich jeder Papagei im Handumdrehen in eine gebratene Köstlichkeit.«

40

»An dir ist ein Koch verloren gegangen«, murmelte Deichmann kauend. »Wenn man nicht daran denkt, wie das, was man gerade kaut, gestern noch aussah, kriegt man es ohne Probleme runtergeschluckt.«

»Mein Vater war Koch«, berichtete Sabbelkopp.

»War er Koch oder hat er nur gekocht?«

»Ist das nicht dasselbe?«

»Oh nein. Wirklich nicht.«

»Dann hat er gern gekocht. Er sagt, wenn er lange zuguckt, ist es für ihn genauso, als würde er es schon essen.«

»Er hat also gewusst, was da gerade schmort.«

»Wir können es uns nicht aussuchen«, sagte Sabbelkopp.

Der Wirt hatte ihnen die Hütte hinter der Kneipe überlassen. Sie lag direkt neben dem Abtritt. Ein weiterer Grund, um beim Braten viel Rauch zu erzeugen. Rauchgestank überdeckt anderen Gestank.

Sabbelkopp hatte die Pferde versorgt, ohne dazu aufgefordert werden zu müssen. Das waren Verhaltensweisen, die Deichmann sehr aufmerksam wahrnahm. Wer sich um lebendige Kreaturen kümmerte, konnte kein ganz schlechter Typ sein. Er konnte unerfahren sein und linkisch. Man wollte ihm nicht dabei zuhören, wie er einem etwas vorlas. Aber in den letzten vier Tagen hatte sich Sabbelkopp als ordentlicher Begleiter erwiesen. Mittlerweile spielte er mit Hingabe den Trottel, der in Gasthäusern, Kneipen und Bordellen umherstolperte und dermaßen unglaubwürdige Lügengeschichten auftischte, dass bisher noch jeder angebissen hatte. Sabbelkopp löste in den verkommensten Zeitgenossen eine Art Beschützerinstinkt aus. Man verachtete ihn und lachte über ihn. Aber man spendierte ihm ein Essen, und er musste für die flüssige Nahrung nicht bezahlen. In den besten Stunden hatten sie zu zweit im selben Etablissement nach Informationen geangelt: Sabbelkopp auf die Tranfunzel-Tour, Deichmann wie Deichmann. Der eine an den Tischen, wo die Gäste saßen, die nicht vorzeigbar waren. Deichmann in Hörweite des Wirts und einmal der Wirtin. Von Annagrete hatte er schon früher gehört, aber die Gelegenheit hatte sich nie ergeben. Die Schwedin jagte den Mörder ihres Mannes. Das Verbrechen war vor über zehn Jahren geschehen, der Täter war bekannt. Bis zum Tag der Gewalttat hatte Annagrete als Lehrerin an einer Klosterschule gearbeitet. Diese Zeit nannte sie »meine härteste Schule«.

Deichmann kannte sie gut, ohne ihr jemals begegnet zu sein. Das passierte ihm nicht zum ersten Mal. Von ihm selbst waren plastische Beschreibungen im Umlauf. Selbst mit radikal neuer Frisur und grotesker Kleidung hätte er keine 24 Stunden anonym leben können. In dem Wirtshaus an der Elbe im östlichsten Wendland, wo mehr Störche leben als Menschen, beherbergte die Wirtin Pilger, die vom Pilgerpfad abgekommen waren, wozu eine Handvoll geschickt platzierter Wegweiser beitrugen. Ihre Übernachtungsgäste waren Schiffer und erstaunlich oft Soldaten aus mehreren Nationalitäten, die sich nach Frieden sehnten und ihn nicht fanden, weil in ihnen fortdauernd Krieg herrschte. Wenn Bedarf bestand, verwandelte sie sich in eine Fährfrau. Der reguläre Fährmann war nach einem Unfall gelähmt, bestand aber darauf, jede Überfahrt mitzumachen, was die Arbeit für Annagrete nicht erleichterte.

Annagrete war älter als Deichmann und eine bildschöne Frau. Deichmann kannte keine andere, der Falten so gut zu Gesicht standen. Annagrete war die Frau, mit der er sich den gemeinsamen Lebensabend vorstellen konnte. Aber er wusste, dass sie ihn zu Trine zurückschicken würde. Und er würde gehen. Das Pferd und die Kutsche würde Annagrete organisieren.

Sie hatte ihn auch zu seiner heutigen Adresse geschickt. Ein Hexenhaus im Wald. Niemand kann sich so sehr verlaufen, dass er dort landet. Man muss es schon wollen. Das sorgte für eine handverlesene Qualität der Gäste. 20 Männer, eine Frau, die angeblich im Auftrag der Kirche unterwegs war, die in jedem Moment wusste, wo sie sich gerade aufhielt.

»Ich sage das nur, damit keiner auf Gedanken kommt«, sagte sie routinemäßig in den ersten zehn Minuten, meistens in den ersten zwei. Man hatte ihr oft erklärt, dass sie das auf Dauer nicht davor bewahren würde, vergewaltigt zu werden. »Und warum ist es nicht häufiger als die paar Male passiert?«, fragte sie dann ohne Aufregung.

Deichmann hatte die Frage dem Wirt gestellt. Er hatte auf die Dosen oder Gläser gezeigt, die vor der Frau in langer Reihe auf dem Tisch standen. Deichmann sollte raten und versagte.

Der Wirt rief: »Zeig vor, Päpstin, wir haben einen Ungläubigen unter uns.«

Sie öffnete ein Glas, griff hinein, ohne hinzusehen und streckte Deichmann die zappelnde Schlange entgegen. Deichmann bedankte sich für die Vorführung, und die Frau bückte sich, um die inzwischen stiften gegangene zweite Kreuzotter aufzusammeln.

»Ihr habt mir meine Hütte weggenommen«, sagte die Päpstin zu Deichmann, wieder ohne Aufregung. Dafür bekam sie Sprit, Wasser trinkt man in kleineren Schlucken. Der Wirt hatte die beiden Fremden in die Hütte geschickt, weil er wusste, wonach Deichmann suchte.

Der wusste, dass er ziemlich offen Fragen stellen durfte. Falls er auf einen Wirt traf, der involviert war, würde Deichmann es spüren. Im besten Fall würde der Wirt versuchen, ihn auf seine Seite zu ziehen. Im zweitbesten Fall würde Deichmann diese Nacht mit offenen Augen verbringen.

Die beiden Durchreisenden fragten die Päpstin aus. Sie studierte Sabbelkopp und sagte: »Was bist du denn für einer?«

»Ich bin die Zukunft«, antwortete Sabbelkopp mit der Ernsthaftigkeit eines Trottels. »Ich liebe Tiere, alle Tiere. Schlangen etwas weniger, die mag ich nur. Weil es sie auch geben muss. Gott und so weiter. Aber nicht meinetwegen.«

»Das ist der Grund«, sagte Deichmann.

»Ihr begebt Euch in Lebensgefahr, weil der Junge Tiere liebt? Und ich dachte immer, ich bin die Verrückte in der Runde.«

»Du bist die Schlangenfrau, du kennst die dunklen Seiten und die giftigen.«

»Ich bin zu schnell für Schlangen. Sie unterschätzen mich. Wie die Männer. Nur dass Männer nicht so schön sind wie Schlangen. Und schlechtere Zähne haben.«

Von exotischen Tieren hörte sie angeblich zum ersten Mal, in jeder Hinsicht. Deichmann musste ihr den Begriff erklären.

»Sag an«, sagte die Päpstin verdutzt, »Elefanten gibt's wirklich? Kein Scheiß? Nun musst du nur noch behaupten, dass es auch dieses dicke Vieh gibt, das vorne so spitz zuläuft ... du weißt schon, wo bei uns die Nase sitzt. Nicht wie bei euch Männern, wo vorne ... aber das sitzt weiter unten. Und oft sitzt es ja auch nicht, sondern ...«

»Nashörner sind wirklich«, sagte Deichmann. »Sie kommen auf der Erde vor, aber weiter südlich von uns.«

»Wo kann man die sehen? Ich will die sofort sehen, bevor es sie nicht mehr gibt. Du kennst dich doch aus, du siehst aus, als wenn du herumkommst. Wer herumkommt, erfährt Sachen. Reisen macht klug.«

»Ich kann dir sagen, wo du Elefanten siehst.«

»Echte? Die sich bewegen, und im Bauch sitzt kein Zwerg und bringt die Beine in Bewegung?«

»Gute Frau, wir reden hier nicht von Märchen und Sagen, obwohl du so aussiehst, als wenn du einem Märchen entsprungen sein könntest.«

»Mach meine Schlangen nicht schlecht. Alles von Gott. Gott hört es nicht gern, wenn wir an seiner Schöpfung herummäkeln.

Ich kann dir zeigen, woran man erkennt, dass der Wurm von Gott persönlich …«

Sie machte Anstalten, ein Glas zu öffnen, Deichmann gelang es, sie abzulenken. Das war eine einfache Übung, er musste nur Sabbelkopp ins Spiel bringen. Auf den fuhren alle Frauen ab. Die meisten amüsierten sich, einige fütterten ihn durch. Der Päpstin sah er an, wie sie überlegte, wie groß das Glas sein musste, in das er hineinpasste.

Sie fasste ihn an, prüfte Arme, Hände und Schenkel.

»Ist echt«, sagte sie zufrieden. »Die Komischsten sind immer echt. Je schöner, desto falscher. Du zum Beispiel …«, sagte sie und stach mit dem Arm nach Deichmann, »du bist ein schöner Mann. Dich sieht die Frau an und will sofort Mutter werden. Oder glücklich. Aber eines von beiden mit Sicherheit.«

»Danke, kein Bedarf.«

»Was gibst du mir für eine Schlange? Mit Schlange hältst du jede Frau auf Abstand.«

»Ich kenne Frauen, die schlagen so was in der Mitte durch.«

»Kein Scheiß jetzt? Du bist ein glücklicher Mann. Du kennst dich in der Welt aus.«

Die Päpstin wurde anstrengend. Aber plötzlich wurde sie interessant. »Tiere, sagst du? Die von außerhalb? Die dicken und großen, die so aussehen, als wenn sie einer gemalt hat, aber in Wirklichkeit gibt es sie gar nicht, was du aber erst merkst, wenn du versuchst, auf ihnen zu reiten.«

»Exakt solche Tiere. Die, die in den Schlössern wohnen, lieben solche Tiere.«

»Aber sie können doch nicht auf ihnen reiten. Hast du eben selbst gesagt. Ist es das, was du tust? Du reist mit dem jungen Dösbattel herum, klopfst am Schloss an und sagst dem König, dass er sich auf keinen Fall auf das Dings … das …«

»Tiger, Löwe, Elefant.«

»Mein Reden, nacheinander, erst auf das eine klettern, dann auf das nächste und immer so weiter. Das schafft er nie, weil er sich schon beim ersten Tier den Hals bricht. Womit ich leben könnte. Oder kannst du mir sagen, wozu ein König gut ist? Die hässlichste und dümmste meiner Schlangen ist wertvoller als so ein König.«

»Exotische Tiere, genau. Die sind nicht giftig.«

»Nicht weiterreden!«

»Was? Wieso soll ich …?«

»Gleich! Moment! Bestell dir noch einen Krug, aber nicht vergessen zu zahlen. Ist ein anständiges Haus hier. Die haben nicht auf einen wie dich … Ich hab's!«

Aber in diesem Moment tauchte Sabbelkopp mit dem Braten auf. Man sah dem schwarzen Stück nicht auf den ersten Blick an, dass es essbar sein könnte. Die Päpstin riss es ihm vom Messer und machte sich darüber her. Staunend sah der Junge ihr zu. Er blickte Deichmann an, der bedeutete ihm, jetzt kein neues Thema in die Runde zu werfen. Sabbelkopp begriff. Er hatte 48 Stunden gebraucht, um Deichmanns Augenbrauen-Sprache zu lernen, er war ein guter Junge.

Der Braten hatte keine Chance. Deichmann hielt es für einen Vogel, aber wenn die Päpstin dreimal zugebissen hatte, hätte es sich auch um etwas handeln können, dessen Wiege nicht auf diesem Planeten gestanden hatte.

»Gut«, sagte sie und wischte sich mit einem Ärmel den Mund ab. Damit der schmutzige Ärmel nicht so allein war, nahm sie im Anschluss noch den anderen. Danach ein Schluck, ein Rülpser von elementarer Wucht und: »Ihr seid richtig. Ihr wisst, wie man mit einer Dame umgehen muss. Mancher Kerl lernt das nie.«

»Sag dem Kerl, wie es richtig geht.«

»Mach ich jedes Mal. Der eine versteht mich nicht, weil er nicht von hier ist. Der andere will nichts hören, der letzte hat ein Maul, bei dem es besser ist, wenn er es geschlossen hält. Ihr wisst, wovon ich rede. Sonst kann ich gern in Einzelhei…«

»Alles gut.«

»Was war das, was ich eben gegessen habe?«

»Krähe oder Rabe. Oder Amsel. Jedenfalls schwarz. Und zu langsam für mich«, sagte Sabbelkopp angeberisch.

»Wisst Ihr, dass es schwarze Schwäne gibt? Das glaubt mir doch keiner! Aber ich soll es jedem glauben.«

»Es gibt schwarze Schwäne.«

»Ist nicht wahr!«

»Ich schwöre.«

»Schmecken wie echter Schwan?«

»Ein bisschen dunkler. Wie angekokelt, selbst wenn sie noch halb roh sind. Sonst kein Unterschied.«

»Ich liebe diesen Gott. Er hat immer noch ein Ass im Ärmel. Schwarzer Schwan! Da muss man erst mal drauf kommen, damit rechnet doch ...«

»Du wolltest etwas sagen.«

»Echt jetzt? Ich? Die nie unaufgefordert spricht, sondern immer darauf wartet, dass ... ich hab's! Was ich noch sagen wollte: Das mit den fremden Tieren, die wir nur von Bildern ... ich habe eines von denen gesehen!«

»Elefant oder Nashorn?«

»Mensch. Mann. Sah nicht schlecht aus dafür, dass er ein ...«

Deichmann beugte sich nach vorn und schüttelte sie an beiden Schultern. Sie starrte ihn an, stieß auf, spuckte etwas aus, ihre Zunge suchte nach Resten in ihrem Mund. Dann sagte sie: »Der Mann, der die Tiere hat. Geklaut hat. Die Tiere, du weißt doch. Nicht Schlange, nicht schwarzer Schwan, immer vorausgesetzt, es gibt ... Wo war das denn gleich? Bin sofort zurück.«

Sie verschwand im Wirtshaus.

Sabbelkopp sagte: »Die sehen wir nie wieder.«

»Warte ab. Du warst nett zu ihr. Du hast einen bei ihr gut.«

»Nicht so was! Das kann ich nicht. Ich bin zu vielem bereit, das weißt du. Aber nicht ...«

»Komm runter. Das ist es nicht.«

»Das ist es nicht? Sicher? Du hilfst mir, wenn sie auf mich losgeht?«

»Männer-Eid.«

Sie kehrte schnell zurück. »Es ist ihm wieder eingefallen«, sagte sie zufrieden. »Manchmal sind die Kerle doch zu was zu gebrauchen. Denkt man gar nicht, wenn man mehr als zehn von ihnen kennt. Oder 20. Oder …«

»Was!«

Sie hatte den Wirt gefragt, was sie ihm gestern alles erzählt hatte. Es war ihm wieder eingefallen. Das klang wenig wahrscheinlich. Und genauso verhielt es sich auch: Der Wirt hatte kein Wort gesagt. Aber der Päpstin war alles wieder eingefallen, als sie hörte, dass ihr Gerede bei einem Menschen 24 Stunden Erinnerung überdauert hatte.

»Ist doch toll«, sagte sie. Und legte los. Zwei Männer, nicht von Adel, gar nicht vornehm, aber gepflegt. Unrasiert, aber gepflegt. Das war selten. Deichmann überlegte, wann er sich zum letzten Mal im Spiegel mit einer vollständigen Rasur begegnet war. Trine hatte sich lange nicht mehr beschwert. Entweder hatte sie resigniert, oder er sah einfach schweinegut aus.

Die Päpstin packte ihn am Arm und sagte: »Was ist nun? Soll ich oder soll ich nicht?«

»Unbedingt. Nicht schweigen! Die Sonne hört auf zu scheinen, wenn du aufhörst zu reden.«

»Endlich einer, der die Frauen versteht. Ich verstehe nicht, wieso dir nicht an jedem Finger eine hängt.«

»Er braucht nur eine«, rief Sabbelkopp. »Sie kümmert sich um jeden einzelnen Finger.«

»Solche Frauen gibt es nicht«, entgegnete sie streng. »Merk dir das! Auch wenn du eine Frau triffst, die das Gegenteil behauptet: Dann lügt sie. Dann …«

Zwei Hände rüttelten an ihren Schultern.

Der eine Mann sagte zu dem anderen Mann, dass sie vorsichtig sein müssen. Wegen dem Tier und seinen Zähnen. Kein Risiko eingehen, einmal zubeißen, und dem Gebissenen könnten wesentliche Körperteile fehlen, die für das Weiterleben unerlässlich sind. Immer auf Abstand halten, das ist sicherer. Zur Not einen aufs Maul oder nicht aufs Maul, nicht ins Gesicht. Kaputtes Gesicht ist nicht gut beim Verkauf. Hinten schlagen, vorne streicheln, nicht umgekehrt. Dann zahlen die Lüneburger mehr. Dann zahlen die Lüneburger mehr. Dann zahlen die …

Zwei Hände rütteln an den Schultern.

Die Elbe runter, rechte Seite, vorsichtig sein, ist flacher als man denkt. Zwei Hütten am Ufer, gibt's sonst nirgends, da raus. Steg ist lang und stabil. Denkt man gar nicht bei den Fischern auf der Elbe. Können 100 Leute gleichzeitig drauf tanzen. Der Bauernhof ist leer, Bauer und Familie sind so lange bei seinem Bruder oder ihrem Bruder. Jedenfalls ein Bruder von irgendwem.

Alle Wagen in der kleinen Scheune neben der großen Scheune. Oder Stall. Diese Richtung. Tiere gut untergebracht. Zwei Wachen davor. Wenn eines ausbricht, haben wir Pech gehabt. Die Viecher ohne Zähne stehen einen Hof weiter. Die sind nicht wichtig, die nehmen wir nur zur Zierde mit. Damit alle sehen, dass wir ein großes Angebot haben. Keine Vögel, auf keinen Fall Vögel. Weil ich Vögel hasse. Ich träume von Vögeln, ist jedes Mal ein beschissener Traum. Muss ich nicht haben. Vögel hacken Augen aus, in jedem Traum. Muss ich wirklich nicht haben. Und schnell bitte. Je besser, desto schneller. Oder umgekehrt, Hauptsache schnell. Der Graf hat schon seine Elefanten gezeigt. Er ist weiter, als wir dachten. Ich kenne den Kerl nicht, dafür haben wir ja den … du weißt schon. Genau, den! In meinem nächsten Leben bin ich auch von Adel. Faul, fett und gefräßig. Nicht fett. Aber das andere alles. Und jetzt zack, zack. Am besten zack, zack, zack.

Deichmann und Sabbelkopp blickten die schlafende Frau an.

»Was war das gerade?«, fragte Sabbelkopp. »Hatte das was zu bedeuten oder war das alles Schnaps?«

»Wenn ich einen Wunsch frei hätte, würde ich mir Schnaps wünschen. Denn wenn nicht, war's das jetzt mit unserem gemütlichen Herumreisen.«

Die Päpstin war von ihrem Platz gerutscht. In einer einzigen fließenden Bewegung von der Bank unter den Tisch, wo sie lag und hörbar atmete.

Sabbelkopp sagte: »Wird man so, wenn man so ist?«

»Wenn du eine nicht mehr ganz junge Frau bist, sehr allein, ziemlich wunderlich, abgefüllt bis unter die Augen mit Gift, dann gibt es nicht mehr das, was wirklich passiert, und das, was du geträumt hast. Dann gibt es jeden Tag fünfmal Eintopf. Von jeder Zutat einen Löffel voll.«

Sie sammelten zusammen, was sie behalten hatten. Manches ergab einen Sinn, wenn man es zusammenknotete. Manches blieb rätselhaft. Aber das, was Deichmann beunruhigte, hielt er eher für möglich als gesponnen. Die Diebe der exotischen Tiere waren noch in der Gegend und mit ihnen auch die Tiere. Sie waren auf einem Bauernhof untergebracht, den man finden würde, wenn man die Elbe bis zur gut beschriebenen Anlegestelle Richtung Hamburg herunterfuhr. Von dort sollten die Tiere in einiger Zeit Richtung Lüneburg aufbrechen. Mit exotischen Tieren nach Lüneburg!

Sabbelkopp musste beim Wirt Tinte und Papier besorgen. Er kehrte mit einem schwarzen Fleck auf der Nase zurück.

»Nicht wischen«, sagte Deichmann.

»Ich sehe aus wie ein Tier!«

»Nur auf der Nase, der Rest ist menschenähnlich.«

»Auch wenn man nur flüchtig hinguckt?«

Deichmann blickte den Jungen an und schwindelte ihm ein zaghaftes Lächeln in die Visage.

Dann schrieb er auf, was die Päpstin in ihrem Furioso vor ihnen ausgeschüttet hatte. War sie immer so gewesen oder hatte ihr Leben sie dazu gemacht? Das war jetzt die Gelegenheit, die Schlangen loszuwerden. Vielleicht rettete das Menschenleben, wahrscheinlich würde es eine Frau in die Verzweiflung treiben. Ein Soldat, dem man sein Gewehr abnahm, konnte sich wohl nicht wehrloser vorkommen.

Sabbelkopp schlug vor, die Päpstin mitzunehmen. Mit jeder Minute hielt Deichmann den Vorschlag für weniger dumm. Es war so, als würde man ein Buch mit auf die Reise nehmen. Vielleicht würde sich keine Gelegenheit ergeben, einen Blick hineinzuwerfen. Vielleicht wären alle Seiten leer. Vielleicht würden sie in einer fremden Sprache gedruckt sein. Oder der Drucker hatte versehentlich die Seiten von 100 verschiedenen Büchern zusammengeleimt.

Deichmann dachte: Das sind die Schattenseiten des neuen Buchdrucks. Vor 100 Jahren hat es diese Probleme noch nicht gegeben. Er dachte auch: Vor 100 Jahren würdest du nicht lesen können. Aber Trine schon. Sie war ihm auch heute überlegen, denn sie konnte schneller lesen als er. Sie las ja sogar Romane und frömmlerisches Zeug, damit konnte man Deichmann jagen.

Das größte Problem fiel ihnen im letzten Moment ins Auge. Ihre Kutsche war nicht für drei Personen gedacht. Sabbelkopp schlug halsbrecherische Lösungen vor: außen am Wagen festhalten; einer reitet; wir tauschen jede Stunde die Plätze, dann muss immer nur einer leiden.

Deichmann verwüstete ihm die Haare, danach sahen sie besser aus als vorher.

»Was ist?«, fragte Sabbelkopp.

»Nichts. Nur ein Gedanke«, schwindelte Deichmann und dachte: Als Vater bist du wirklich nicht geeignet.

Die Päpstin hatte nicht schwadroniert. Das Meiste, was aus ihr hervorgesprudelt war, wie die Quelle aus dem Stein springt, hatte Kontakt mit der Wirklichkeit – erst recht, wenn man das früher und später Gesagte auf die richtige Weise verknüpfte. Am Ende blieb ein grundlegender Fehler, an den keiner der Männer einen Gedanken verwandte: Sie hatte das Gespräch nicht in der letzten Nacht belauscht. Nicht einmal in der vorletzten. Sondern noch einen Tag früher. Deshalb hatte Deichmanns Trupp in der Minute des Aufbruchs über 50 Stunden Rückstand. Diese Zeit holt keine Kutsche auf.

41

Bis zur letzten Minute gab der Bürgermeister den Machtmenschen. Erst als die letzten Häuser der Stadt hinter ihnen zurückblieben, begann seine Fassade zu bröckeln, um in wenigen Minuten zu Staub zu werden. Dazu mussten seine Besucher nicht mehr tun als die Decken vor den Wagen zur Seite zu ziehen. Der augenblicklich an die Gitter springende Löwe traf auf einen Menschen, der darauf nicht gefasst war – seine Besucher hatten keinen Hinweis geliefert, der ihm ermöglicht hätte, sich seelisch auf das Kommende einzustellen.

»Ach du mein Gott!«, stieß er hervor und geriet in Panik, als er an beiden Armen gepackt wurde und Zentimeter für Zentimeter dichter an den Wagen geschleift wurde. Der Bürgermeister knickte in den Beinen ein, willenlos wie eine mannsgroße Puppe schafften die Träger den Körper nach vorne. Der Löwe war außer sich, es hatte sich gelohnt, ihm seit drei Tagen keine Nahrung zu geben. Dass das weibliche Tier von eher zartem Wuchs war, erschloss sich dem schockierten Lüneburger nicht. Der Schreck hatte seinen Verstand außer Kraft gesetzt. Er hatte sich in der Innung nach oben gearbeitet, bis er zum idealen Kompromiss-Kandidaten geworden war, wenn sich gleichstarke Fraktionen gegenseitig zu lähmen drohten, was nicht so selten vorkam, wie man meinen könnte.

»Das geht doch nicht«, flüsterte er. Niemand wusste, ob er so leise war, um das Raubtier nicht weiter zu reizen, oder ob er gar nicht realisierte, dass seine Stimme versagte. Jedenfalls gab seine Reaktion den Besuchern Anlass zu frohem Ausblick Richtung Zukunft. Während zwei Männer den Bürgermeister festhielten und ihn zehn Zentimeter von den Eisenstangen entfernt fixierten, behielten zwei weitere die Umgebung im Auge, um früh zu erkennen, wenn sich Menschen näherten. Man stand nicht auf einer der Magistralen, die aus der Stadt herausführten, sondern hatte einen der schmalen Wege gewählt, bei denen unerwünschte Störungen weniger wahrscheinlich waren.

»Warum tut Ihr das?« Es war eigentlich keine Frage, es war ein Jammern. Sie waren zu sechst gekommen, offenbar hatten sie sich mit der großen Zahl und möglicherweise mit erlogenen Gründen Zutritt verschafft. Es war nicht unmöglich, ins Rathaus zu gelangen. Dass es dennoch nur selten geschah, lag daran, dass sich die allermeisten Lüneburger keinen Grund vorstellen konnten, das Allerheiligste zu betreten. Das Rathaus stand für die örtliche Autorität, es war das Zentrum von Bedeutung und Macht. Durchschnittliche oder gar arme Bürger hatten dort nichts zu suchen. Kaufleute, Abgesandte aus anderen Städten und hochgestellte Einheimische, die in anderen Gebäuden arbeiteten, gingen dagegen ein und aus. Die beiden Männer, die den Eingang mehr zierten als bewachten, kannten 95 von 100 Besuchern vom Sehen und von denen die Mehrheit mit Namen, Funktion und Stellung. Sie rechneten nicht damit, dass der Bürgermeister in Gesellschaft mehrerer fremder Gesichter das Rathaus verlassen könnte, und hielten sein Kopfnicken und Murmeln für den Beweis, dass alles seine Richtigkeit habe. Was keineswegs der Fall war. Denn nach den einleitenden Sätzen zur Begrüßung und der ausbleibenden Vorstellung hatten wenige Worte genügt, um das Klima von abwartender Neugier zu allerhöchster Besorgnis zu treiben.

»Lieber Bürgermeister, liebt Ihr Eure Stadt? Liebt Ihr Euer Rathaus? Und Euer Amt, das Euch so viele Vorteile verschafft? Dann solltet Ihr jetzt aufstehen, nicht den Helden spielen und uns auf einem Weg begleiten, der nicht endlos lang ist.«

»Was? Ich verstehe nicht.«

»Aber ich spreche doch deutlich. Konzentriert Euch lieber! Von Eurer Intelligenz wird der Verlauf der nächsten Minuten sehr stark abhängen. Beispielsweise wird davon abhängen, ob Ihr heute Nachmittag noch Bürgermeister sein werdet. Und ob Ihr überhaupt in der Lage sein werdet, Worte auszusprechen, die irgendjemand versteht.«

»Was redet Ihr denn? Ich rede bekanntlich glasklar. An meiner Aussprache gibt es nichts zu deuteln. In der Kirche und im Chor macht meine Stimme aus dem Brummen der anderen einen Genuss für die Ohren.«

»Das hören wir gerne. Ihr seid ein Bürgermeister, wie wir ihn erwartet haben: eitel, begriffsstutzig und so lange mutig und laut, wie er sich in heimischen Mauern befindet. Das ändern wir nun jedoch. Wir werden gemeinsam vor die Tore der Stadt fahren. Nicht gehen, sondern fahren. Ihr werdet den Mund halten, denn falls Ihr euch dazu hinreißen lassen solltet, um Hilfe zu rufen, werdet Ihr kurz darauf den Verlust von nicht nur einem einzigen Zahn beklagen. Könnt Ihr mir verstandesmäßig folgen?«

»Was habt Ihr immer mit meinem Zahn? Mein Mund ist voller Zähne!«

»Noch, Herr Bürgermeister, noch. Merkt Euch die Uhrzeit. Später werdet Ihr Euren Kindern auf Papier schreiben können, dass dies die letzte Stunde gewesen ist, in der Ihr Laute von Euch gegeben habt, die für jeden Zuhörer wie Sprache klangen. Man denkt immer, beim Sprechen hat die Zunge die meiste Arbeit zu leisten. Aber Sprechen ohne Zähne ist kein Vergnügen – vor allem nicht für die Menschen, die sich das anhören müssen. Alles klar? Sehr gut, dann brechen wir jetzt auf.«

»Wo wollt Ihr hin?«

»Wir, Herr Bürgermeister. Wir alle gemeinsam. Unten wartet eine Kutsche. Bis dahin werdet Ihr lächeln und, wenn nötig, auch winken. Aber keine dramatischen Gesten bitte! Kein Geschrei! Vor allem kein Geschrei. Wir haben empfindliche Ohren und kriegen sofort sehr schlechte Laune, wenn wir schräge Töne hören.«

Erst als zwei Männer neben ihm standen – sie berührten ihn nicht – fiel die Begriffsstutzigkeit vom Bürgermeister ab. »Das ist eine Entführung! Ihr seid ja wahnsinnig! Hier kommt Ihr nie im Leben raus! Das hier ist Lüneburg und nicht Uelzen! Bei uns achten wir aufeinander. Hier hilft man sich gegenseitig. Was ist das? Was macht der Mann da?«

»Er steckt seinen Dolch in die Tasche, in der er ihn die ganze Zeit festhalten wird. Von da kann er zustechen, ohne das Messer aus der Tasche zu ziehen. Was die Wirkung nicht verschlechtern wird. Oder glaubt Ihr ernsthaft, wir kommen mit Waffen zu Euch, die nicht lumpigen Stoff durchdringen können? Es wird auch für die auf den Stoff folgende Haut reichen. Und natürlich für das Fleisch unter der Haut. Möge das Schicksal verhindern, dass der Dolch bis zur Leber oder dem Magen oder Euren Därmen vordringt. Das ergäbe dann nämlich eine große Sauerei. Wollt Ihr der erste Bürgermeister sein, der auf der Treppe seines Rathauses ausläuft wie das Schwein beim Schlachter?«

Der Bürgermeister knickte ein, jetzt berührten ihn die beiden Männer – aber nur, um ihn zu stützen.

Das war keine Stunde her, jetzt stand er auf dem Feldweg, weit entfernt von seinen Wachen und Kollegen, Nase an Nase mit einer Bestie, die er für einen Löwen hielt. Aber sicher war er nicht. Denn es gehört nicht zur Grundausbildung eines Lüneburger Bürgermeisters, die schreckliche Welt menschenfressender Bestien zu kennen.

»Sprecht endlich«, hauchte der Bürgermeister. Jetzt redete er absichtlich leise, weil er hoffte, dann nicht mit jedem Wort ein unüberhörbares Zittern in die Welt zu entlassen. Er war kein Feigling, nie gewesen. Darauf war er stets stolz gewesen, aber jetzt beschlich ihn der Verdacht, dass er bis zum heutigen Tag einfach noch keine Gelegenheit gehabt hatte, seinen Mut öffentlich zu beweisen. Nun war der Tag gekommen, nun stand er der Prüfung gegenüber in Gestalt einer fauchenden riesigen Katze mit schrecklichen Tatzen und einem Maul, das wie eigens erschaffen war, um zuzubeißen und Schmerzen zuzufügen. Und bereits vor dem Biss Furcht und Schrecken zu verbreiten. Warum lief das Ungeheuer ständig hin und her? Niemand bedrohte es doch! Aber wenn es gar keine Bedrohung brauchte? Wenn es von Natur aus böse war? Wenn es morgens erwachte, um im nächsten Moment böse zu sein, um bis zum Abend böse zu bleiben, wo es sich zwar zur Ruhe legen würde, aber nur, um in den folgenden Stunden in Träumen zu schwelgen, in denen es pausenlos Furcht und Schrecken verbreiten würde?

»Redet!«, hauchte der Bürgermeister. Er wollte nicht, dass das Knurren des Ungeheuers das lauteste und einzige Geräusch in seiner Umgebung war.

Plötzlich packten die Männer an seiner Seite zu und drückten ihn gegen das Gitter. Sie rissen ihn gleich wieder zurück, sodass der Angriff des Ungeheuers ins Leere ging und seine Wut nur weiter vergrößerte. Aber den Bürgermeister riss der Schreck endgültig von den Beinen. Er sah dem Tod ins Auge! Der Tod sah nicht aus wie der Teufel, die Kirche hatte ihn ein Leben lang belogen. Das würde er ihr nie verzeihen.

»Ihr habt Euch also miteinander bekannt gemacht«, sagte der Mann. Außer ihm hatte bisher niemand gesprochen. Verstanden sie unsere Sprache nicht? Oder waren sie einfach nicht für das Sprechen zuständig? Wofür dann aber sonst? Der Bürgermeister schloss mit dem Leben ab, und der Sprecher sagte:

»Das ist einer unserer besten Mitarbeiter. Er redet nicht viel, seine Stärken liegen auf einem anderen Gebiet. Es gibt weitere Mitarbeiter, die bei uns für die gleiche Aufgabe zuständig sind. Sie wollen unsere Geschäftspartner davon überzeugen, dass wir es ernst meinen. Wie sieht's aus, Bürgermeister, meinen wir es ernst? Ich bitte um eine kurze Antwort, wir müssen vorankommen. Was? Habt Ihr etwas gesagt?«

»Ja. Ich habe Ja gesagt.«

»Sehr leise.«

»Sehr leise habe ich Ja gesagt. Aber ich habe es ernst gemeint.«

»Na gut. Von der Art dieses Mitarbeiters gibt es vier. Vier kräftige Mitarbeiter, die nicht sprechen, aber stets gehorchen. Und stets hungrig sind. Wenn sie zwei oder drei Tage hungrig gewesen sind, kann man mit ihnen kein vernünftiges Wort mehr wechseln. Dann haben sie nur noch einen Wunsch: essen! Fressen! Frisches Fleisch! Dass sie Blut über weite Entfernungen riechen, sagte ich bereits, oder? Oh, nicht. Mein Fehler. Soll nicht wieder vorkommen. Also, sie riechen Blut meterweit gegen den Wind. Sie beißen dann in alles, was nach Blut riecht. Aber sie beißen nicht nur einmal und dann nie wieder. Der erste Biss hat nur den Zweck, um auf den Geschmack zu kommen. Danach beginnt die eigentliche Mahlzeit.«

»Was wollt Ihr?«, fragte der Bürgermeister. Er war nicht ganz sicher, ob er gesprochen hatte oder nur gedacht. Aber er war auch nicht sicher, ob das, was gerade in seinem Kopf vor sich ging, mit Denken zutreffend beschrieben war.

Der Sprecher drehte den Bürgermeister zu sich, ihre Gesichter waren nur wenige Zentimeter voneinander entfernt. Dem Bürgermeister war warm, der andere wirkte, als würde er sich auf einem Spaziergang befinden, der ihm viel Freude bereitete.

»Vier Raubtiere«, sagte der entspannte Mund. »Aber nicht im Käfig und nicht im tiefen Wald und auf der einsamen Heide. Sondern mitten in Lüneburg. Vor dem Rathaus werden wir die Käfige öffnen, und vier hungrige Tiere werden herausspringen und sich auf die Suche nach ihrem Futter machen.«

»Das geht nicht«, sagte der Bürgergeister. »Das könnt Ihr nicht tun. Das gibt Tote.«

»Das ist nicht auszuschließen. Wir haben die Erfahrung gemacht, dass unsere Raubtiere am liebsten Fleisch fressen, das nicht mehr zappelt. Vier Raubtiere am ersten Tag. Vier Raubtiere am nächsten Tag. Vier Raubtiere am übernächsten Tag. Immer in Lüneburg, vielleicht nicht immer am Rathaus, vielleicht dort, wo Ihr Euer Salz in die richtige Form bringt. Was dann einige Zeit nicht stattfinden wird. Denn was wird am überübernächsten Tag geschehen? Das werden sich die Lüneburger fragen, und sie werden es vorziehen, über diese Fragen sicherheitshalber in ihren Wohnungen nachzudenken. Und wenn es an der Tür klopft, werden sie sie öffnen, weil sie glauben: Noch nie stand ein Raubtier vor einer Haustür. Aber das könnte ein Irrtum sein! Wo es vier Raubtiere gibt, kann es auch acht geben. Und zehn und elf. Und es gibt weitere Raubtiere, keine Löwen, die auch Hunger haben. Und es gibt Schiffe, die sich in dieser Minute, in der wir beide entspannt miteinander plaudern, auf dem Weg von Afrika nach Bremen befinden, wo sie in die Käfige umsteigen. Aber zu fressen werden sie unterwegs nichts bekommen, das große Fressen findet erst in Lüneburg statt.«

Sein Begleiter flüsterte dem Sprecher etwas ins Ohr. Der blickte den Flüsterer erstaunt an, brach in Gelächter aus und schlug dem Flüsterer anerkennend auf die Schulter.

Dann sagte er zum Bürgermeister: »Was für eine köstliche Idee. Bürgermeister, Ihr seid ein Glückspilz. Ihr werdet am Bremer Hafen die Gäste aus Afrika persönlich in Empfang nehmen. Das ist die bekannte Lüneburger Gastfreundschaft. Gäste lässt man nicht verhungern, man bewirtet sie und lädt sie zum festlichen Mahl ein. Und man bietet ihnen das Köstlichste, was die Stadt zu bieten hat: ihren Bürgermeister. Geht's denn noch persönlicher und einfallsreicher?«

Er schlug dem Bürgermeister auf die Schultern und konnte sich vor Lachen gar nicht mehr einkriegen.

»Was wollt Ihr?«, flüsterte der Bürgermeister. Oder fragte oder hauchte oder oder oder ... Er war wahnsinnig vor Angst. Er wollte hier nicht sein. Und obwohl ihn niemand festhielt, wusste er, dass er nicht weit kommen würde. Mit vier Beinen läufst du doppelt so schnell wie mit zwei. Und er war nicht Bürgermeister geworden, weil er so schnell laufen konnte, sondern weil er schnell dachte und jeden kannte, der in der Stadt von Bedeutung war. Jetzt kannte er auch das Tier, das ihn töten würde. Und in wenigen Wochen würde sein Name auf der Tafel stehen, auf der die Namen aller Bürgermeister verzeichnet sind. Vielleicht würde man in späteren Zeiten von ihm als dem Mann reden, der fast so schnell gerannt war wie der hungrige Löwe. Aber davon würde er auch nicht wieder lebendig werden. Und der Löwe würde auf allen späteren Bildern als das Raubtier bezeichnet werden, das einen Bürgermeister gefressen hatte. Gut, dass ich nicht Löwe heiße, dachte der Bürgermeister. Aber über seine Scherze war in der Vergangenheit nicht besonders laut gelacht worden. Darüber hatte sich der Bürgermeister oft geärgert, jetzt war der schlechte Humor seine geringste Sorge.

»Ihr wollt Geld, stimmt's?«

Der Sprecher starrte den Bürgermeister an.

»Daran denkt ihr Politiker immer zuerst«, sagte er dann und wirkte aufrichtig betroffen. »Geld, Geld, Geld. Geld regiert die Welt und Lüneburg.«

»Salz ist auch wichtig«, sagte der Bürgermeister.

»Aber nur, wenn man damit Geld verdient.«

»So ist die Welt. Ihr könnt auch mit Euren Bestien Geld verdienen. Viel Geld.«

»Was höre ich denn da? Ist das ein Angebot? Wollt Ihr nicht mehr mit Salz handeln, sondern mit Raubtieren?«

»Wir werden doch die Stadt der Elefanten«, sagte der Bürgermeister.

»Wie kommt Ihr jetzt auf Elefanten? Elefanten sind keine Raubtiere.«

»Elefanten sind zehnmal so groß. Wenn sie auf den Löwen treffen, schreit er vor Schreck und Angst und läuft so lange nach Süden, bis er wieder in Afrika ist.«

»Löwen fressen auch Elefanten, sie sind nicht wählerisch.«

»Wir haben viele Elefanten, bald haben wir noch mehr Elefanten.«

Zum ersten Mal wirkte der Sprecher verärgert. Er mochte es nicht, wenn der Bürgermeister Sätze sagte, auf die er reagieren musste. Er wollte aber kein Gespräch führen, er wollte Befehle aussprechen, und die Aufgabe des Bürgermeisters war es, die Befehle auszuführen.

»Jetzt habt Ihr uns am Hals«, knurrte der Sprecher. »Und wir sagen, was gemacht wird. Und ich sage: Ihr zahlt uns Geld, wenn wir Euch am Leben lassen. Und Ihr bleibt nur am Leben, wenn wir die Löwen nicht loslassen. Löwen laufen schnell, wenn sie hungrig sind, laufen sie doppelt so schnell. Elefanten sind langsam. Lüneburg ist nicht für Elefanten gebaut, sie kommen nicht durch die engen Gassen.«

»Ihr kennt Elefanten?«

»Jeder kennt Elefanten. Von den Bildern. Ich kenne auch das Nashorn. Von dem Bild. Wenn wir Lust haben, holen wir vielleicht ein Nashorn aus Afrika. Wenn wir Lust haben, holen wir Afrika nach Lüneburg. Oder wir schicken Euch dahin. Dann könnt Ihr allen erzählen, dass Ihr die Welt gesehen habt.«

»Ihr seid zornig. Das passt gar nicht zu Euch.«

»Und Ihr redet zu viel. Das passt nicht zu Euch. Jetzt ist Essenszeit.«

Er drehte sich zu seinen Leuten und gab ein Zeichen. Sie machten sich am Käfig zu schaffen, der Bürgermeister schloss mit dem Leben ab. Und dann lief er wie noch nie im Leben. Er wunderte sich selbst darüber. Wenn er jetzt die Arme ausstrecken würde, würde er vom Boden abheben und fliegen. Das hatte noch nie ein Bürgermeister getan! Nun würde er doch noch unsterblich werden. Was für ein Triumph! Zwei Minuten vor dem Tod unsterblich sein! Das hatte noch nie ein Bürgermeister …

Dann stürzte er. Er drehte sich um, er wollte der Bestie ins Auge sehen. Aber die Bestie sah aus wie ein Mensch.

42

Es passierte nicht auf einen Schlag. Es brauchte einige Anlässe, bevor sich Trine entschloss, die Sache zu verfolgen.

Für Fleetwood hatte sie sich seit der ersten Begegnung interessiert. Sie mochte die junge Frau sofort. Weil sie selbstbewusst war und pfiffig, weil sie ein offenes Gesicht hatte. Aber vor allem, weil sie in der von Männern dominierten Menagerie als einzige Frau einen Platz einnahm, der nicht auf die Rollen als Köchin und Reinigungskraft reduziert war. Diese Beschäftigungen waren nicht ehrenlos, aber Fleetwood agierte in der Menagerie Tag für Tag als erste und zuverlässigste Helferin von Graf Leu. Er hatte die Tierstation ins Leben gerufen, sein finanzielles Kapital hatte die Grundlagen gelegt. Aber fast vom ersten Tag an hatte Fleetwood Verstand, Energie, Wissen und Fantasie zur Verfügung gestellt. Mittlerweile kannte Trine alle Männer, die dort arbeiteten, unter ihnen waren ältere, erfahrene, weit gereiste, geistig und körperlich starke Menschen. Es war ein naheliegender Gedanke, dass sie Fleetwood als Mädchen in der Lehrzeit betrachteten und nicht als gleichwertige Kollegin. Doch nie hatte sich jemand in Trines Gegenwart herablassend, gönnerhaft oder unfreundlich über Fleetwood geäußert. Einige genossen ihre Gegenwart geradezu. Ihr Tempo und ihre gute Laune rissen die phlegmatischen und langsameren Zeitgenossen mit.

Am meisten imponierte Trine, wie schnell sich Fleetwood auf neue Situationen einstellte. Wenn Futter ausblieb oder der Bau des neuen Außengeheges nicht von der Stelle kam, war es Fleetwood, die das Gespräch mit den Bauern und den Handwerkern suchte. Stets fand sie den angebrachten Ton, nie spielte sie sich auf. Sie machte es anderen Menschen unmöglich, ein Einfallstor für Misstrauen oder Beschwerden über hochnäsiges Verhalten zu finden.

So erfreulich es war, so eine junge Frau als Mitarbeiterin in der Nähe zu wissen, so unweigerlich stellte sich bei Trine dieses ganz leise, ganz leichte und doch sehr stabile Gefühl ein, eigentlich nichts über Fleetwood zu wissen. Jedenfalls nichts von ihrer Vergangenheit. Sie war erst 18, in diesem Alter kann nicht viel Vergangenheit angefallen sein. Aber als Hebamme, die sich bereits um die Menschen kümmert, wenn sie noch gar nicht geboren sind, war es für Trine selbstverständlich, dass es immer eine Mutter gab, oft einen Vater. Und in der Mehrheit der Fälle ein familiäres Umfeld aus Geschwistern, Onkel, Tanten, Großeltern. Auch Nachbarn, Freundinnen und Freunde aus den Kinderjahren, Schulfreunde, vielleicht einen Lehrer oder Geistlichen – aus diesen Kreisen stammen die Menschen, die Heranwachsende auf ihren ersten Schritten ins Leben begleiten. Es müssen keine engen Beziehungen sein, nicht einmal herzliche. Auch handfeste Streits können für Bindung sorgen.

Trine Deichmann ließ sich vieles sagen und einiges vorwerfen. Aber es gab eine Bezeichnung, auf die sie allergisch reagierte: wenn jemand sie als neugierig bezeichnete. Wer leichtfertig genug war, sich diese Übertretung zu Schulden kommen zu lassen, durfte sich auf eine Reaktion einstellen, an die er lange denken würde. Deichmann, der seine Frau kannte wie kein Zweiter und sich Dinge herausnahm wie kein Zweiter, nannte es »ein Mittelding aus Predigt und Gerichtsurteil«, was über die Zeitgenossen hereinbrach, die etwas fallen gelassen hatten, was Trine als Andeutung, Unterstellung, Miesmacherei empfand.

»Warum gibst du nicht einfach zu, dass du neugieriger bist als zehn kleine Katzen zusammen?« Nach solchen Worten hatte Deichmann zwei Optionen: schnelle Entfernung vom Tatort oder Ablenkung durch Umarmen und Schmusen. Beides war vorgekommen.

»Ich weiß einfach gern, was gespielt wird.« Das hatte sie mehr als einmal gesagt.

»Sag bloß. Und worin genau unterscheidet sich das von hemmungsloser Neugier?«

»Deichmann, du wandelst auf sehr dünnem Eis!«

»Ich weiß. Ich laufe mit niemandem so gern Schlittschuh wie mit dir.«

Sie staunte jedes Mal aufs Neue darüber, wie der schon im Alltag charmante Kerl in solchen Momenten seinen Charme noch einmal verzehnfachte und ihr den Wind aus den Segeln nahm. Stets erfolgreich. Falls Trine eines Tages doch noch wider Erwarten schwanger werden sollte, dann in der Stunde nach solchen Gesprächen, das war ihre feste Überzeugung, die sie klugerweise für sich behielt. Alles, was zum Schwanger werden nötig ist, passierte nämlich gern in der Stunde nach solchen Gesprächen.

Zum Zeitpunkt von Deichmanns Abfahrt in Begleitung des jungen Sabbelkopps befanden sie sich seit fünf Wochen in der Menagerie. In dieser Zeit hatte Trine so gut wie nichts über Fleetwoods Herkunft und Vergangenheit erfahren. Der Zufall wollte es, dass Deichmann am Tag vor seiner Abreise zugab, auch über seine eigenen Kanäle nichts Handfestes in Erfahrung gebracht zu haben. Einerseits verschaffte Trine dieses Geständnis ein warmes Gefühl, andererseits stachelte es ihren Ehrgeiz an. Es müsste doch mit dem Teufel zugehen …

Aber wenn auch der Teufel zugab, nichts über Fleetwood zu wissen?

Trine blieben zwei Möglichkeiten. Sie konnte ihren Frieden mit der Situation machen. Oder sie konnte einen Kurier nach Lübeck schicken. Dies war vor zehn Tagen geschehen. Dass Deichmann davon nichts erfahren hatte, tat Trine aufrichtig leid. Sie wollte es ihm sagen, doch ihr war immer wieder etwas dazwischengekommen. Das war nicht die nette und gewiss nicht die ehrliche Art, aber Deichmann hatte in diesen Tagen so viel um die Ohren, da wollte Trine ihn nicht mit Informationen belasten, die ihn von seinen Aufgaben und Pflichten ablenken konnten. Was, wenn er in einem Moment der Unaufmerksamkeit einen Unfall mit der Kutsche verursachen würde? Oder verantwortlich dafür war, dass die Papageien ausbüxten? Das musste unbedingt vermieden werden, und Trine war die Frau, die ihm diese Aufregungen vom Hals hielt. Eines Tages würde er ihr dafür dankbar sein. Aber vorher musste er erfahren, dass sie wieder einmal getrickst und getäuscht hatte. Und schon das hatte er nicht jedes Mal in Erfahrung gebracht.

Die Lübecker Hebammen waren Teil eines Netzwerks aus Berufskolleginnen, das seit vielen Jahrzehnten existierte – nicht öffentlich, sondern diskret. Nicht bloß geheim, sondern äußerst geheim. Denn in diesem Netzwerk, das sich über einen Kreis von drei Tagesreisen um Lübeck herum erstreckte, wurden Informationen ausgetauscht, die bei Bekanntwerden nicht nur zu banalen Aufregungen, sondern zu sozialen Verwerfungen in den besseren Kreisen nicht ganz unwichtiger Städte geführt hätten, an deren Spitze traditionell Lübeck und Hamburg standen. Was sich auf den ersten Blick wie eine Klatschbörse von Hebammen anhören mag, besaß einen Unterbau, dessen Bekanntwerden den selbst in den entspanntesten historischen Phasen heiklen Status der Hebammen in eine Glaubwürdigkeitskrise gestürzt hätte, aus denen der Berufsstand nicht unbeschadet hervorgegangen wäre.

Wie für die meisten diskreten Unternehmen gibt es auch für dieses einen sehr menschlichen Grund. In den renommierten bürgerlichen Kreisen und erst recht im Adel verlaufen Bewahrung und Weitergabe der familiären Traditionen traditionell auf der Schiene der Ehe. Von Kirche und staatlicher Autorität miteinander verbundene Ehepartner bekommen Kinder, die Namen, Familie, sozialen Status und finanzielle Situation in die Zukunft hinübertragen.

Aber manchmal klappt das nicht.

Manchmal ist die werdende Mutter jung. Sehr, sehr jung – viel zu jung, um eine Schwangerschaft zu rechtfertigen. Manchmal fehlt der Vater, bisweilen ist er zwar vorhanden, aber keineswegs vorzeigbar. In solchen Fällen kann eine Schwangerschaft unterm Strich zwei Familien in den Abgrund reißen – mögen sie noch so renommiert und finanziell gut ausgestattet sein. Das ist nicht die Regel, es ist nicht einmal eine Ausnahme. Es ist eine Unmöglichkeit, die sich ereignet. Dann gibt es drei Optionen.

Die erste ist die lauteste: der gesellschaftliche Skandal. Das muss durchgestanden werden, was meistens nicht gelingt, oder es bleiben moralische, seelische und finanzielle Schrammen zurück.

Die zweite ist die körperlich gefährlichste: der Versuch, die Schwangerschaft zu beenden. Auftritt von Quacksalberinnen, mediokren Doctores und in seltenen Fällen von erfahrenen Frauen, die von manchen »Hexen« genannt werden, was nicht automatisch das Überleben der Schwangeren garantiert.

Drittens und extrem diskret: die anonyme Geburt. Die Frauen bekommen das Kind, ziehen sich aber in der zweiten Hälfte der Schwangerschaft zurück, leben weit entfernt, kommen bei Vertrauten und Eingeweihten unter, die äußerlich das Erscheinungsbild von Kloster, Kirche, Bordell, Armenhaus haben können. Hauptsache: Die Anonymität bleibt gewahrt.

Diese Option wird von Frauen gewählt, die starke Nerven besitzen und unbedingt ein gesundes Kind bekommen wollen – aus Gründen, die sehr unterschiedlich sein können, aber meistens mit Liebe und Zuneigung zu tun haben. Diese Option steht mit Aussicht auf Erfolg besonders Frauen offen, die einerseits starke Nerven haben und über ein beschützendes soziales Umfeld verfügen. Denn die Geburt ist nicht das Ende der Geheimnistuerei, es ist der Beginn. Davor liegen mehrere Monate, in denen die Schwangere in einem fremden und oft schockierend andersartigen Umfeld leben muss. Was für die meisten Frauen schon bei normaler Ausgangslage eine Herausforderung darstellt, ist für Schwangere ein Erlebnis, das manche überfordert. Ein stützendes Umfeld von bekannten Gesichtern macht vieles leichter. Dennoch kursieren Berichte über tragische Verläufe, die zwei Leben kosteten: das der werdenden Mutter und das ihres Kindes.

Die Mutter, die für sich den Namen Diamond wählte, war stark und wurde durch die Umstände immer stärker. In solchen Fällen sind die Hebammen aus dem Netzwerk sehr früh zur Stelle. Daraus resultiert eine Erhöhung des Risikos, denn mehr Menschen müssen eingeweiht, getäuscht, vernachlässigt werden. Und obwohl die Menschen, die die Schwangere beherbergen, Erfahrung besitzen, ist jede zurückgezogene Geburt ein gewagtes Unternehmen, das in der Mehrzahl der Fälle gegen den erklärten Willen der Familie stattfindet. Das heißt: Die junge Mutter darf nicht damit rechnen, in ein weiches und warmes Umfeld zurückzukehren. Schon gar nicht stellt der Kindsvater eine Hilfe dar. Männer sind feige und werden immer erbärmlicher, je mehr sozialen Status sie zu verlieren haben.

Wenn du eine Gräfin bist, tanzt du auf der Rasierklinge. Wenn du viel Glück und eine Familie hast, die deinen Gatten in einer monatelangen *Tour de Force* moralisch grillt, erhöhen sich deine Chancen. Nun muss nur noch das Kind gesund sein – und es muss Eltern finden, die es ernst meinen und nicht nur auf die Apanage schielen. Der Name des Kindes wird dann zur Nebensache, wenn er auch nicht unwichtig ist.

Die Gräfin hält durch, es gibt Familienangehörige, die plötzlich an ihrem Bett stehen und die sie nur dem Namen nach kennt. Sie sprechen englisch, das macht nichts einfacher. Aber sie lächeln dich an, sie halten deine Hand, ohne dass du die Sekunden zählst, bis du das hinter dich gebracht hast. Sie beten nicht mit dir, wovor du dich gefürchtet hast. Sie singen dir Lieder vor, die sie aus Kneipen kennen. Und du fragst dich, woher sie solche wunderbaren Lieder kennen, nach denen du später unbedingt tanzen willst – und wenn du dir dabei dein bestes Kleid ruinierst. Sie kennen den jungen Kerl, der die Lieder angeblich komponiert – jeden Abend in der Kneipe, gegen eine warme Mahlzeit und ein Bett. Eines Tages heißt das Kind Fleetwood und nimmt es ihrer toten Mutter bis zum heutigen Tag übel, dass sie so verschwiegen war.

Nun wusste Trine schon sehr viel, nur vor dem letzten Schritt schreckte sie zurück. Da Fleetwood dem Grafen offenbar nie reinen Wein eingeschenkt hatte, musste es jemand tun, der bereit war, alle Blitze auf sich zu ziehen, falls Trine die Bereitschaft der Beteiligten auf Kenntnis der Wahrheit falsch eingeschätzt hatte.

43

Lieber stürzte sich Trine in die Vorbereitung des Volksfests, mit dem sich die Menagerie endlich der Nachbarschaft vorstellen wollte. Sie begleitete die trächtigen Tierdamen, die sie hartnäckig so nannte – »Tierdamen« – obwohl alle Wärter sie für überkandidelt hielten. Zum ersten Mal im Berufsleben weitete sie ihre Fürsorge auf Vogeleier aus und redete der Mutter ins Gewissen, weil die Brut ihre Eier-Behausung nur unter Schmerzen oder gar nicht aufgepickt bekam.

Um die Ursache der harten Schalen entbrannte ein Streit zwischen Hebamme und Wärtern. Zuletzt einigte man sich auf das norddeutsche Vogelfutter als Schuldigen. Graf Leu regte Versuchsreihen an: mit norddeutschem Futter und exotischen Köstlichkeiten, die man dicken Büchern entnahm und deren Lieferung man bei den Tiertransporteuren in Auftrag gab. Neben allen anderen Aufgaben lud sich Fleetwood auch noch das Amt der Eier-Buchhalterin auf. Dafür zahlte sie einen hohen, wenn auch appetitlichen Preis, denn bei ihren Kollegen bürgerte es sich ein, ihr zum Beweis der kollegialen Wertschätzung ein gekochtes Hühnerei zu schenken. »Statt Schokolade«, die die finanziellen Möglichkeiten der Wärter überstieg. Fleetwood lächelte, dankte, aß und litt unter der folgenden Verstopfung. Durch harte Eier, die sie selbst gekocht hatte.

»Was ist?«

»Nichts ist. Ich lege gerade eine Pause ein. Ich habe mich noch nicht ganz daran gewöhnt, dass Tierkinder eine andere Gewichtsklasse als unsere Art sind.«

»Und in der Pause beobachtet Ihr mich.«

»Nicht doch. Beobachten ist heimlich. Zusehen ist, wenn man im Stehen etwas träumt.«

Einer der Jungen lief im Hintergrund vorbei. Fleetwood pfiff ihn auf eine Weise heran, die Trine den Atem raubte. Sie hob, am Tisch sitzend, den Arm. Und obwohl sie den Kopf nicht von ihren Unterlagen abgewendet hatte und den jungen Wärter nicht angeblickt hatte, trabte der gehorsam heran.

Selbst das Sprechen übernahm er: »Kakao? Auch für die Tieramme?« Und ab in die Küche. Aus der kurz darauf ein Ruf ertönte: »Mit Milch?«

»Von der Kuh!«, rief Fleetwood.

»Milch von auswärts«, rief Trine.

Unter dem Tisch kam der Hocker hervor. Es wirkte, als würde er nach oben blicken, um herauszufinden, ob er erwünscht sei.

»Ich muss mich bewegen«, sagte Trine, und der Hocker verschwand wieder unter dem Tisch.

Diese junge Frau hätte sich der junge Deichmann nicht entgehen lassen. Und bei seinen Talenten hätte sie auch keine Chance gehabt, ihm zu entgehen. Oder in Deichmanns Worten: »Du musst es schaffen, dass die Frau denkt, sie will das, was sie gerade tut oder nicht verhindert, insgeheim auch.«

»Du bist ein Ferkel. Du verzauberst sie, und sie kann sich nicht wehren.«

»Fast richtig. Sie will sich nicht wehren. Das ist der entscheidende Unterschied.«

»Hast du das auch bei mir versucht?«

»Ich habe kurz daran gedacht. Aber du warst damals schon so … so … also wie sage ich es …?«

»Mein Liebster sucht nach Worten! Dass ich das noch erleben darf. Raus damit: Wie war ich damals, als wir uns kennenlernten?«

»Du wusstest so viel, obwohl du so jung warst. Du hast auch nie jung gewirkt. Höchstens ausgesehen, aber nicht unschuldig, nicht unsicher und arglos. Alles an dir war so wissend. Nicht nur deine Arbeit, die natürlich auch und zuallererst. Die älteren Hebammen waren ja des Lobes voll.«

»Bis auf die eifersüchtigen.«

»Eine ist immer dabei, die sich bedroht fühlt. Im Grunde ist das ein Kompliment. Wenn die Richtige eifersüchtig ist, weißt du, welchen Platz du bald einnehmen wirst.«

»Klingt unbarmherzig.«

»Hat aber gestimmt.«

»Hat es, ja. Aber ich habe mich nicht wohlgefühlt dabei.«

»Die Lübecker Hebammen wurden durch dich besser.«

»Woher willst du das wissen?«

»Du meinst, weil ein räudiger unrasierter Wirt aus dem Hafenviertel sich mit Hebammen nicht auskennt.«

»Ich hätte es nicht so formuliert, aber ja.«

»Meine Art ist zur Hälfte dafür verantwortlich, dass du und deine Kolleginnen immer Arbeit haben werden. Mehr als die Hälfte.«

»Das ist ja nun schwer möglich.«

»Biologisch, nur biologisch. Es ist aber immer auch etwas anderes im Spiel.«

»Der Mann. Das Raubtier.«

»Nicht so oft gegen den Willen der Frau, wie du tust.«

»Es wird dir schwerfallen, das zu beweisen.«

»Hast du eine halbe Stunde Zeit? Zur Not auch weniger?«

»Davon träumst du!«

»Oh ja, das tue ich. Aber du auch.«

»Woran denkt Ihr gerade?«, fragte Fleetwood.

»Das kann ich dir unmöglich sagen.«

»Also daran.«

»Raten heißt nicht wissen.«

Der Kaffeejunge brachte das Gewünschte.

Fleetwood empfing ihn mit den Worten: »Was habe ich dir gesagt?«

»Freundlicher Gang, nicht zittern, nicht schlottern. Jeder Tropfen, der danebengeht, ist ein Schritt Richtung Hölle.«

»Na siehst du. Geht doch.«

Zuletzt griff er in die Taschen seines Kittels. Als er in jeder Hand ein Küchlein hielt, sagte er »Moment«, griff erneut in die Tasche, holte das Holzbrett hervor, legte es auf den Tisch, legte die Küchlein darauf, nahm sie wieder hoch und pustete weg, was er darauf entdeckt zu haben glaubte. Fleetwood vergrub ihr Gesicht in beiden Händen. Trine wahrte ihre Fassade, was ihr nicht leichtfiel. Der Junge war naiv und gleichzeitig liebenswert. Er machte es einem unmöglich, ihn zu bestrafen. Seinen Abgang immerhin bekam er formvollendet hin, mit Verbeugung, Tanzschritt und indem er eine imaginäre Kopfbedeckung abnahm.

»Ich möchte wirklich wissen, woher Leu diese Herumtreiber bezieht. Vielleicht nimmt er jeden, der vor ihm stolpert und auf die Nase fällt.«

»Er hat ein großes Herz«, sagte Trine. Sie hatte gerade entdeckt, dass an ihrem Küchlein ein Stück fehlte. Es sah nicht aus, als wäre es abgebrochen. Dafür kannte sich Trine zu intim mit dem menschlichen Gebiss aus. Rein damit, dachte sie, biss zu und fragte: »Wo habt ihr euch eigentlich kennengelernt?«

»Warum fragt Ihr?«

»Warum antwortest du nicht einfach?«

»Ich weiß gar nicht mehr.«

»Zweiter Versuch.«

»Ein Fest. In Magdeburg wohl. Eine Hochzeit. Wir wurden vom Regen überrascht.«

»Öfter nach oben schauen. Wenn es dunkel wird, ist entweder Abend oder es sind Regenwolken.«

Sie lächelten sich an. Als Fleetwood glaubte, es überstanden zu haben, legte Trine nach:

»Wie der Graf auf die Hochzeit kam, kann ich mir vorstellen. Und du?«

»Weiß gar nicht mehr. Ich glaube, ich gehörte zur Küchenmannschaft. – Habe mir Geld verdient damit.«

»Du warst ein Küchenjunge?«

»Ich musste immer in die erste Reihe, wenn etwas schiefgegangen war. Wenn der Koch tobte und der Zeremonienmeister so tat, als würde er gleich vor Wut ersticken, musste ich lächeln und meine Hände ringen und verlegen nach unten schauen. Aber nur kurz, denn ohne meine Augen wären wir verloren gewesen. Kopf hoch! Augen offen! So lautete die Anweisung. Meine Augen mussten es bringen.«

»Lass mich raten: Sie haben es gebracht.«

»Weil die Köche und Küchenmeister Männer sind.«

»Fleetwood! Fleetwood! Aber wie kommen zwei Küchenaugen in den Saal, wo sich die Herrschaften tummeln?«

»Verlaufen! Die falsche Tür erwischt!«

»Trotz der großen Augen?«

»Auch große Augen können träumen.«

»Seid Ihr gegen den Grafen geprallt? Hat er sich etwas über sein blütenweißes Hemd gegossen? Oder über die Parade-Uniform?«

»Der doch nicht! Der war damals schon dafür bekannt, dass er nichts von den Kleiderordnungen hielt. Gelacht hat er darüber, lächerlich gemacht hat er die steifen Angeber! Altmodisch hat er sie genannt.«

»Die haben sich das gefallen lassen?«

»Blieb ihnen ja nichts anderes übrig. Der alte Graf war damals eine große Nummer. Ist ja schon einige wenige Jahre her, das Treffen in Magdeburg.«

»Aber Eure Augen hat er in Erinnerung behalten.«

»Muss wohl. Geredet haben wir ja nicht miteinander. Nicht viel jedenfalls. Meistens habe ich geredet. Wenn ich verlegen bin, rede ich wie aufgezogen. Du musst mir den Hals zudrücken, sonst höre ich nicht mehr auf.«

»War der Graf damals in Begleitung?«

»Möglich. Wenn du nicht König und Fürst bist, gilt die Einladung immer auch der Frau. Bei den Kirchenfürsten natürlich nicht.«

»Man munkelt, dass mancher Fürst eine heimliche Fürstin …«

»Ich weiß. Aber Munkeln heißt: nicht wissen. Und wenn es stimmen sollte, kommt er trotzdem allein. Umgeben von seinen Heloten und Stichwortgebern. Die mit dem guten Gedächtnis, die alles hören, was gesprochen wird. Und nichts davon vergessen. Und das hinterher aufschreiben, weil es sich später als nützlich erweisen kann.«

»Was es oft tut, wie man hört.«

Nun kannte Trine Fleetwoods Geschichte, jetzt fehlte ihr noch die des Grafen. Wenn er sich in der Menagerie aufhielt, war es nicht schwer, ihn zu sprechen, sonst war es unmöglich. Aber auch in seinem derzeitigen Zuhause musste man sich darauf einstellen, dass jedes Gespräch quasi im Laufschritt stattfinden konnte. Denn im Grafen schlugen mehrere Herzen gleichzeitig. Es trieb ihn um, Stillsitzen war für ihn eine Pein. Gefragt war seine Gegenwart überall. Wo er auftauchte, begnügte er sich nicht mit der Rolle des Zuhörers, Ratgebers, Richtungsanzeigers. Es war eine Frage weniger Minuten, bis er zum ersten Mal anpackte. Ob es darum ging, einen Zaun zu ziehen; ihn im Boden zu verankern; Balken und Absperrungen auszubessern oder zu erhöhen; ob ein Graben breiter werden musste oder tiefer; ob die Suhle für die Tiere, die sich gern in Schlamm wälzen, größer und schlammiger werden musste; ob die Bäume, die neu gepflanzt worden waren, vor tierischen Nachstellungen geschützt werden sollten, oder ob große Steine von A nach B gerollt wurden; ob eine Art Kletterwand angelegt wurde oder ein echt aussehender Berg mithilfe von Handwerkern aus den umliegenden Dörfern gemauert wurde – Graf Leu war dabei und packte mit an. Der Moment, in dem er seine Jacke auszog, markierte in der Menagerie jedes Mal das Ende theoretischer

Erörterungen und den Beginn der praktischen Umsetzung. Für die Stimmung der Belegschaft war das ein Segen, denn Leu war frei von Besserwisserei und Herablassung. Wenn er etwas vorschlug und sich nicht sofort verstanden glaubte, legte er einmal nach – danach fiel die Jacke. Bei einer solchen Gelegenheit vermisste er später die Jacke. Eine Jacke mit wollenen Ärmeln holten sich die Vögel für den Nestbau, eine andere Jacke zerlegten die Elefanten in zwei Teile, mit denen sie sich fortan mit nicht nachlassender Begeisterung zuwinkten. Jedes Mal war der Graf zufrieden, weil seine Arbeit und seine Kleidung einen nützlichen Zweck erfüllten.

Daneben fand er Zeit, mit Fleetwood über Organisatorisches zu sprechen. Und Trine sah er immer gern, auch wenn sie freimütig gestand, nichts Dienstliches in petto zu haben. Als er gestand, bei ihr in die Lehre gehen zu wollen, unternahm sie mehrere Versuche, seinen Elan zu bremsen, wenigstens umzulenken – mit überschaubarem Erfolg.

»Ihr brennt an allen Enden«, sagte sie.

»Es muss damit zu tun haben, dass jede Arbeit Freude bereitet. Und das wiederum liegt an den Viechern. Wäre jedes Tier ein Baum oder ein Steinhaufen, wäre es immer noch sinnvoll. Aber eben nicht so lebendig.«

Ja, es war leicht, mit dem Mann zu plaudern. Es war überhaupt kein Problem, das Thema zu wechseln. Er folgte bereitwillig, ging mit Trine über Stock und Stein – und nichts, was er über Fleetwood sagte, deckte sich mit dem, was Fleetwood Trine gesagt hatte. Wenn eine Aussage von beiden identisch war, wunderte sich Trine über Leus Einschätzung. Wie konnte der Mann ernsthaft glauben, es sei reiner Zufall, ein Mädchen, das man angeblich überhaupt nicht kannte, acht- oder neunmal getroffen zu haben. »Die Welt ist klein«, sagte er einmal. Aber die Welt ist kein Dorf. Und nur in einem Dorf oder einer sehr kleinen Stadt läuft man sich dermaßen oft über den Weg. Aber achtmal an acht verschiedenen Orten? Und das, obwohl der Graf bereitwillig betonte, wie ungeplant und kurzfristig er durch die Welt fuhr: per Kutsche, zu Pferde, manchmal per Boot auf Elbe und Saale und Weser. Trines Verdacht – zart und durchscheinend zu Beginn – erhärtete sich immer mehr: Fleetwood folgte dem Grafen! Fleetwood legte es darauf an, in seiner Nähe zu sein. Es handelte sich nicht um zufällige Begegnungen, sie führte sie absichtlich herbei. Noch verfügte Trine über keinen Hinweis, dass die junge Frau aus den Begegnungen private oder berufliche Vorteile zog. Aber auf diese Weise war sie in die Menagerie gekommen, das hielt Trine für sicher oder sehr wahrscheinlich.

44

Ein Reiter sprengte heran. Sie sahen ihn, als er im Hauptgebäude mit jemandem sprach, der in ihre Richtung deutete. Er ritt zu ihnen, er hatte es eilig. Trine kannte seinen Namen nicht, hatte ihn möglicherweise bereits gesehen.

»Es ist schrecklich!«, rief er und sprang vom Pferd. »Das hat die Welt noch nicht gesehen!«

Einer kümmerte sich um das Pferd, hier blieb kein Tier unbeachtet. Der Reiter sprach den Grafen an.

»In Lüneburg sind die Bestien los! Alle sind in Aufruhr! Die einen fliehen, die anderen sammeln ihre Kinder ein. Wer Mut hat, bewaffnet sich. Gott sei ihnen gnädig!«

Leu bremste den übersprudelnden Boten.

»Was heißt Bestien? Was für Bestien? Wovon redet Ihr?«

Es war nicht leicht, aber seine Einlassungen wurden handfester, am Ende bestand kein Zweifel mehr, wovon er sprach.

»Löwen!? Echte Löwen? Wie viele? Wo kommen sie her? Es muss doch jemand da sein, der sie … Ein Wagen! Der Käfig! Du gehst nicht mit einem Löwen zu Fuß in die Stadt! Rede, Freund.«

Er hatte den Löwen nicht selbst gesehen. Aber alle Menschen redeten in diesen Minuten über sie.

Als man dachte, das Thema glücklich eingekreist zu haben, sagte der Bote: »Und der Bürgermeister! Vergesst den Bürgermeister nicht! Das wird er nicht überleben!«

Der Graf raufte sich die Haare. Eduard trat an den Boten heran und sagte: »Haucht mich an!«

»Was!? Warum soll ich euch …?«

»Hauch mich an. Ich will wissen, ob du besoffen bist.«

Der Bote ging auf Eduard los. Das war nicht klug. Wegen Eduard nicht und wegen der Umstehenden nicht. Sie bändigten den Angreifer, der auf einmal einknickte. Jedenfalls fiel die bisherige Anspannung von ihm ab, und mit leiser Verzweiflung sagte er: »Das ist das Ende, das wissen wir doch alle. Keiner kommt gegen Löwen an. Die Lüneburger nicht und die, die mit den Löwen gekommen sind, auch nicht.«

»Der Kerl regt mich auf«, sagte der Graf.

Aus dem Hintergrund eilte ein Wärter herbei. »Alle da!«, rief er. »Alles heil und unversehrt. Keine Spuren von Einbrechern.«

»Gut«, sagte der Graf. »Ein Problem weniger.«

Trine sagte: »Das geht doch alles nicht. Wo kommen denn auf einmal …? Wir sind doch die Einzigen … oder nicht?«

Mit vereinten Kräften setzte man Trine davon in Kenntnis, dass es neben Graf Leu auch andere gab, die mit exotischen Tieren handelten. Man hatte sehr selten mit ihnen Kontakt, kein Händler redete gern über die Hintergründe seiner Arbeit. Man wollte keine schlafenden Hunde wecken. Die Vorstellung, dass alle möglichen Geschäftemacher und Glücksritter, die bisher mit keiner Idee auf einen grünen Zweig gekommen waren, auf einmal lebendige exotische Tiere importierten, konnte der Handvoll etablierter Händler nicht gefallen. Alle blickten Leu an, was den sehr störte: »Macht euch nicht lächerlich«, knurrte er. »Das ist kein Scherz mit frechen Papageien und pfeilschnellen Gazellen. Mit Löwen scherzt man nicht.«

»Was ist mit dem Bürgermeister?«, fragte Trine.

»Nett, dass sich endlich jemand für ihn interessiert«, knurrte der Bote und berichtete. Angeblich war eine Handvoll fremder Männer aufs Lüneburger Rathaus gekommen und hatte es mit dem Bürgermeister wieder verlassen.

»Ohne Löwen«, sagte der Graf.

»Ach du meine Güte«, murmelte der Bote.

»Was nun?«

»Natürlich ohne Löwen. Was denkt Ihr denn? Aber sie sind alle davongegangen.«

»Gegangen oder gefahren?«

»Gegangen zuerst. Danach … keine Ahnung. Was ist, wenn sie zu den Löwen wollten?«

»Dann hat der Bürgermeister jetzt zwei Probleme«, entgegnete Leu nüchtern. »Fremde Männer, die ihn vielleicht entführt haben. Plus Löwen, die ihn vielleicht erwarteten.«

»Das macht doch keinen Sinn«, sagte jemand. »Oder …«

»Rede, Mann.«

»Oder es sind Händler. Tierhändler.«

»So was bietet man nicht einem Bürgermeister an. Oder ist er so reich?«

»Er hat nicht mal ein eigenes Haus.«

»So schlecht geht es den Lüneburgern?«

»Bürgermeister wird der Beste, nicht der Reichste.«

»Wir helfen«, sagte ein Wärter.

»Natürlich«, murmelte der Graf. »Zwei Wagen, nehmt mit, was man braucht. Die Netze. Zur Not natürlich alles, womit man sie besiegt. Alles, was schießt. Alles, was eine Klinge hat. Zur Not einen Knüppel. Wir haben doch Knüppel?«

»Das will ich meinen«, entgegnete mit zufriedenem Gesicht derjenige Wächter, der in der Vergangenheit durch seine mysteriöse Vorliebe für Knüppel aufgefallen war, die gut in der Hand liegen und aus hartem Holz bestehen. Trine hatte miterlebt, wie er seine Knüppel vorgeführt hatte. Er hasste Schusswaffen, weil in seiner Familie jemand durch so eine Waffe ums Leben gekommen war.

Der Pulk löste sich auf. Der Graf achtete darauf, dass die Menagerie nicht unversehens leer und wehrlos dalag.

»Und ihr?«, fragte er Trine. »Was ist Eure Waffe?«

»Mit dem Verstand habe ich in der Vergangenheit gute Erfahrungen gemacht.«

»Haltet Ihr für möglich, dass es sich um ein Gerücht handelt? Ein Märchen?«

»Natürlich ist das möglich. Der Bote selbst hat keinen Löwen gesehen. Es handelt sich um Hörensagen. Hörensagen hat meistens eine sehr dünne Grundlage.«

»Was in diesem Fall eine gute Nachricht wäre.«

Die Menagerie verfügte über zwei Anlagen, die sich für Löwen eigneten. Abgesehen von denen, die bereits hier lebten. Drei Tiere, zwei weibliche, ein Mähnenträger, alle jung, alle wunderschön anzusehen. Aber es gibt Hunde, die fast so groß sind.

Und es gibt Elefanten.

»Denkt nicht mal dran«, sagte Trine.

»Darüber reden wir später«, entgegnete der Graf und wandte sich in Richtung der Ställe, wo die Pferde standen. Einmal drehte er sich noch um: »Woran habt Ihr es gemerkt?«

»Männer, die unbedingt helfen wollen, schießen gern übers Ziel hinaus.«

»Ach ja?«, und viel leiser, »ach ja. Manche Männer neigen wohl dazu. Wollen helfen, tun zu viel des Guten.«

Mittlerweile stand auch Fleetwood in der Gruppe. Sie blickte dem Grafen hinterher und murmelte: »Er könnte auch hierbleiben. Die anderen machen das schon, sie kennen sich aus.«

»Willst du ihm das vorschlagen?«, fragte Trine. »Ich reiße mich nicht darum.«

45

Sie kamen zurück, als der Mond schon lange am Himmel stand.

Trine stand bereit. Im Vorbeigehen sagte Eduard: »Rührt euch. Alle unversehrt.«

»Auch die Löwen?«

»Der eine sagt: ja. Die meisten sagen: leider ja.«

Große Versammlungen fanden traditionell im Speiseraum statt. Trine und Fleetwood hatten die Küchenhilfen auf eine lange Nacht vorbereitet, die Aufregung ließ keine Müdigkeit aufkommen.

Trine sah die müden Helden an sich vorbeiziehen. Sie hasste diese Momente, in denen sie nichts dirigieren und in die Wege leiten konnte. Noch nicht einmal Platzverweise waren heute möglich. Passivität war eine Haltung, die sie von innen her auffraß. Deichmann ging es genauso. Aber er war ein Mann, wenn er sich vorneweg in die Schlacht warf, fanden das alle normal und nicht der Rede wert. Wenn eine Frau es getan hätte, hätte man an ihrem Geisteszustand gezweifelt.

Sie beobachtete Fleetwood. Eine Blinde hätte gesehen und gespürt, wem ihre Sorge galt. Dass diese Sorge so einseitig verteilt war, überraschte Trine nur ein wenig. Dass sie den Grafen umarmte, überraschte sie stärker. Mit einer öffentlichen Demonstration hatte sie nicht gerechnet. Die Umarmung war kurz, Fleetwood stellte sofort wieder reichlich Abstand zum Grafen her und brachte nervös ihre Haare in Ordnung, obwohl das nicht notwendig war.

»Nett«, murmelte der Graf und blieb so lange vor Trine stehen, bis bei der sonst so scharfsichtigen Frau endlich der Groschen fiel.

»Na komm her«, murmelte sie und schloss Leu in ihre Arme.

»Geht doch«, murmelte er und schleppte sich davon.

Eduard entließ die Stallwachen aus ihrer Verantwortung. Bei dieser Gelegenheit realisierte er erstmals, dass die Verantwortung auf zwei der jüngsten gelegen hatte.

»Daran müssen wir noch arbeiten«, murmelte er kopfschüttelnd.

»Hallo«, sagte Trine. »Kannst du mich sehen oder bin ich unsichtbar?«

»Du bist ein Weib.«

»Komm dichter ran und wiederhole das.«

Eduard winkte ab und sagte: »Wir sehen uns, wenn ich guter Hoffnung bin. Momentan bin ich schlecht gelaunt. Und verdreckt wie seit Jahren nicht.«

Gegessen wurde in dieser Nacht viel, aber nicht in dem sonst üblichen Tempo, sondern eher als Begleitung der Gespräche. Eine Wolke aus Nachdenklichkeit hing unter der Decke. Lüneburgs Straßen wimmelten von Soldaten, Wachen und allen Bürgern, die sich aufgerufen fühlten, ihr Gesicht zu zeigen und ihre Unterstützung anzubieten.

»Gute Stimmung«, sagte der Graf. »Überrascht mich. Ich hab die Lüneburger eher für Tranfunzeln gehalten. Jetzt darf man das ja sagen.«

»Solang keiner von uns petzt, geht das in Ordnung«, sagte jemand eingeschnappt, dessen Eltern in Lüneburg lebten und der von dort stammte.

Man wusste Näheres. Sechs Fremde hatten den Bürgermeister aufgesucht und waren mit ihm durch die Stadt in südlicher Richtung gegangen. Sie hatten die Stadt verlassen, dafür gab es Zeugen. Der Bürgermeister hatte dabei keine besondere Lebensfreude ausgestrahlt, aber auch nicht um Hilfe gerufen. Wohin waren sie gegangen? Was war dort passiert? Der Bürgermeister war nicht wieder aufgetaucht, weder lebendig noch tot. Für Informationen war eine Belohnung ausgesetzt worden. Mehrere Bürger hatten sich darüber beschwert. Gleichlautende Begründung: »Wir wissen, was sich gehört, es ist auch unser Bedürfnis. Dazu muss man uns keine Goldtaler vors Gesicht halten.«

Hätten sie sich im Anschluss nicht nach der Höhe der Belohnung erkundigt, wäre ihre mannhafte Art noch überzeugender ausgefallen.

In der Stadt waren keine Löwen gesehen worden, weder in einem Käfig noch freilaufend. Auch keine toten Tiere. Überhaupt kein Tier, das Menschen gefährlich werden kann. Die toten Katzen, die von mehreren Bettlern abgeliefert wurden, waren dem Übereifer und der Hoffnung auf eine kleine Spende zuzurechnen.

Allerdings hatten sich einige Bürger gemeldet und von einem mit Decken verhängten Käfigwagen berichtet, wie er von herumziehenden Zirkusleuten und auch von den Betreibern der Menagerie verwendet wurde. Die Menagerie war im Lauf des Tages wohl sehr oft erwähnt worden. Dass Dreiviertel der Mannschaft herbeigeeilt war, um bei der Suche zu helfen, war registriert worden. Leider war es nicht selten als Beweis für eine fehlgeschlagene Aktion respektive als Beweis für ein schlechtes Gewissen gehalten worden.

»Sie mögen uns nicht«, sagte einer am Tisch. »Sie haben uns von Anfang an nicht gemocht.«

»Wir bieten uns ja auch dafür an«, sagte der Graf. »Kluge und mutige Männer, die sich um wilde Tiere kümmern und der Bevölkerung diese Tiere freiwillig zeigen, damit sie sehen, was es auf der Welt alles gibt. Das übersteigt natürlich den Horizont des gewöhnlichen Lüneburgers.«

So viel Bissigkeit hatte man ihm gar nicht zugetraut.

Man nahm alle bekannten Fakten und würfelte sie zu diversen Mustern durch. Die Menagerie kam ernüchternd oft vor.

»Es zielt auf uns«, sagte Fleetwood. »Jedes wilde Tier zielt auf uns.«

»Nicht zwangsläufig«, sagte Trine. »Es zielt genauso auf die Tierhändler, die vor uns und neben uns aktiv sind. Und es zielt auf die Diebe, die wilde Tiere stehlen.«

»Aber bisher wurden keine Löwen als gestohlen gemeldet.«

»Richtig. Das kann nun zutreffen oder auch nicht. Bei uns laufen ja nicht alle Meldungen zusammen.«

»Wenn wir anfangen, von jeder Tatsache auch ihr Gegenteil für möglich zu halten, verlieren wir den Verstand.«

Man ging noch einmal konzentriert durch, ob es in den Monaten seit Gründung der Menagerie zu Streitereien mit Nachbarn gekommen war. Man fragte auch nach kleinen und kleinsten Querelen, weil man wusste, dass Rechthaber und Quälgeister dazu neigen, sich langsam und beharrlich in eine Opferrolle hineinzufressen und langsam aber unaufhaltsam Grimm und Hass aufbauen.

Aber am Ende passte es nicht. Keine Vorfälle und keine Verdächtigen.

Einer der findigsten Männer sagte: »Wenn jemand uns ans Messer liefern will, müsste er deutlicher werden. Dann müsste er Hinweise auf uns einstreuen, die man nicht übersehen kann. So, wie es jetzt aussieht, sind – wenn wir gemeint sein können – immer auch gleichzeitig die Diebe gemeint. Das ist für einen Verleumder besser als nichts. Aber dümmer als schlau.«

46

Die Päpstin legte Sabbelkopp eine Hand auf den Kopf und sagte: »Hock dich hin, damit ich dich segnen kann.«

»Hast du nebenbei noch einen zweiten Beruf?«, fragte Deichmann und konzentrierte sich auf den schmalen Weg zwischen dem Fluss und ihrem Ziel.

»Musst du doch wissen. Du sagtest doch immer: die Päpstin. Also nennt man mich so. Also muss ich segnen. Ich bin nicht faul. Ich mache meine Sache gut. Vielleicht wird was Festes draus.«

Das Problem mit drei Personen auf der kleinen Kutsche hatte sich schnell gelöst. Sabbelkopp musste sich dünn machen, dann ging das. Es wäre auch gegangen, wenn die Päpstin sich nicht so breitgemacht hätte. Aber sie hatte früher Gottesdienste in kleinen Kapellen erlebt, wo sie sich gern aufhielt, weil es dort wärmer war. Wenn Kerzen brannten, fühlte es sich fast gemütlich an. Die Pastoren oder Priester oder Päpste breiteten ständig die Arme aus, egal ob drei alte Frauen in den Bänken saßen oder ob die Vorstellung ausverkauft war. Die Geste der breiten Arme hatte sich in ihr Gedächtnis eingebrannt, weil sie was hermachte. Und sie strahlte offensichtlich so etwas aus, weil alle sie Päpstin nannten, auch wenn sie gar nicht ausbreitete. Dann musste sie sich in der Kutsche auch nicht kleiner machen als sie war. Das gewöhnliche Volk konnte froh sein, wenn es mitfahren durfte. Na gut, der Kutscher war genehmigt. Er sah auch nicht so aus, als würde er aussteigen, wenn man ihm sagte: Steig jetzt aus oder du kommst in die Hölle!

Aber der junge Bengel hatte nichts zu melden. War sowieso mager, weil er sein Gewicht in der Höhe verteilt hatte.

»Ist dir noch was eingefallen?«, fragte Deichmann.

Der Kerl redete immer noch mit ihr, als wäre sie ein Mensch wie er. Als Päpstin musste sie sich das nicht bieten lassen. Aber sie wollte nicht gleich in den ersten Tagen ihrer Herrschaft hart durchgreifen. Solang ihre Anhängerschaft noch überschaubar war, würde sie sich großzügig geben. Nicht großzügig sein, sondern so tun als ob. Üben. Sie konnte viel und hatte viel erlebt. Aber Macht hatte sie noch nicht gehabt, deshalb ließ sie es langsam angehen. Wenn ihr die beiden Kerle aus der Hand fraßen, würde die Überraschung für sie auch größer sein. Sie freute sich schon auf ihre überraschten Gesichter. Außerdem waren sie ordentliche Jäger. Sie musste nur sagen, worauf sie Appetit hatte, dann holten sie das aus dem Wald, aus dem Fluss, vom Acker. Und einmal aus einem Garten. Aber das war Gemüse, ohne Kopf und ohne Beine. Das konnten sie selber essen, was sie auch taten, ohne zu protestieren. Sie fingen also schon an zu gehorchen. Die Richtung stimmte. Später mussten sie sie zum Papst fahren, der wohnte in Rom, das war noch hinter Lüneburg. Sie rechnete mit zwei Übernachtungen. Dann wurde fix geheiratet, und sie würden vier oder fünf kleine Päpste bekommen. Die würden sie säuberlich über die Gegend verteilen, und sie müssten jede Woche melden, ob das Volk zufrieden war. Wenn nicht, war Krieg. Immer mit dem Knüppel rauf, das würde ihnen eine Lehre sein. Die Päpstin besuchte regelmäßig ihre kleinen Päpste und prüfte, wer am besten kochen konnte und wer am besten backen. Wer es nicht lernte, wurde auf eine Insel verbannt, aber er kriegte nur eine kleine Insel, weil er nicht mehr verdient hatte. In jedem größeren Fluss gab es kleine Inseln, da würden sie ihn hinbringen. Sieben Tage in der Woche Fisch mit 1.000 Gräten oder endlich kochen und backen lernen. Der kleine Papst hatte die Wahl. Zur Not gab es Prügel, oder sie setzten den kleinen Papst auf einem Floß aus. Wenn er ins Wasser fiel, war er Wasserpapst. Wenn er unterging: Unterwasserpapst. Wenn er nicht wieder hochkam: Wasserleiche. So konnte er bis in alle Ewigkeit noch einen Zweck erfüllen, und die Fische hatten immer gut zu essen.

Die Päpstin liebte die Vorstellung, sich unsterblich zu machen. Alle würden gut von ihr reden, und sie würde eine Schule für Erwachsene gründen, wo es nur ein einziges Schulfach gab: Kuchenanbau auf dem Acker. Die erste Pflanze, die wie Kuchen schmeckt. Davon hatte sie als kleines Mädchen geträumt. Nahm sie jedenfalls an, denn sie erinnerte sich nicht so weit zurück. Sie erinnerte sich an gar nichts, was länger als vier, fünf Jahre zurücklag. Wenn doch, dann hatte sie in der Zeit davor nichts erlebt. Oder nichts, was das Erinnern lohnte.

Als sie den Bauernhof erreichten, fuhren sie an ihm vorbei, ohne langsamer zu werden. Deichmann sagte: »Wenn sie wertvolle Tiere verstecken, werden sie ein Auge auf den Weg haben. Wer langsamer wird oder anhält, ist verdächtig.«

Er fuhr so lange, bis ein Weg auf die Seite abbog, auf der das Hofgelände lag. Wenn sie Pech hatten, würde der Weg ins Nichts führen. Aber fast alle Wege führten irgendwo hin. In diesen Zeiten legte niemand zum Spaß einen Weg an. Das war Verschwendung von Energie.

Zuerst ein Pfad, den ignorierten sie. Danach ein schmaler Weg, die schmale Kutsche machte sich bezahlt. Mit Anlauf rollte die Kutsche in die Blaubeerwelt. Die Pferde freuten sich, Deichmann wollte allein weitergehen. Streng blickte er die Päpstin an und sagte: »Wenn ich zurückkomme, möchte ich euch hier vorfinden, genau hier. Beide lebendig.«

»Darf ich mit ihm machen, was ich will?«

»Was schwebt dir vor?«

Aber Sabbelkopp sagte schneller »Auf keinen Fall«, als sie antworten konnte. Im Nachmittagslicht ging er eine halbe Stunde, dann kam eine Lichtung, noch eine Lichtung, hinter der das Feld lag, hinter dem der Hof zu sehen war. Der Wind stand günstig, er konnte sich dichter heranwagen. Draußen war keine Bewegung. Eine Hütte mit weit heruntergezogenem Dach, daneben zwei kleine Gebäude, eines davon ein großer Ofen zum Brotbacken. Eine Scheune oder Lagerraum. Kleiner, als Deichmann gedacht hatte. Alt, aber nicht verfallen. Kein einziger Wagen oder Anhänger standen draußen. Ideal, um keine Neugier zu wecken.

Er näherte sich auf dem Weg, auf den kein Fenster zeigte. Er fand das sicherer, als sich im Schutz der Bäume zu bewegen, die auf einer Seite dicht ans Gelände reichten. Hätte er sich drinnen aufgehalten und wäre ein Bandit gewesen, hätte er seine Gäste aus dem Wald erwartet.

Er stand an der Scheune. Vögel sangen und krächzten, je nach Talent und Art. Ein Kuckuck machte seinem Namen alle Ehre. Er umrundete die Scheune, am Tor befanden sich Spuren von Rädern, sie führten hinein oder heraus und waren nicht alt, aber auch nicht taufrisch.

Eine schmale Tür gab es, durch die musste er. Aber erst versorgte er sich mit einer Latte, zugeschnitten für einen Zweck, den er nicht kannte. Die Tür ließ sich schwer öffnen, aber nicht, weil sie verschlossen war. Ein Ruck, ein zweiter Ruck und er war drinnen. Die Tür schloss er sofort wieder. Das Licht kam durch zwei kleine Fenster und war spärlich. Aber was er sah, beantwortete alle Fragen. Sieben vergitterte Käfige, bessere Kabinen. Alle mit Stroh und Sand ausgelegt, einige mit Näpfen für Futter. Jeder Käfig verfügte über einen schmalen Zugang. Keine Chance für Elefanten. Hier waren Tiere zwischengelagert worden. In der Luft roch es muffig, modrig, blutig, vor allem nach Verdautem. In einem Käfig lagen Tierreste. Schwein oder Schaf, hier war gefressen und kaum etwas verschmäht worden.

Eine Leiter führte auf den Boden, Deichmann kletterte so hoch, dass er sicher sein konnte, den Schlafplatz entdeckt zu haben. Einfachste Verhältnisse, keine Gelegenheit, sich zu waschen, nur Stroh, Säcke, Decken. Sie waren zusammengelegt. Diese Sorgfalt stand in groteskem Gegensatz zu allem anderen. Dennoch wies nichts darauf hin, dass sich hier Frauen aufgehalten haben könnten.

Unten untersuchte er den einzigen Käfigwagen. Er war leer, die Deichsel war gebrochen, vorne ging der Wagen in die Knie. Den mussten sie zurücklassen. Im Höchstfall hatten hier fünf oder sechs Wagen gestanden. Die Pferde waren draußen untergebracht worden.

Deichmann ließ alles auf sich wirken. Man war nicht vor einer Stunde aufgebrochen, aber auch nicht vor einem halben Jahr.

Er riskierte es, ins Wohnhaus hinüberzugehen. Ein Blick durchs Fenster: Hier lebten Menschen, vielleicht nur der eine, der am Tisch saß, vor sich ein Brett, ein Becher, ein kleines Brot. Deutlicher kann Armut und Anspruchslosigkeit nicht abgebildet sein.

Wie ein Vogel, der unerwartet dicht an deinem Kopf vorbeifliegt, flog das Bild des Speiseraums in der Menagerie an Deichmann vorbei. Ihm wurde bewusst, dass er die letzten Wochen unter privilegierten Verhältnissen verbracht hatte. Dafür war er dankbar. Aber jetzt war er zu spät gekommen, das war schlecht.

Der Mann am Tisch rührte sich nicht oder so langsam, dass man es nicht wahrnahm. Deichmann wollte nicht mit leeren Händen zurückkehren. Er klopfte ans Fenster und wunderte sich, wie langsam und ohne Hauch von Überraschung oder Schreck sich ein Kopf zu einem Fremden drehen kann. Der Mann war geschlagen worden, nicht sanft. Man hatte ihn verprügelt. Ein Auge war geschlossen, Stirn und Wangen waren teilweise aufgerissen, die Wunden noch frisch. Nichts wies darauf hin, dass er versorgt worden war.

Deichmann rief: »Ich komme rein. Keine Angst. Ich habe nur eine Frage.«

Der Mann sah ihn ausdruckslos an. Und plötzlich begann er zu kauen. Aber er hatte sich doch nichts in den Mund geschoben! Deichmann war nicht sicher, dass er eine Antwort erhalten würde.

Er hatte vorgehabt, zuerst zu fragen. Das war unmöglich. Er säuberte die Wunden, der Mann wehrte sich nicht. An seinen Bewegungen erkannte Deichmann, dass ein Arm Schmerzen verursachte. Er entdeckte Regale, die man von draußen nicht sah. Die vollste Flasche enthielt ein bestialisches Gebräu, damit desinfizierte er. Das hochprozentige Gift traf auf frisches Fleisch, aber der Mann reagierte nicht. Entweder war er ein harter Hund, den das Leben abgestumpft hatte, oder er stand unter Schock.

»Versteht Ihr mich?«, fragte er.

Der Mann schüttelte den Kopf, nur ein wenig, sehr sanft.

»Gar nichts.« Eine Stimme wie aus einem anderen Körper.

»Nichts getan, immer gehorcht. Hat nicht geholfen.«

Das war der Beginn einer Unterhaltung mit quälenden Pausen, aber Deichmann wurde nicht ungeduldig. Er war froh, dass der Mann sprechen konnte. Sein Deutsch war nicht das eines Muttersprachlers. Es hörte sich östlich an, hart wie slawisch, polnisch vielleicht oder aus der baltischen Welt.

Als Wirt einer Hafenkneipe hatte Deichmann Dutzende Sprachen kennengelernt, es reichte für eine ungefähre Orientierung.

Ja, die Tierhändler hatten hier Quartier bezogen. Mit Löwen, vier Tiere. Außerdem seltsame Wesen von der Größe eines Rindes, aber sie waren nicht von hier. Alles an ihnen hatte andere

Farben, andere Ohren, andere Gesichter. Und kleine Tiere. Wie Schafe, die abgemagert waren und mit jedem Pfund, das sie verloren, immer schneller geworden waren. Namen? Keine Namen. Nicht von hier. Afrika. Von Indien war auch die Rede. Gibt es ein Indien? Und von Amerika, wo die Vögel bunt sind, wo Schildkröten leben und Kröten, die wie Hunde aussehen mit einer Haut aus Leder.

Und sechs Männer, alle von hier. Einer redet, fünf gehorchen. Vier Wagen, einer ging gleich kaputt, dafür gab es Schläge. Zwei sind fast nie da und kommen mit toten Tieren zurück. Und mit Fischen. Das Meiste ist für die wilden Tiere. Die Löwen bekommen erst wenig, dann nichts mehr. Die Löwen sind wütend, die Männer freuen sich. Sie wollen wütende Löwen.

Wann sie aufgebrochen sind? Vor drei Tagen, sehr spät, einmal übernachten, dann bis Lüneburg. Dort Freude verbreiten. So nennt es der Sprecher: Freude verbreiten.

Der Mann mit den Wunden beschreibt alle Männer, darin ist er sehr gut. Langsam, nicht immer passt beim ersten Versuch das Wort, dann sucht er ein neues. Deichmann kennt die Männer nicht, das beruhigt ihn. Er hielt für möglich, dass er einem aus der Menagerie begegnen könnte.

Deichmann sagt »Menagerie« nur nebenbei, als lautes Denken. Der verletzte Mann merkt auf. Menagerie? Kam vor, mehr als einmal. Was ist das? Deichmann erklärt, der Mann wird etwas munterer. Der Sprecher der fremden Männer mag die Menagerie nicht. Er war nie da, er will bald hin, aber er hasst schon alles, was er dort treffen wird.

Deichmann bietet Stichworte an: Tierhändler, exotische Tiere, fremde Tiere, aus Afrika, aus der Karibik. Mit dem Schiff. Tiere verkaufen. Tiere stehlen, rauben, klauen. Geld verdienen. Besuch bei reichen Menschen. Schloss, große Häuser, Park, Käfig, Tiere ausstellen, mit Tieren angeben, Tiere lieben, viel Geld bezahlen, Geld, immer wieder Geld. Adel, Kaufmann.

Der verletzte Mann nickt, aber zu selten für Deichmann. Aber

Menagerie ist das Wort, bei dem der sprechende fremde Mann zornig wird. Deichmann weiß nicht, was das bedeutet. Aber er ist dankbar für die Spur.

Der verletzte Mann hat hier allein gelebt. Die Fremden haben nicht gefragt, sie stehen vor seiner Tür und sagen: drei Tage, dann wieder weg. Sie bitten nicht, fragen nicht, sie sagen: drei Tage. Die Schläge kommen zuletzt, als er nach Geld fragt, sie haben viel gegessen, nichts ist mehr da. Sie haben fast alles gefunden, sie sind schlau, sie riechen Essen und kennen Verstecke.

Der Mann hilft dem Fischer. Und dem Fährmann. Er ist immer da, wenn einer nicht da ist. Es ist nicht weit bis zur Elbe. Er hat einen Esel, der ist für die Löwen. Eine Frau? Keine Frau. Kinder? Keine Kinder. Ein Hund? Weg in den Wald, noch nicht wieder da. Die Männer? Nie mehr, kein Danke, zum Abschied Schläge. Jeder schlägt einmal zu, der Sprecher nicht. Er sagt: Ihr seid die Tiere. Ich kann sprechen. Hunger? Der verletzte Mann lächelt. Aber vielleicht hat Deichmann sich geirrt.

Er spannte das Pferd aus und ritt zum Fluss. Der Fährmann war freundlich, in seinem Beruf zeigt man keinen Schreck vor fremden Gesichtern. Die sechs Männer hat er übergesetzt. Dreckskerle einer wie der andere. Bolko kennt er natürlich. Arm, schweigsam, freundlich, immer da, wenn Not am Mann war. Hilft, angelt, bettelt nie, einmal im Monat kommt eine Kutsche, die er begleitet. Als Bewacher und Schutz. Davon lebt er. Es gab eine Frau von Bolko, sie wurde krank durch die Einsamkeit.

Deichmann gab dem Fährmann Geld und sagte: »Helft ihm. Er hat nichts mehr.«

»Was habe ich davon?«

»Dass du mich nie mehr siehst. Das ist viel.«

»Dir hat doch einer ins Gehirn geschissen!«

Die Päpstin rastete aus, sie tobte und fluchte, und weil ihr bald keine neuen Flüche mehr einfielen, wurde sie immer ordinärer.

Sabbelkopp hörte zu, beobachtete Deichmann. Der dachte: Na toll, jetzt bist du auch noch Lehrer für junge Taugenichtse, die lernen wollen, wie man andere Leute hinters Licht führt.

Deichmann sagte: »Das hier sind Fische für die nächsten Tage. Das hier ist die Päpstin. Denk dir keinen anderen Namen aus, sie hört auf keinen. Sie wird hier wohnen, wenn du erlaubst. Zu zweit ist besser als allein. Sie passt für uns auf. Wenn die Tierhändler wieder auftauchen, gibt sie uns Bescheid. Der Fährmann weiß, wie das geht. Wir gehören zu der Menagerie, merk dir das gut. Menagerie! Wo die exotischen Tiere wohnen, und wo die Menschen sprechen und arbeiten und freundlich sind. Wenn du Angst hast, kommst du zu uns. Zur Not bringst du die Päpstin mit. Menagerie. Sprich mir nach!«

Es war ein Erlebnis, Bolko zuzuhören, wie er Menagerie sagte. Er konnte wohl selbst nicht glauben, dass er es hinbekommen würde.

Die Päpstin sagte: »Ich bin einverstanden, dass dieser seltsame Mann von meiner Lebenserfahrung profitiert. Aber es wird nicht leicht werden für ihn. Ich segne Euch auf Euren weiteren Wegen. Der erste Schluck des Tages geht in Zukunft auf Euch. Ich hoffe, Ihr wisst das zu schätzen.«

Zehn Minuten später brachen Deichmann und Sabbelkopp Richtung Lüneburg auf. Aber sie ahnten schon, dass sie zu spät kommen könnten.

47

Am Vormittag des folgenden Tages erreichten sie die Stadt. Das Tor war bewacht, aber vor allem war es von einer schwarzen Plane verhängt.

»Was soll das denn?«, fragte Sabbelkopp.

»Das heißt, dass sich die Ereignisse zugespitzt haben«, entgegnete Deichmann.

Der Wächter, der sich ihre Kutsche ansah, trat mit Leichenbittermiene auf und teilte bereitwillig den Tod des Bürgermeisters mit.

Dummerweise lautete Sabbelkopps erste Einlassung darauf: »Dann braucht ihr jetzt ja einen neuen.«

»Höre ich da fehlendes Mitgefühl heraus?«, fauchte der Wächter.

»Es handelt sich um jugendliche Ungeschicklichkeit«, sagte Deichmann.

»Mit Euch habe ich nicht geredet.«

Deichmann wandte sich an seinen Begleiter und sagte: »Sei bitte etwas mitfühlender.«

Aber es waren sein Blick und seine Wangenknochen und nicht seine Worte, die den jungen Dummkopf stumm stellten.

»Merken«, sagte Deichmann: »Städtische Bedienstete immer ernst nehmen.«

»Auch wenn's schwerfällt?«

»Auch wenn's schwerfällt. Gerade wenn's schwerfällt.«

»Wie schwer muss es mir denn fallen, damit ich doch …?«

»Halt einfach die Klappe.«

Vor der Auffahrt zum Marktplatz mussten sie die nächste Sperre überwinden. Diesmal handelte es sich um zwei ältere Männer, die nicht martialisch wirkten und auch nicht so redeten.

»Ihr wisst Bescheid?«, sagte einer von ihnen.

»Wir sind sehr traurig«, sagte Deichmann. »Wenn wir irgendwie helfen können …«

»Es hat mit den Löwen zu tun. Und mit den Diebstählen, von denen Ihr vielleicht gehört habt.«

»Die exotischen Tiere?«

»Eben die. Den Dieben reicht es nicht, dass sie wertvolle Beute gemacht haben. Sie nutzen die Beute für Erpressung und Mord.«

»Aber es handelt sich doch um Löwen?«

»Das ist richtig.«

»Und es wurden, soweit ich weiß, keine Löwen gestohlen.«

»Das ist richtig.«

»Helft mir weiter.«

»Über den exotischen Tieren liegt ein Fluch.«

»Auch über denen, die nichts mit dem Tod des …?«

»Über allen. Ohne exotische Tiere müssten wir hier heute nicht stehen.«

»Gibt es schon einen Verdacht?«

»Einen starken. Die Menagerie.«

Sabbelkopp packte Deichmanns Arm.

»Du musst dich nicht fürchten«, sagte der bisher schweigende Wächter zu dem Jungen. »Wir sind ja da.«

»Ihr wollt mich vor Löwen beschützen?«

»Höre ich da mangelndes Vertrauen in unsere Fähigkeit heraus, die Bürger zu beschützen?«

»Womit wollt Ihr denn die Löwen bekämpfen? Mit Euren unsichtbaren Waffen?«

Die beiden Wächter blickten sich an, als würde ihnen gerade etwas auffallen.

»Du holst Waffen, ich halte die Stellung«, sagte einer der Wächter. Der andere eilte davon, um gleich wieder umzukehren.

Bevor er etwas fragen konnte, sagte der Kollege: »Aus dem Rathaus.«

»Wir haben Waffen im Rathaus? Richtige Waffen?«

»Frag einfach.«

Er entfernte sich, aber diesmal in geringerem Tempo.

Deichmann erkundigte sich nach dem Verdacht, in den die Menagerie geraten sei.

»Das Fest.«

»Wie?«

»Das Fest. Sie haben doch kürzlich dieses Fest veranstaltet.«

»Es soll ein großer Erfolg gewesen sein.«

»Das war ein Test.«

»Wofür? Für Gastfreundschaft?«

»Auf unsere Vertrauensseligkeit. Wir können froh sein, dass wir alle lebendig rausgekommen sind.«

»Die Tiere leben dort hinter Gittern.«

»Das war auch ein Trick.«

Hinter ihnen hielt eine Kutsche. Fleetwood und Graf Leu.

Sabbelkopp begrüßte sie, der Wächter fiel vom Glauben ab.

»Das ist er«, flüsterte er Deichmann zu. »Der Chef der Diebesbande. Ich glaube es ja nicht. Er muss sich wirklich sehr sicher fühlen.«

Der Graf stand vor dem Wächter und sagte: »Wir haben eine Verabredung. Auf dem Rathaus.«

»So seht Ihr aus«, entgegnete der Wächter.

»Wir sind mit Ezard Van Wende verabredet. Es duldet keinen Aufschub.«

»Nur über meine Leiche.«

»Das wäre sehr unangenehm für Euch. Besser wäre, Ihr stellt Euch Euren Vorgesetzten nicht in den Weg.«

»Ich habe keinen Vorgesetzten mehr. Mein Vorgesetzter ist seit gestern bei den Engeln.«

Ezard eilte herbei, mit wedelnden Armen und schon von Weitem rufend: »Die Herrschaften sind angemeldet.«

»Den Trick haben diese angeblichen Herrschaften auch bei mir versucht«, entgegnete der unbeirrbare Wächter. »Ihr müsst keine Angst haben«, setzte er fort und öffnete die Arme, als solle Ezard ihm auf den Arm springen. Was der vermied und stattdessen sagte:

»Ihr lasst die Herrschaften durch oder Ihr seid die längste Zeit Wächter gewesen.«

»Ich will dafür doch keinen Lohn. Es ist mir eine Ehre, für meine Heimatstadt ...«

Ezard schob ihn zur Seite und lud Graf und Fleetwood ein, ihm zu folgen.

Deichmann bedeutete den beiden, ihn aus dem Spiel zu lassen.

»Schade«, sagte Sabbelkopp. »Ich war noch nie auf dem Rathaus.«

»Schlechter Tag heute«, sagte Deichmann. »Ganz schlechter Tag.«

48

DER TON AUF ALLEN FLUREN war gedämpft, vereinzelt wurde geschluchzt. Ezard raunte: »Die Lüneburger Nerven sind hauchdünn. Jederzeit kann eine reißen, danach die zweite, und ehe wir uns versehen, befinden wir uns im schönsten Ausnahmezustand.«

»Im schrecklichsten«, sagte Fleetwood.

»Was sagte ich?«

»Im schönsten.«

»Oh, wie unangenehm. Das ist mir ja so ... Sie sehen, es geht los.«

Zwei Männer kamen ihnen entgegen. Die Rathaus-Kollegen nickten sich zu und ohne den Schritt zu verlangsamen, sagte einer der beiden zu Ezard: »Überprüft vor dem Gespräch und vor allem hinterher Eure Wertsachen.«

Der Graf starrte ihnen hinterher, Fleetwood griff seinen Arm und wollte ihn mit sich ziehen.

»Was war das eben?«, sagte Leu.

»Gar nicht drum kümmern«, entgegnete Ezard ohne Überzeugungskraft. »Gar nicht drum kümmern.«

»Das war doch eine Beleidigung, oder?«

»An normalen Tagen ja. Aber normal ist heute nichts.«

Leu schloss sich den anderen an und sagte: »Ich frage aus purem Interesse: Wann wurde zum letzten Mal ein Rathausbediensteter zum Duell gefordert?«

»Um Gottes willen«, heulte Ezard auf. »Nicht das! Nichts ist friedlicher auf der Erde als das Rathaus in Lüneburg.«

»Aber was gutes Benehmen betrifft, liegt Ihr einige Rangplätze weiter hinten, oder?«

»Die Umstände, lieber Graf. Die Umstände. Davon lassen wir uns nicht irritieren. Uns führt heute ein Projekt zusammen, das beweist, wie überzeugend und stark sich die Stadt der Zukunft zuwendet und sich in ihrer Tatkraft von nichts und niemand behindern lässt.«

»Wir haben uns sofort auf den Weg gemacht«, versicherte Fleetwood. Bis jetzt fand sie ihren ersten Besuch an der Seite von Dietbert gelungener.

»Und unsere Haustiere haben wir zur Feier des Tages ausnahmsweise zu Hause gelassen«, fügte der Graf mit maliziösem Lächeln hinzu.

Ezard, der den Ernst der Lage und die Verlockung des schwarzen Humors immer noch nicht realisierte, fragte arglos: »Haustiere? Wie possierlich. Was muss man sich darunter vorstellen: kleine knuffige Hündchen etwa?«

»Fast getroffen. Zähnefletschende Löwen, die einfach nicht sattzukriegen sind.«

Ezard erstarrte mitten in der Bewegung. Zweimal öffnete er den Mund und klappte ihn wieder zu, bevor ein Laut herausdringen konnte. Er sah sich um, als würde er Zeugen oder Beobachter wittern. Dann schob er die Besucher in Richtung seines Bureaus.

»Nett«, sagte der Graf. »Dunkel, aber nett. Und ausreichend übersichtlich. Hier hätte maximal ein possierliches Hündchen Platz.«

»Es ist vergiftet«, sagte Ezard in jammervollem Ton. »Alles ist vergiftet. Ich leide darunter. Das ist nicht meine Art und schon gar nicht meine Welt. Das müsst Ihr mir glauben.«

»Das tun wir«, entgegnete Fleetwood schneller, als der Graf eine weitere Rakete abfeuern konnte. »Was jetzt am meisten hilft, ist ein Entschluss, der Kraft ausstrahlt und die Zukunft in den Blick nimmt.«

»Ein Tässchen Tee wird uns allen guttun«, behauptete Ezard.

»Ein Fläschchen Rum könnte dieselbe Wirkung ausüben«, ätzte der Graf.

Angeblich war der Tee bereits geordert und durfte in Kürze erwartet werden.

»Lasst uns sofort in medias res gehen«, sagte Ezard übertrieben munter und rieb sich die Hände.

»Seid Ihr sicher, dass Ihr wirklich wollt, was uns hier zusammenführt?«, fragte Leu.

»Aber sicher! Aber natürlich! Daran kann doch kein ... kein ... mir fehlt das Wort ...«

»Zweifel«, sagte Fleetwood. »Zweifel würde passen. Beziehungsweise: kein Zweifel.«

»Ihr nehmt mir das Wort aus dem … aus dem …«

Die Tür öffnete sich, danach passierte nichts mehr. Als man begann, sich zu wundern, betrat ein Mann in höfisch anmutender Montur den Raum. Auf einem Tablett befanden sich eine Kanne, Tassen und Zucker, ebenso Honig.

»Kein Salz?«, erkundigte sich der Graf und tat so, als würde er auf dem Tablett ernsthaft suchen.

Die Bedienung goss Tee in die erste Tasse, danach in die zweite. Die dritte, die zweifelsfrei vor dem Grafen stand, nahm er zuletzt in Angriff – und goss schwungvoll daneben, sodass alles vor Leu schwamm. Der Graf packte den Aufschlag der Bedienung und wischte mit ihm die Pfütze trocken. Er wischte sehr sorgfältig und sehr lange. Alle hatten das Gefühl, als würde der Körper der Bedienung zittern. Das Zittern verstärkte sich weiter, aber er riss sich nicht los.

»Na los«, sagte Ezard, »auch wenn's schwerfällt.«

Die beiden Rathausmänner wechselten einen Blick, dann sagte die Bedienung: »Verzeihung.« Es hörte sich an, als würde es sich um ein Wort in einer fremden Sprache mit unbekannter Bedeutung handeln, das er von einer Vorlage ablas.

Als man sich endlich zu dritt gegenübersaß, wirkten alle erschöpft. Fleetwood durchforschte das gräfliche Gesicht nach Zeichen der bevorstehenden Explosion.

Doch der sagte: »Wir wurden eingeladen und kamen. Sehr schnell.«

»Das ist mir bewusst«, entgegnete Ezard.

»Und gerne.«

»Auch das ist mir …«

Fleetwood erkannte, dass es auf sie ankam. Von allen Anwesenden traf auf sie am stärksten die Rolle der halbwegs neutralen Teilnehmerin zu. So lenkte sie den Fortgang: behutsam, nicht übertrieben. Aber für ihre sonstigen Verhältnisse sprach sie leise. Es hörte sich an, als würde sie eine schriftliche Niederschrift aus dem Gedächtnis aufsagen. Die Männer waren klug genug, ihr die Leitung zu überlassen. Ezard war froh über jede Minute, die unfallfrei vollendet wurde. In seiner Rathauskarriere war er an anstrengende Begegnungen mit sehr selbstbewussten, sehr verärgerten, sehr zugeknöpften und teilweise rätselhaften Zeitgenossen gewöhnt. Ein Grund für ihn, weshalb er seine Entlohnung still für sich als »Schmerzensgeld« bezeichnete. Aber heute war eine Premiere, heute ging es nicht um einen Ausschnitt aus dem Lüneburger Kosmos, heute stand das Große und Ganze zur Debatte. Der Bürgermeister war gestorben, der Grund für die Gewalttat sowie die Todesursache wurden in diesen Minuten noch gesucht. Zwei der führenden städtischen Doctores mussten zeigen, ob sie einer nicht nur ärztlichen, sondern politischen Herausforderung gewachsen waren. Von allen Seiten war auf sie die Forderung niedergeprasselt, das offen zutage Liegende zu bestätigen, damit man endlich dazu übergehen konnte, Schuldige zu benennen und diese zu jagen. Es waren die Löwen, was sollte es sonst sein? Vielleicht hatten die Raubtiere nicht in traditioneller Manier zugebissen, von sichtbaren Verletzungen am Körper des Bürgermeisters war bisher nicht die Rede gewesen. Aber es gibt Gewalttaten ohne blutige Wunden. Der Kopf muss nicht bloß noch halb auf dem Hals sitzen, um von einem abscheulichen Gewaltverbrechen zu reden, was im Rathaus seit gestern ununterbrochen passierte.

Im Archiv forschte man nach dem Tag, an dem zum letzten Mal ein Lüneburger Bürgermeister in Ausübung seiner Pflicht zu Tode oder auch nur zu Schaden gekommen war. Wenn man Kriegszeiten ausschloss, blieben nicht mehr viele Anlässe, in denen Waffen und körperliche Auseinandersetzungen die Stadt in Aufruhr versetzt hatten.

Aber üblicherweise steht kurz nach dem Verbrechen ein erster Verdächtiger zur Debatte, der in der Regel am Ende als Sieger durchs Ziel geht und als Schuldiger angeklagt und verurteilt wird. In einer Stadt, die vom Handel lebt, wird häufiger als in anderen Städten der Konflikt mithilfe von Geld erledigt, unter den Tisch gekehrt, aus der Welt geschafft, dem schnellen Vergessen anheimgegeben.

Aber Löwen! Das war eine Premiere. Selbst Bürger mit erstklassiger Kenntnis der regionalen Geschichte konnten nicht mit einem historischen Vorläufer dienen. Durchgehende Pferde, aggressive Stiere, Wölfe, Hunde und Unfälle auf Bauernhöfen, bei denen Tiere eine – oft kuriose – Rolle gespielt hatten. Doch in Lüneburg waren mehr Menschen von ihren Ehepartnern getötet worden als von Löwen. Auch in den Salzhütten waren Todesfälle keine Seltenheit, wie überall, wo Hitze, Rauch, fehlende Sicherheitsmaßnahmen und Überarbeitung zusammenkommen. Ebenso Blitzeinschläge und Sturzbäche nach Regenschauern. Die Ilmenau forderte traditionell Opfer; im Verlauf von Stürmen schlugen stürzende Bäume Bürger tot. Und das Frühjahr war die Zeit, wo die Bettler und Obdachlosen nach Abklingen der Frostmonate steif und immer gut erhalten aussehend aufgefunden wurden. Der Satz: »Sieht besser aus als zu Lebzeiten«, hatte es in der Stadt zur traditionellen Floskel gebracht.

»Der Tod unseres Bürgermeisters ändert alles«, fasste Ezard zusammen. »Als wir uns, verehrte Missus Fleetwood, vor nicht langer Zeit trafen, um über die Elefanten zu sprechen, trafen Sie auf Lüneburger Seite auf … sagen wir Zurückhaltung.«

Fleetwood war froh, dass der Graf an diesem Treffen nicht teilgenommen hatte. Die freundliche Schwindelei mit der »Zurückhaltung« hätte er nicht unkommentiert gelassen.

»Aber«, fuhr Ezard fort, »Sie dürfen davon ausgehen, dass mit Ihrem Abschied das Thema für uns nicht vom Tisch war. Es lag nur nicht ganz weit vorne und nicht ganz oben auf dem Haufen.«

»Ihr bezeichnet Eure Arbeit also als Haufen.« Der Graf war wieder im Rennen.

»Es war der exotische Aspekt«, fuhr Ezard tapfer fort. »Elefanten und Lüneburg – Ihr werdet zugeben, dass man sich an diesen Gedanken erst gewöhnen muss. Die gestrigen Ereignisse haben diesen Prozess nun beschleunigt. Sehr stark beschleunigt.«

»Ihr habt Euren Bürgermeister geopfert, um endlich zwei und zwei zusammenzuzählen. Ihr seid ja saubere Kollegen.«

Ezard litt körperlich. Man mochte nicht glauben, dass er länger als eine Handvoll Jahre in seiner Funktion als Blitzableiter überleben konnte.

»Es war natürlich die Gewalt«, sagte Ezard. »Aber es war auch die Waffe, die hier angewendet wurde. Wilde Löwen! Exotische Tiere! Gezielt auf unseren Bürgermeister in Stellung gebracht. In Verbindung mit einer Erpressung.«

»Die Täter wollten also wirklich Geld?«, fragte der Graf.

Ezard nickte. »Wir gehen davon aus.«

»Wer hat es Euch verraten? Der einzige Ohrenzeuge lebt nicht mehr.«

»Es gibt ein Schreiben, das inzwischen den Weg zu uns fand.«

»Ach.« Leu saß auf seinem Sessel weit vorne.

Ezard nickte traurig. »Sie verlangen Geld.«

»Was bieten sie dafür?«

»Sicherheit.«

»Welche Rolle spielen die Löwen dabei? Sollen sie die Wachhunde sein, die künftig das Rathaus bewachen? Gegen die eigenen Bürger?«

»Das wissen wir nicht. Es geht um Sicherheit. Wir sollen dafür bezahlen, dass man uns dieses angenehme Gefühl garantiert.«

»Ist das alles? Sonst steht nichts in dem Brief?«

»Sonst nichts. Aber wer gelernt hat, zwischen den Zeilen zu lesen …«

»Raus damit.«

»Wir haben das Gefühl, dass wir nur das erste Opfer sind.«

»Wollen die Banditen etwa noch mehr Bürgermeister ermorden?«

»Das wird so explizit nicht gesagt. Ich denke, das erste Opfer soll der Türöffner sein. Das Zeichen! Damit jeder weiß, zu was sie fähig und bereit sind.«

»Und auch, damit jeder sieht, wie einfach es ist, mithilfe von Gewalt zu erpressen.«

Überrascht blickten die Männer Fleetwood an. Die Verachtung in ihrer Stimme war nicht zu überhören. In diesem Moment hörte sie sich an wie ein Mann. Ihre Miene zeigte Abscheu, aber sie zog sich nicht auf die angestammte Rolle der Frauen zurück, für die die Welt außerhalb ihres Zuhauses fremd und unverständlich ist.

»Es ist ja auch einfach«, sagte Ezard. »Je erfolgreicher eine Stadt, je besser ihre Geschäfte laufen, umso mehr hat sie auch zu verlieren. Nicht die Stadt als Organisation, sondern als Summe von einigen 1.000 Mitbürgern. Du kannst dann nicht mehr die Stadt erpressen, du erklärt dann allen Bewohnern den Krieg. Und die Stadt, deren vornehmste und klügste Erscheinungsform das Rathaus ist, muss sich dann nicht nur mit einigen Erpressern auseinandersetzen, die man zur Not einen Kopf kürzer machen kann. Sie kriegt es auch mit den Ängsten der Bewohner zu tun. Gegen die sind wir machtlos. Das Lüneburger Rathaus kann nicht den Lüneburgern den Krieg erklären.«

»Respekt«, sagte der Graf. »Ihr beschreibt die Lage sehr scharfsinnig. Ich könnte es nicht besser machen.«

»Und an dieser Stelle kommen Eure Elefanten ins Spiel«, fuhr Ezard fort.

Er stand auf, ging hin und her, stand zeitweise am Fenster. In dem Mann arbeitete es. »Was wir jetzt brauchen, ist ein Symbol der Stärke. Keine Verhandlungen mit den Erpressern, an deren Ende im schlimmsten Fall eine Vereinbarung oder ein Vertrag steht. Denn damit wären sie als gleichberechtigt anerkannt. Das wäre wie ein Vertrag zwischen zwei Städten oder Staaten. Wir würden damit Dreckskerle in den Rang von ehrbaren Menschen erheben. Den Gedanken ertrage ich nicht. Den erträgt kein anständiger Mann.« Nach einem Blick auf Fleetwood: »Und keine Frau. Obwohl Frauen ja traditionell mit dem Herzen blicken. Aber deshalb ist auch ihre Verachtung größer.«

»Gerade noch die Kurve gekriegt«, entgegnete Fleetwood mit knurrender Stimme.

»Wurde mir gerade auch siedend heiß bewusst«, gab Ezard zu.

»Ihr solltet heiraten«, schlug der Graf vor. »Ihr beide passt zueinander.«

»Ein Dutzend«, sagte Ezard. »Wir wollen zwölf Elefanten haben. Lieber heute als morgen. So schnell wie möglich.«

»Was habt Ihr mit ihnen vor?«

»Sie sollen bei uns leben.«

»Wie in einer Menagerie.«

»Das ist eine Möglichkeit. Die andere ist, dass wir die Tiere über die Stadt verteilen. Damit sie stärker präsent sind. Damit sie nicht wie Tiere im Park wirken, die man sich mit der Familie ansieht, sondern damit sie wie der stärkste Bewohner in den verschiedenen Lüneburger Quartieren wirken. Damit sie den Bewohnern das beruhigende Gefühl vermitteln, dass sie unter einem starken Schutz stehen. Natürlich gibt es noch die Wachen. Wir denken darüber nach, die Zahl der Wachen zu erhöhen. Aber auch ein großer Haufen von Uniformierten stinkt gegen einen Elefanten natürlich total ab. Nichts geht über einen Elefanten. Es stimmt doch, dass er das größte Lebewesen ist, das es gibt?«

»So sieht es aus«, sagte der Graf. »In den Ozeanen schwimmen große Fische herum, über die wissen wir noch wenig. Aber wir wissen, dass sie nicht an Land leben können. Deshalb lautet die Antwort auf Eure Frage: Ja, die Elefanten sind die Größten und Stärksten. Und nebenbei sind sie nach allem, was wir wissen, sehr freundliche Tiere, die ein feines Gefühl dafür besitzen, wer es gut mit ihnen meint und wer nicht. Die Guten haben nichts zu befürchten, die anderen sollten nicht in ihre Nähe gelangen.«

»Was macht so ein Elefant denn, wenn er zornig ist?«

»Er trompetet und greift an, er bringt Euch zu Fall und dann tritt er so lange auf Euch herum, bis Ihr nicht mehr als Mensch zu erkennen seid.«

»Das ist mehr, als ich erhofft hatte. Und danach ist er wieder der alte sanfte Elefant?«

»Danach ist er gut zu den Guten und anders zu den Schlechten.«

»Guter Elefant. Wir hätten es nicht besser treffen können. Wann können wir die zwölf Elefanten bekommen?«

»In diesem Moment leben drei in der Menagerie. Zwei weitere befinden sich in diesen Tagen auf dem Seeweg zwischen Afrika und Bremen. Die werden in zwei oder drei Wochen hier sein. Wenn wir ohne Pausen weitere Tiere auf den Weg bringen, heißt das: drei bis vier im Monat.«

»Aber die ersten drei können wir sofort vorzeigen?«

»Wartet lieber ab, bis es fünf oder sechs sind. Es muss wie eine Herde aussehen. Dann denkt jeder an eine Armee. Ich habe noch nie fünf Elefanten auf einem Haufen gesehen, aber ich kenne Menschen, die das Glück hatten. Sie sagen, das ist ein Anblick, den man nie mehr aus dem Kopf bekommt.«

Fleetwood sagte: »Wir werden so schnell wie möglich mit der Zucht beginnen. Damit wir nicht immer auf die langen Reisen angewiesen sind. Das findet in der Menagerie statt.«

»Ach ja? Wie schade.«

»Was meint Ihr?«

»Es war nur ein Gedanke. Es wäre doch eindrucksvoll, wenn die Lüneburger zusehen könnten, wie ihre Armee immer größer wird – ohne dass es Geld kostet, außer der einmaligen Anschaffung und dem Futter. Wenn die Armee sich aus eigener Kraft vergrößern kann … wie gesagt: nur eine Idee. Aber dann könnten wir als die erste Stadt in die Geschichte eingehen, die ihre jungen Männer nicht in Kriegen opfern musste. Weil wir jetzt ja die Elefanten haben.«

»Ihr wirkt ja ganz gerührt.«

»Große Gedanken erschüttern mich.«

»Wann wird es einen offiziellen Beschluss des Rats geben?«

»Was ist jetzt? Vormittag. Dann wohl nicht mehr heute. Aber sicher morgen.«

»So schnell kann Politik sein?«

»Der Fürst will natürlich auf dem Laufenden gehalten werden. Aber er ist im Lande, und man hört, dass er die Menagerie kennt und dass er die dortigen Elefanten bereits persönlich kennenlernen durfte. Das ist ein starkes Argument. Er wird sich den Elefanten nicht in den Weg stellen.«

Vor der Tür entstand Geräusch. Mehrere Stimmen, martialisch, Befehle ausstoßend. Lauter schon zu Beginn und immer lauter werdend. Ein besonders heftiger Schrei.

Leu fragte: »Mittagspause? Da werden auch die Schlafmützen wach.«

49

Etwas prallte von aussen gegen die Tür. Geräusche wie von einem Kampf. Im kleinen Raum waren alle aufgestanden. Die Tür wurde aufgerissen, erst wankte Trine herein, mit dem Gleichgewicht kämpfend, dann wurde sie von einer Urgewalt zur Seite gestoßen. Sie prallte gegen die Wand, stürzte aber nicht. Fleetwood war sofort bei ihr, stabilisierte sie, Trine wirkte benommen.

Dann stand der Kerl im Raum, sein Alter war schwer bestimmbar, zwischen 45 und 55. Seine Kleidung war eher praktisch als auf Wirkung bedacht. Seine Haare waren kurz und standen kreuz und quer. Er hatte sich länger nicht rasiert und wirkte, als würde er direkt von der Feldarbeit kommen oder von einer anstrengenden Reise zu Pferde. Waffen trug er nicht, sein Blick war wild und schlecht gelaunt. Er blickte sich im Raum um, Gesichter sah er nur zwei, denn Ezard war hinter seinem Tisch in Deckung gegangen. Vielleicht war er nie ein Held gewesen, aber nach den Ereignissen der letzten Stunden war vorbeugende Vorsicht zu seiner bevorzugten Haltung geworden, mochte sie auch wie Feigheit wirken.

Plötzlich war es still. Niemand sprach oder schrie, niemand bewegte sich. Die Frauen starrten die beiden Männer an, die sich gegenüberstanden. Trine fand keine Worte für die Gefühle, die in ihr tobten. Die Männer fochten miteinander, aber nicht auf Säbel und Degen. Die Augen mussten die ganze Arbeit leisten. Zwei ernste Gesichter, aneinander interessiert, einerseits erstaunt, andererseits prüfend. Sie rückten aufeinander zu, keiner nahm eine kämpferische Position ein. Der Neuankömmling beugte sich nach vorn, es sah aus, als wolle er sich bücken. Aber er wollte ausholen und schlug mit einem Hieb zu, in dem die gesammelte Kraft des hochschnellenden Oberkörpers steckte. Leu ging zu Boden, Fleetwood stieß einen Schrei aus, gar nicht laut, weil unterdrückt, aber voller Schmerz. Leu kam wieder auf die Beine, er atmete tief ein und aus, der andere sah sich das an und sagte: »Bist du soweit?«

Dann begann der Kampf. Sie schlugen mit beiden Armen zu. Es sah gar nicht gefährlich und schmerzhaft aus, eher leidenschaftlich, aber hinter jedem Schlag steckte große Kraft, und Trine begriff nicht, warum keiner versuchte, den gegnerischen Schlägen auszuweichen. Es war, als würden sie die empfangenen Schläge gar nicht spüren. Sie wollten nicht Schlägen ausweichen, sie wollten selbst schlagen. Nur die eigenen Schläge waren wichtig, was man dabei selbst abbekam, wurde akzeptiert, und schon ging der nächste Hieb mit eigener Muskelkraft auf die Reise. Er ging ins Gesicht, an den Kopf, auf den Oberkörper. Es gab keinen einzigen Tritt, nur eine elementare Prügelei in einem Raum, der dafür viel zu klein war. Längst war auch Fleetwood hinter dem Tisch von Ezard abgetaucht. Trine an der Wand neben der Tür hielt sich im Windschatten auf. Nicht nur in diesem Moment sehnte sie sich nach Deichmann, aber in diesem Moment besonders. Dabei wusste sie aus Erfahrung, dass er die Kämpfe anderer Männer zu lesen verstand. Er musste sich nicht jedes Mal einmischen. Wenn Waffen im Spiel waren, wenn Konflikte ausgetragen wurden, deren Hintergründe Deichmann kannte und einschätzen konnte, war er in der Lage, hinter die Theke zu gehen, einen Schluck zu nehmen und einen Krug zu reinigen, während vor ihm das Blut spritzte und Zahnreihen für alle Zeiten ruiniert wurden.

Sie war Zeugin gewesen, als zwei Männer versucht hatten, sich gegenseitig totzuschlagen. Sie hatte auch Kämpfe zwischen Frauen erlebt, sie hatten ihr Bild vom weiblichen Geschlecht radikal verändert. Auch Frauen sind Tiere, auch Frauen können den Verstand verlieren, auch Frauen wenden dermaßen hinterhältige Tricks an, dass man es als Zuschauerin nicht glauben will. Zumal wenn eine von ihnen und in einem unvergesslichen Kampf beide Frauen schwanger sind. Es gibt ein uraltes Vorurteil: dass jede schwangere Frau versucht, ihr ungeborenes Kind zu beschützen – um jeden Preis. Das ist ein Klischee. Manchmal versucht sie zuerst, einer Nebenbuhlerin die unmoralische Leibesfrucht ihres eigenen Mannes zu nehmen. Das war eine Stunde, die Trine noch nie weitererzählt hatte. Dabei lebten beide Frauen noch, und dem Gesicht der einen sah man bis heute an, dass zuletzt ihre eigene Deckung nicht mehr vorhanden gewesen war.

Die Männer schlugen wohl 100-mal zu, keiner knickte ein, das war nur möglich, weil keiner mehr Schmerz empfand. Jeden anderen hätten zwei Schläge von dieser Härte in einen Pflegefall verwandelt.

Fast so bizarr wie der Ablauf der Schlägerei war ihr Ende. Beide hörten im gleichen Moment mit dem Schlagen auf. Der Fremde drehte sich um die eigene Achse und fragte: »Kriegt man hier keine Kekse zur Begrüßung? Genauso habe ich mir den Stil auf dem Lüneburger Rathaus vorgestellt. Reich und geizig gehen Hand in Hand.«

Graf Leu ging hinter den Tisch, bückte sich und tauchte mit einer kleinen Tonschüssel auf. Die er seinem Gegner hinhielt.

»Sie verstecken alles Essbare«, sagte er. »Man muss sich merken, wo.«

Der andere öffnete den Mund und beugte den Kopf nach vorne, bis der meterlange Blutfaden, den der Mund freigab, abgerissen war. Er spuckte aus und begann zu essen. Beim Kauen verzerrte sich sein Gesicht so stark wie während der gesamten Schlägerei nicht.

Trine stand bei Leu, drückte ihn auf den Sessel herunter, wobei sie kaum Widerstand spürte. Dann begann sie, ihn abzutasten und überprüfte Hände und Handgelenke. Fleetwood kümmerte sich um den Fremden, stellte Fragen, erkundigte sich nach Schmerzen, bis er sie um die Hüften packte, sich um 180 Grad drehte und sie wieder abstellte.

Danach schloss er die Zimmertür von innen. Auf den Fluren waren Rufe zu hören.

»Wir haben nicht viel Zeit«, sagte er.

Graf Leu sagte: »Wir sehen uns. Sag, du willst zur Menagerie. Das versteht man hier.«

Der Fremde legte grüßend eine Hand an die Schläfe und verschwand.

»Ich bin nicht schwanger«, sagte Leu zu Trine, die einfach keine Ruhe geben wollte.

»Ihr seid wahnsinnig, wisst Ihr das? Hat Euch das noch keiner gesagt?«

»Niemand sagt einem von Adel, dass er irre ist. Je wahnsinniger er ist, desto sicherer kann der Wahnsinnige sein, dass niemand diese Wahrheit ausspricht.«

50

Sie fuhren gemeinsam zurück. Trine realisierte am Rande, wie geschmeidig der Graf mit Kutschen und der kurzfristigen Beschaffung von Kutschen umging. Angeblich verkehrten zwischen Lüneburg und der Menagerie im Süden ein halbes Dutzend Wagen verschiedener Größen. Gerät, Pferde, selbst die Kutscher waren von der Menagerie finanziert.

»Ist das für den guten Ruf?«, fragte Trine.

»Wenn es mir um den guten Ruf gehen würde, würde ich einen Verkehr mit Lübeck ins Leben gerufen, damit diese Albernheit mit dem Stecknitzkanal endlich ein Ende hat. Kanal! Was ist an einer in die Länge gezogenen Pfütze denn ein Kanal? Es ist unmöglich, dort zu ertrinken. Und es dauert wochenlang, das Salz nach Lübeck zu schaffen. Würde es schneller gehen, könnten wir es in andere Himmelsrichtungen schaffen, sogar nach Westen. Dann hätten es die Franzosen nicht mehr so leicht und müssten auf die geringen Umsätze mit höheren Preisen reagieren, was am Ende dem Lüneburger Salz zugute käme. Habe ich mich zu kompliziert ausgedrückt?«

»Wir sind zwar Frauen, aber wir sind mitgekommen, oder?«

Trine wandte sich an Fleetwood. Die verhehlte nicht, dass sie die Prügelei noch nicht verwunden hatte.

»Es war schrecklich«, murmelte sie.

»Das sagst du nur, weil du mich kennst. Bei Fremden ist man nicht so zartbesaitet.«

»Er ist wirklich Euer Bruder?«

»Ganz sicher bin ich nicht, dafür hat er sich zu schnell bewegt. Der Lauris von vor 20 Jahren wäre nach dem zweiten Schlag am Boden gewesen.«

»Habt Ihr Euch deshalb so gehenlassen? Weil Ihr ihn vor sich selbst schützen wolltet?«

»Ja, das wird's wohl sein. Der kleine Bruder gibt den großen Bruder. Nein, nein, das läuft bei uns anders. Lauris ist für mich der Vertreter der Familie. In ihm lebt alles, was ich nicht mag und was mich damals gequält hat.«

Angeblich wusste er nicht, was Lauris zuletzt getan hatte. Der Vater war sehr alt und klapprig. Offiziell war er noch das Oberhaupt, faktisch gingen die Alltagsgeschäfte an ihm vorbei.

»Das war unsere erste Prügelei. Selbst als Kinder sind wir nie aneinandergeraten.«

Trine hegte Zweifel. »Eure Schläge waren gut, seine auch. Ohne Wut hättet Ihr Euch richtig wehtun können.«

»Was meint Ihr, wie ich mich bei jedem Einatmen fühle?«

»Das geht vorbei.«

»Ich kann doch nicht jeden Schmerz am Geburtsschmerz messen. Dann gäbe es ja nur diesen einen Schmerz.«

»Ach, ihr Männer mit eurer Angst.«

»Ach, ihr Frauen mit euren Geheimnissen. Wann wollt Ihr

mir erzählen, wie Ihr gemeinsam mit meinem Bruder im Rathaus auftauchen konntet?«

»Das war reiner Zufall.«

»Nein.«

»Was heißt Nein?«

»Ihr nicht. Nicht Ihr. Bei Euch gibt es immer eine zweite Ebene.«

»Beunruhigt Euch diese Möglichkeit?«

»Sie entzückt mich. Sie bestärkt mich in meinem Wunsch, Euch für eine lange Zeit an mich zu binden ...«

»Wir müssen zurück nach Lübeck. Ich habe meine Kontakte und Frauen, Deichmann hat sein Wirtshaus. Wenn du ihm das wegnimmst, ist er nur noch ein halber Deichmann. Ich muss Euch ja nicht sagen, was mit einem halben Deich passiert.«

»Man kriegt nasse Füße.«

»Richtig. Obwohl Deichmann eher das Gefühl haben wird, auf dem Trockenen zu stehen. Da wächst kein Baum und keine Blume. Da entsteht nur Heide.«

»Und Euer gemeinsamer Auftritt?«

»Immer noch reiner Zufall. Ich habe mich mit einer Frau aus Lübeck beraten.«

»Hebammen-Kosmos?«

»Gibt es denn mehr als diesen einen? Meine Freundin sagt, Euer Bruder hat einen schweren Stand im Osten.«

»Ich weiß. Unser kranker Vater.«

»Er ist nicht krank, weil er alt ist. Sein gebrochenes Herz hat ihn umgeworfen. Wollt Ihr mehr hören?«

»Jetzt nicht mehr ganz so dringend wie bis eben noch. Ich hasse Eure raunenden Sätze, wisst Ihr das?«

»Ich weiß. Damit rege ich viele auf.«

»Aber Ihr lasst es nicht. – Na los, sagt es schon. Euer Deichmann hat es auch nicht leicht mit Euch.«

»Er ist stark.«

»War er schon stark, bevor er Euch kennenlernte?«

»Er war nicht schwach, er hatte gute Anlagen. Aber er konnte noch wachsen.«

»Darf ich ihm das so berichten?«

Trine lachte und begann zu erzählen.

Der Grafenfamilie geht es nicht so gut wie früher. Es ist das Geld, viel wurde falsch investiert, leichtfertig verliehen. Einiges verschwand im Schlund der Kirche. Und mehr als einmal zerschlugen Kriege im Osten Märkte, auf denen die Grafenfamilie etwas zu verlieren hatte, besonders Häuser, besonders Ländereien, die jetzt verwüstet sind und für die Landwirtschaft verloren. Die Gräfin entdeckt in ihren späten Jahren die Lust an der Großzügigkeit. Verschenkt ist wie verbrannt, und sie bekommt nichts zurück. Was noch da ist, verschwindet durch Diebstahl und den langen Konflikt mit einer verwandtschaftlichen Nebenlinie, die sich holt, was nicht niet- und nagelfest ist.

»Also nichts Dramatisches«, murmelte Leu. »Nur das Übliche in unseren kultivierten Kreisen.«

»Tut mir leid«, sagte Trine. »Da kommt noch was. Lauris hat gekämpft. Wie Ihr schon wisst, ist das nicht sein größtes Talent. Er war wohl einige Male zu zögerlich bei Entschlüssen. So kam er in den Verdacht.«

Der Graf fuhr sich mit der Hand übers Gesicht.

»Die Diebe, die exotische Tiere stehlen, sind schon länger aktiv. Zuerst überwiegend im Baltischen, wo die Güter einsamer liegen und sich alles langsamer herumspricht.«

»Die ideale Welt für Lauris«, murmelte Leu.

»Sieht so aus. Es gibt hässliche Gerüchte, dass sein letztes Engagement eher verzweifelt als vernünftig war.«

»Er ist auf den Raubzug gegangen? Ausgerechnet er?«

»Nicht selbst. Er soll nur den Bankier gemacht haben, er hat das Geld zur Verfügung gestellt.«

»Immerhin. Das ist auch abstoßend, aber nicht mehr so grotesk, wie ich befürchtet habe. Und? Hat man ihm etwas nachgewiesen?«

»Meine Freundin sagt: nein. Aber sie sagt auch: Manchmal verweht ein Verdacht schnell wie der Wind. Manchmal setzt er sich in einer windstillen Ecke fest und will einfach nicht in Vergessenheit geraten. Jedenfalls wurde es für Euren Bruder nicht leichter, frisches Geld zu leihen. Von niemandem, ob Verwandtschaft, alte Freunde oder Geldverleiher.«

Leu war schon zu Beginn ihrer Schilderungen still gewesen, bald sagte er kein Wort mehr.

Fleetwood regte das auf: »Hast du nichts dazu zu sagen? Ist es nicht deine Familie?«

»Ich bin da raus, seit langer Zeit. Ich habe den Kopf voller eigener Pläne und Sorgen. Ich musste mein Leben ohne den Rückhalt unseres Namens auf die Reihe kriegen. Das war nicht einfach, einiges davon hast du mitbekommen, wenn auch weniger als die Hälfte. Viel weniger. Allerdings waren die letzten Monate sehr unterhaltsam, das gebe ich zu.«

»Ihr wart noch nie in Afrika.«

»Kommt noch, kommt alles noch. Das lasse ich mir nicht entgehen. Aber es ist ein Unterschied, ob ich nach Lübeck reise oder nach Afrika. Aus Lübeck kann man mich auf die Schnelle zurückrufen, aus Afrika nicht. Das behagt mir an unserer Welt am wenigsten: Es geht alles doch sehr langsam, die Räume und Entfernungen sind nicht meine Freunde. Das mag ich an den kleinen Fürstentümern. Sie sind grotesk und überflüssig. Sie leisten nichts, und in 100 Jahren wird sich niemand mehr an sie erinnern. Aber in solchen Gebilden bist du in einem Tag an jedem Ort. Ich muss oft daran denken, wenn ich in der Menagerie unterwegs bin. Von dort nach Lüneburg – so sollten Entfernungen sein. Ein schnelles Pferd, eine Kutsche, die einen Knuff und harte Fahrweisen verträgt – das lasse ich mir gefallen.«

Fleetwood war noch nicht zufrieden: »Die Distanzen sind eine Sache. Die Familie ist eine andere Sache.«

»Ich weiß. Die meisten kommen nie von ihrer Familie los und finden das selbstverständlich. In meiner Welt ist Familie alles, ohne Familie bist du tot, wenigstens unsichtbar. Das ist ein Teil des Problems, weshalb es bei uns zu viele faule Säcke gibt. Die Familie fängt sie auf und schleppt sie mit durch. Das ist oft sehr unappetitlich. Frag Trine, die kennt sich da aus.«

»Mein Vater war ein kleiner Schiffer, meine Mutter hat geschneidert.«

»Ich meine deine Kundinnen.«

»Ja, in diesem Zusammenhang komme ich in diese Welten und Häuser. Aber nicht oft, Lübeck hat den Adel hinter sich gelassen. Lübecks Adel sind jetzt die Kaufleute.«

»Die genauso blind sind, wenn auch fleißiger. Und ihre Bibliotheken sind viel kleiner, als unsere war. Ein Kaufmann muss nicht lesen können, nur rechnen.«

In der Menagerie angekommen, mussten die Frauen die Nachricht von der Prügelei verbreiten, der Graf äußerte sich mit keinem Wort. Als ein Wächter nach dem anderen auftauchte, um ihm auf die Schulter zu klopfen und in seltenen Fällen eine Umarmung zu wagen, geriet er aber doch ins Wanken.

Trine, die sein Gesicht in einem besonders schwachen Moment erblickte, sagte lachend: »Von wegen keine Familie mehr. Ihr habt Euch eine neue gesucht.«

Er blickte sie an, bis sie ihre Heiterkeit wieder unter Kontrolle hatte. Für Trines Verhältnisse dauerte das heute recht lange.

»Vielleicht habt Ihr recht«, murmelte er. »Aber die Geschlechter sind sehr ungerecht verteilt, findet Ihr nicht auch?«

»Es steht in Eurer Macht, das zu ändern.«

»Ich soll Huren hierherholen?«

»Um Gottes willen, nein! Wie kommt Ihr denn darauf? Ach so, ja, deshalb kann man darauf kommen.«

»Aber das meintet Ihr nicht. Oder?«

»Nein, gewiss nicht. Ich meine das Gerüst, das die Familie bildet. Die Knochen, die wir nicht drinnen im Körper, sondern außerhalb tragen. Was uns stark macht.«

»Im besten Fall, nur im besten Fall. Genauso gut können diese Knochen uns aber auch einengen und ersticken. So war es bei mir.«

»Ihr habt davon erzählt. Ich kann verstehen, dass Ihr nicht glücklich wart. Aber ich weiß, dass es viel bösere Familien gibt. Sehr viel böser. Wo du wirklich keine Luft mehr bekommst.«

»Habe ich nie bestritten. Traurig war ich trotzdem. Denn wir hatten so viele Möglichkeiten und haben nichts daraus gemacht. Du kannst reich sein und arm, beides gleichzeitig. Ich kenne viele Familien, in denen es genauso zugeht. Sie haben alle Möglichkeiten und sie haben Mühe, ihre langweiligen Tage herumzubringen. Jeder Tag ist dann ein Berg, der mühsam bestiegen werden muss.«

»Jede Familie braucht ihre Menagerie.«

Er starrte sie an. »Das ist verblüffend scharfsinnig. Es ist die Aufgabe! Es gibt 100 Aufgaben, 1.000. Sie liegen überall herum. Sie warten nur darauf, dass man sie aufhebt, sich mit ihnen beschäftigt, dadurch klüger wird, wacher, lustiger, lebendiger. Jede Aufgabe ist besser als keine Aufgabe. Nur nicht sammeln! Bloß nicht sammeln. Zentnerweise Porzellan in die Vitrinen stellen und dann zusehen, wie alles einstaubt, das ist nicht die Aufgabe. Aufgabe ist alles, was dich in Bewegung bringt. Und zwingt. Jeden Tag, an dem du früh aufstehst, freiwillig und gerne.«

»Was machen die Afrikaner denn so? Wie verbringen sie ihre Tage?«

»Ich werde Euch berichten, wenn ich da gewesen bin. Oder wisst Ihr was: Begleitet mich, wir reisen gemeinsam. Vielleicht könnt Ihr für Eure Profession noch etwas lernen.«

»Ich bin sicher, dass ich klüger zurückkommen würde. Jede Hebamme lernt ihr Leben lang. Fünf Dörfer von hier wissen die Hebammen mehr als ich. Und wenn nicht mehr, dann anderes. Andere Griffe, andere Zeichen, andere Beschäftigungen am Tage; beruhigende Düfte; Tee aus Kräutern und ob es Kombinationen gibt, auf die wir noch nicht gekommen sind. Oder andere Worte für die Frauen! Mein Leben lang suche ich nach der Formel, die jeder Gebärenden das laute Mundwerk verschließt, wenn ich zwischen ihrem Jammern und Klagen einige Minuten Stille vertragen könnte.«

»Angst gehört dazu.«

»Unbedingt. Aber wenn wir über Angst reden, denken wir an einen Schrecken, der gleich wieder vergeht. Oder nach einigen Minuten ausläuft wie die Welle am Strand. Es gibt Frauen, die haben monatelang Angst, von morgens bis abends. Sie haben Angst, eine Frau zu sein. Du kannst ihnen nicht gut zureden, sie sind in sich selbst und in ihrer Angst verkapselt. Ich erreiche sie nur schwer und oft gar nicht. Ich bekomme ihre Angst ab, bei mir trauen sie sich, was sie ihrer Familie vorenthalten. Ich fange ihre Blitze auf. Ihr müsst das verstehen: Ich bin geduldig wie ein Schaf. Aber ich bin ein Mensch und ich habe zwei Ohren. Das können manchmal zwei Ohren zu viel sein. Ihr lacht, Ihr seid ein Mann, Euer Beitrag an der Schwangerschaft ist vergnüglich, danach seid Ihr weit weg vom Schuss.

Und um das Wichtigste nicht zu vergessen: Ich habe nicht mit einer einzigen Frau zu tun plus mit ihrer Familie, was schon ein hartes Stück Arbeit sein kann. Zurzeit habe ich 20 Frauen, zwischen denen ich pendle. Manche sehe ich jeden Tag. Und wenn ich Tag sage, meine ich Nacht. Und wenn ich an Nacht denke, sehe und höre ich die verängstigte, verschlafene, gereizte Familie. Es ist ein Segen, wenn eine Frau im Kreis einer Familie lebt. Aber Familien sind laut, sie stellen Fragen, und wenn du auf dieselbe Frage zehnmal geantwortet hast, folgt sie zum elften Mal. Und wehe, deine Stimme hört sich eine Winzigkeit weniger freundlich und sachlich an als bei den ersten zehn Malen. Dann bin ich ungeduldig, unfreundlich, eine schlechte Vertreterin meiner Zunft, und man müsse sich ernsthaft mit dem Gedanken beschäftigen, mich gegen eine freundlichere Hebamme auszutauschen.

Und dann beklagt sich die Schwangere, weil sie sich vernachlässigt fühlt. Und immer wieder nimmt mich jemand aus der Familie zur Seite, stellt weitere Fragen, teilt mir Beobachtungen mit, will Dinge wissen, die kein Mensch wissen kann. Und wenn ich großes Pech habe, beschwert sich beim nächsten Besuch ein anderes Mitglied der Familie bei mir über die Antworten, die ich tags zuvor der Schwester oder dem Vater gab. Was ich mir dabei gedacht habe. Ob ich mir dabei etwas gedacht habe. Ob ich das alles eigentlich noch ernst nehmen würde. Sagt selbst, Graf, würdet Ihr diese Familie aushalten?«

51

Es dunkelte bereits, als Lauris eintraf. Seine Kutsche war für sechs Personen geeignet, aber es gab nur einen Kutscher, der sich dadurch auszeichnete, dass er kein Wort sprach, auf jede Frage mit Nein antwortete und erst Zeichen von Zufriedenheit ausstrahlte, als man ihn in den Speisesaal führte. Dem höher gelegten Kopf sah man an, dass sein Träger der Nase gerade beste Bedingungen verschaffte, um das Angebot zu studieren.

Das Gesicht von Lauris sah schlechter aus als in den ersten Minuten nach Ende der brüderlichen Begrüßung.

Leu bohrte in der Wunde, indem er in die Begrüßung die Worte einstreute: »Du hattest schon als Kind eine schlechte Heilhaut.«

»Mag sein, aber damals konnte ich durch alle Räume laufen, ohne befürchten zu müssen, von meinem Bruder hinterrücks überfallen zu werden.«

»Tempora mutantur.«

»Mein Trost ist, dass ich nicht in einem Stall leben muss. Mit den Gerüchen von Vieh.«

Leus Wangenmuskeln hatten den Kampf leidlich überstanden, wie jeder Anwesende feststellte. Für die Brüder war in einem kleinen Raum gedeckt worden. Lauris bestand darauf, keine Vorrechte gewährt zu bekommen, und wollte mit dem Speisesaal vorliebnehmen. Trine nahm es auf sich, ihn davon in Kenntnis zu setzen, dass er damit 20 hungrige Männer von ihren Futtertrögen abschneiden würde. Sie hätte zu gern gehört, was ihm auf der Zunge lag und was er im letzten Moment für sich behielt.

Eine Bemerkung konnte sie sich aber nicht verkneifen. »Wir sind es gewohnt, ein offenes Haus zu haben, auch beim Essen, sogar beim privaten Geplauder.«

»Wollt Ihr damit andeuten, dass ich hier sitzen soll, wo ...«

»... wo die nach Vieh stinkenden Männer ein und aus gehen, um selbst zu essen. In der Tat, Ihr habt ein feines Gefühl für Eure Umgebung.«

Leus Wangenmuskulatur wurde immer munterer.

Lauris, der nicht zeremoniell, sondern praktisch gekleidet war, blickte sich um und sagte: »Wenn nicht noch mehr Gäste von draußen kommen, mag es angehen.«

In der fließenden Bewegung eines kurzen Moments entstand draußen Geräusch. Ein Gefährt fuhr vor, ein Horn oder eine Tröte stieß Töne aus, die an den Todeskampf eines Lebewesens erinnerten. Man eilte hinaus, zurück blieben Trine und Lauris.

»Gebt es zu: Ihr erlebt gerade eine schwere Prüfung.«

»Solang hier nicht noch mehr Frauen von Eurer Art leben, fühle ich mich der Lage gewachsen.«

Deichmann stürmte herein, der verdutzte Lauris wurde Zeuge einer stürmischen und innigen, vor allem liebevollen Begrüßung.

»Überlebt«, sagte Trine und streichelte unrasierte Wangen. Manche Männer brauchen mehrere Wochen, um so einen Bart auszubilden.

Deichmann blickte den Grafen an und sagte: »Einen Moment noch, dann gibt es was zu essen.«

Er hielt Trine an den Schultern, betrachtete sie lange: »Du hast dich kaum verändert.«

»Ich bin älter geworden. Vor Sorge um dich. Mach das nicht zu oft.«

»Ich habe dir etwas mitgebracht: einen besonders schön gelungenen Vollmond. Es ist, als würdest du mit einer Laterne fahren, die dicht über der Kutsche hängt.«

»Verkehren hier auch Dichter?«, fragte Lauris. Trine packte fester zu und unterband Deichmanns Bewegung in Richtung des Grafen. Der zweite Kampf des Tages würde kürzer ausfallen, und das Verhältnis der Brüder wäre für alle Zeiten zerstört.

Praktisch führte sie Deichmann ins Freie ab. Es wäre unmöglich gewesen, ihn in Gegenwart von Lauris mit wenigen Sätzen über die letzten Ereignisse in Kenntnis zu setzen.

Sabbelkopp war der Musiker an der Tröte gewesen. Trine freute sich, ihn unversehrt zu sehen. Fleetwood stieß dazu, Sabbelkopp geriet ins Stottern, und die verdutzte Fleetwood durfte sich als neue Besitzerin einer zerbeulten Tröte betrachten.

Das Essen der Brüder begann. Trine schmetterte die Einladung an den Tisch mehr mit Mimik als Worten ab. Ihr war bewusst, dass Leu auf die Gegenwart einer neutralen Teilnehmerin hoffte, aber das konnte sie ihm nicht bieten, dazu war die Konstellation einfach zu pikant. Sabbelkopp, der mit einem gefüllten Teller aus der Küche am Tisch Platz nahm, wurde umgehend deportiert. Was keine Probleme bereitete, solang man ihn nicht von seinem Teller trennte.

Deichmann berichtete, Trine berichtete, Fleetwood war immer dabei. Und nie fühlte sich jemand von ihr gestört. »Wenn man da ist, wo ihr beide seid, ist man immer richtig und sitzt an der Quelle«, sagte Leus rechte Hand.

»Dass ich nicht dabei sein durfte, werde ich dem Schicksal nie verzeihen«, sagte Deichmann zum Zweikampf im Lüneburger Rathaus.

Auch er lehnte es ab, in den Speisesaal zu gehen, solang die Brüder dort redeten. So verlagerte sich die Ausgabe der Essen im weiteren Verlauf des Abends immer mehr ins Freie. Am Ende saßen Leu und Lauris doch zu zweit. Eine blutjunge Küchenhilfe erlebte in diesen Stunden seine Feuerprobe, die er ohne Porzellan- und Glasbruch bewältigte.

»Die Blaublütigen haben es auch nicht leicht«, sagte Deichmann. Der volle und tief stehende Mond ließ ihn nicht los.

»Ist es wahr, dass die beiden seit Stunden da drinnen sitzen, ohne dass der andere einen Blick in die Gehege geworfen hat?«

»Er muss mächtig unter Druck stehen. Wahrscheinlich betrachtet er es als Schwäche, wenn er Neugier zeigt.«

»So ein Unsinn. Neugier ist eine Voraussetzung, um zu überleben. Und um klüger zu werden.«

»Mir musst du das nicht sagen.«

»Was verhandeln die denn jetzt?«

»Familie, nehme ich an.«

»Ich hatte nie einen Bruder.«

»Drei Schwestern sind dreimal so viel wert wie ein Bruder. Wenigstens.«

Alle Schwestern lebten in den Dörfern um Lübeck. An dem Tag, an dem ihr großer Bruder das Wirtshaus übernommen hatte, lebten sie weiter entfernt, aber im Lauf der Zeit war man aufeinander zu gerückt. Außer Deichmann fanden alle den Entschluss richtig. Er war kein Familienmensch, er hielt die Nähe aus, ohne sie zu genießen. Die drei Ehemänner sah er häufiger, sie hielten ihn auf dem Laufenden und verlangten dafür nichts weiter außer einige Krüge. In den Anfangsjahren war dann kurz darauf eine Schwester nach der anderen aufgetaucht und hatte von Deichmann verlangt, diese Sitte zu beenden. Aber als Erstes hatte er ihre ständigen Besuche beendet, zumal die jüngste ein Ausmaß an Gefallen am Wirtshaus gefunden hatte, das er sich nicht zumuten wollte.

Nach Mitternacht wurde es im Speisesaal laut. Deichmanns erster Gedanke war: Sabbelkopp! Er hat sich unbeliebt gemacht. Trines erster Gedanke war: die nächste Prügelei. Aus allen Ecken tauchten besorgte Bewohner auf. Fleetwood musste geweckt werden. Wo man sie um diese Zeit mit größerer Wahrscheinlichkeit als in ihrer Kammer fand, war mittlerweile auch Trine bekannt. In der kleinen Bibliothek lag sie schlafend über dem Tisch.

In der Tür stehend und sie betrachtend, murmelte Deichmann: »Die findet nie einen Mann zum Heiraten.«

»Weil sie lesen kann?«

»Nein, weil sie wirklich liest. Viel und oft, wie verrückt. Ohne dass sie dazu gezwungen ist. Und sie mag Bücher, die ein Kind nicht heben kann.«

»Sie weiß viel über Tiere.«

»Vielleicht weil sie selbst einer seltenen Art angehört.«

»Die gibt's schon länger. In den wissenschaftlichen Büchern wird diese Art ›Frau‹ genannt.«

Er drückte sie an sich und weckte Fleetwood. Sie schämte sich und wollte unbedingt erklären, wie es dazu gekommen war, dass sie um diese Zeit …

Jeder packte einen Arm und führte sie in den Speisesaal ab.

Äußerlich wirkten die Brüder deutlich gekennzeichnet. Die Haut brauchte einige Zeit, um ihre Farbe zu verändern. Beide waren mit Blessuren gespickt. Kein Wunder, denn sie hatten ja aufeinander eingeschlagen, ohne sich um die eigene Deckung zu kümmern.

»Es gibt etwas zu verkünden«, sagte Leu, während sich der Raum mit den letzten Bewohnern füllte. Die wenigsten wirkten so, als wären sie gerade aus tiefem Schlaf geholt worden.

Wie immer, wenn mehrere Personen abends zusammen waren, kümmerte sich jemand um weitere Kerzen.

»Ihr müsst jetzt ganz stark sein«, sagte Leu. Trine interessierte sich mehr für den Bruder. Er war müde, ohne Zweifel, aber sie fand keine Feindseligkeit. Nun musste sie nur noch herausfinden, ob sie das freute oder besorgte.

»Mittlerweile wissen wahrscheinlich alle, was sich heute im Rathaus zugetragen hat«, sagte Leu.

»Das wussten eine Stunde danach alle«, flüsterte jemand unter den Zuhörenden. »Und alle Lüneburger auch.«

Leu fuhr fort: »Es gibt sicher friedlichere Begrüßungen, wenn sich zwei Brüder nach über zehn Jahren zum ersten Mal wieder über den Weg laufen. Ich will nicht ausschließen, dass wir uns ein wenig blamiert haben. Oder auch ein wenig mehr. Aber es musste sein, und nun ist es auch gut. Wir haben gegessen und getrunken. Ihr wisst, dass das ein guter Anfang ist, um nach einem Streit wieder ein vernunftbegabtes Wesen zu werden.«

»Elefanten machen so was nicht«, wurde geflüstert. Falls Leu es mitbekam, wusste er es zu ignorieren.

»Lauris, mein älterer Bruder, wusste lange nicht, was ich in den letzten Jahren getan habe. Er wusste auch nichts von der Menagerie. Als er es erfuhr – das ist wenige Tage her – war er sehr überrascht und wenig amüsiert. Wir haben darüber gesprochen, ich habe meine Beweggründe erklärt. Noch nie im Leben habe ich so viel und so lange am Stück über mich und meine Gefühle gesprochen. Und dann noch mit dem, der ja eigentlich am besten darüber informiert sein müsste. Aber so geht es manchmal in Familien zu. In den normalen und in den besten.

Weil das Leben manchmal nicht geradeaus verläuft. Am Ende haben wir einen Pakt geschlossen, den ich euch, meinen verehrten und geliebten Freunden und Mitarbeitern, verkünden will.«

Nun war auch der phlegmatischste Zuhörer gespannt.

»Um mit dem Wichtigsten zu beginnen: Die Menagerie wird weiter bestehen.«

Aus mehr als einem Brustkorb strömte hörbar Luft.

»Aber die Menagerie wird künftig von zwei Personen geleitet. Ich darf vorstellen: Graf Leu und Graf Lauris, älterer Bruder und in diesem Moment Herr unserer Familie. Künftig werden wir uns gemeinsam dem Ziel widmen, exotische Tiere aus Afrika, von den Karibischen Inseln und so schnell wie möglich auch aus Ostindien zu uns zu holen. Um sie den Menschen, die hier leben, zu zeigen. Und um einige Exemplare an Menschen zu verkaufen, deren Besitz an Schlössern, Häusern, Gütern, Parks und Ländereien es ermöglicht, diese Tiere auf eine Weise zu halten, die sie gewöhnt sind und die sie für ihr Wohlbefinden brauchen.«

Leu drehte sich zu Lauris um und zog ihn nach vorne. Lauris stellte sich vor, dann wiederholte und bestätigte er die Worte seines Vorredners.

»Jetzt müssen sie ihr Blut vermischen«, wurde in der Menge geflüstert.

»Wieso das denn? Sie sind doch schon Brüder.«

»Aber es macht einen besseren Eindruck, wenn …«

Die Brüder stießen an, auf dem Tisch standen mittlerweile weitere Getränke. Nicht alle im gleichen Glas, nicht alle mit dem gleichen Inhalt, aber der Küchenjunge war glücklich, und der Moment war historisch, und so stieß man an, nickte sich zu, stellte sich bei Lauris vor und machte schnell Platz für den nächsten in der Reihe, damit man nicht gezwungen war, ein Gespräch zu führen. Die meisten Beschäftigten waren geschmeidiger im Umgang mit Tieren als mit Menschen.

Als man ins Freie trat, musste der Mond nicht mehr allein für die Beleuchtung sorgen. In den dafür vorgesehenen Behältern steckten brennende Fackeln. Man nahm sie nicht mit auf den folgenden Rundgang, denn die Erfahrung hatte gelehrt, dass Feuer bei wilden Tieren zu Panik und Flucht führt.

Es war nicht der ideale Zeitpunkt für eine Runde, aber es war die erste Runde für Lauris.

»Der neue König sieht zum ersten Mal sein Reich«, sagte Fleetwood mit leichter Erschütterung.

»Du bist einverstanden?«, fragte Trine.

»Familie! Gegen Familie kannst du nichts machen«, erwiderte sie mit komischer Betonung und schiefem Lächeln.

»Es hat mehr Vor- als Nachteile«, sagte Deichmann. »Für das Geschäft ist es ein Segen. Dadurch steht auf einen Schlag viel Land im Osten zur Verfügung. Um es zu erobern, geschäftlich natürlich, nur geschäftlich. Viele Landsitze, nicht nur poplige kleine Parks. Und man kennt sich seit vielen Jahrzehnten. Das liebt jeder Kaufmann.«

»Nicht jeder mag Vögel«, wandte Eduard ein. »Mancher hat sogar Angst vor Vögeln. Vor ihrem wilden Flattern, vor allem vor ihren Schnäbeln.«

»Das sagt der Mann, der bei uns für die Elefanten zuständig ist!«

»Elefanten können nicht flattern und haben keinen Schnabel. Das sind zwei entscheidende Vorteile.«

»Aber sie sind riesig!«

»Das ist der dritte Vorteil. Du siehst ihnen an, wie sie sich fühlen, und du weißt meistens, was sie vorhaben.«

»Was gefällt dir denn am meisten an Elefanten?«

»Ehrliche Antwort? Dass sie so sind wie ich. Ruhig und gemütlich. Sie lassen sich nicht aus der Ruhe bringen. Und sie haben ein gutes Gedächtnis. Wenn du sie schlecht behandelst, merken sie sich das. Das erinnert mich an meine Holde.«

»Du bist verheiratet?«

»Das ist ein Vorteil, wenn du mit Elefanten arbeitest. Da treffen sich zwei Lebewesen mit dickem Fell.«

Man machte die Runde an den Gehegen vorbei. Manche Tiere ließen sich nicht stören, manche wachten nicht einmal auf. Andere standen weit vorne im Gehege, wieder andere hielten sich im Hintergrund. Manchmal verrieten nur kleine glühende Punkte die Position der Tiere.

Die Elefanten riefen in Lauris Staunen und Ehrfurcht hervor.

»Wie nicht von dieser Welt«, sagte er und verweilte hier länger als anderswo.

Zwischen den grauen Riesen und den Löwen lag viel Platz. Von Anfang an hatte man darauf geachtet, die wertvollsten Bewohner aus dem Einzugsbereich der Räuber herauszuhalten. Aber das war erst geschehen, als man verstanden hatte, über wie weite Entfernungen die exotischen Tiere sich wittern.

Van Gou, der Maler, befand sich auch unter den späten beziehungsweise frühen Besuchern. Wie bei ihm gewohnt, entstanden unverzüglich und unauffällig neue Skizzen. Wer zufällig in der Nähe stand, als der Maler seine ersten Werke als Geschenke an Lauris überreichte, konnte sich wundern, wie lange der Blick war, den die beiden wechselten. Aber dazu hätte er ebenso lange hinsehen müssen, wozu es keinen Anlass gab.

Am Ende des Rundgangs zeigte sich Lauris tief beeindruckt. Verschämt gestand er, mit einer Art Park gerechnet zu haben, wie ihn die meisten Landsitze aufweisen. »Ich dachte: einmal die Runde gemacht und nach wenigen Minuten ist man wieder da, wo man aufgebrochen ist. Das hier ist kein Park, es ist ein eigenes Land, ein halber Erdteil. Ich weiß nicht, wie groß Afrika ist, aber so stelle ich mir Afrika vor. Fehlen nur noch die Afrikaner.«

Dies war der geeignete Moment, um ihm Dietbert vorzustellen. »Ihr habt an alles gedacht«, murmelte der ältere Graf. »Als

Erstes brauchen wir einen neuen Namen. Menagerie beschreibt die Wirklichkeit nicht annähernd.«

Er wusste sich kaum noch einzukriegen und verabredete mit Dietbert gemeinsame Stunden in den folgenden Tagen.

»So war er immer«, teilte Leu den Deichmanns mit. »Wissbegierig. Aber er konnte sich nichts vorstellen, was er nicht mit eigenen Augen sah.«

»Dann ist die Menagerie für ihn ein aufgeschlagenes Buch.«

»Mit beweglichen Bildern«, sagte Leu lachend. »Das kann es ja nie geben. Aber mir gefällt der Anfang.«

»Gebt es zu«, sagte Deichmann, »Ihr hattet eine heimliche Angst.«

»Und ob! Ich sah ihn in seinem Kontor sitzen und unsere Geschäfte von morgens bis abends in den Dokumenten und Verträgen studieren. Jetzt sind die Dokumente beweglich geworden.«

»Wenn das mit der Menagerie scheitert, solltet Ihr auf Gastwirt umsatteln«, schlug Deichmann vor. »Da geht es ebenfalls lebendig zu. Je später der Abend, desto beweglicher die Gäste.«

»Und desto steiler der folgende Absturz«, fügte Trine hinzu.

52

Normal wäre gewesen, den Abend mit einem Besäufnis ausklingen zu lassen. Aber die meisten Beschäftigten verabschiedeten sich bald, um die unerwartete neue Konstellation untereinander zu besprechen und einzuordnen. War es gut, künftig zwei Häuptlinge zu haben? Adlige Brüder? Mit Leu konnte man tagelang Seite an Seite arbeiten, ohne auf den Gedanken zu kommen, es mit einem Grafen zu tun zu haben. In der Rangliste der Adelstitel steht der Graf nicht oben. Im Vergleich mit einem Bürger oder einem Bauern ist er ein Kaiser. Landbesitz, jahrhundertelange Familiengeschichte, verwandtschaftliche Beziehungen in allen Regionen rund um das Baltische Meer und im Süden bis zum Harz und darüber hinaus. Was die Grafen entschieden, würde ausgeführt werden. Wer von den Beschäftigten morgens sein Nachtlager verließ, konnte mittags entlassen sein – ohne Möglichkeit der Gegenwehr. Freche und empörte Äußerungen konnten ihn in die Bredouille bringen. Im Jahr 1605 rechtfertigten selbst sachliche Gründe keine Wutanfälle, Höhergestellte standen im strengen Sinne nicht über dem Gesetz, faktisch aber doch. Denn jeder für die Rechtsordnung zuständige Vertreter, der sich entschloss, einem benachteiligten kleinen Mann zu seinem Recht zu verhelfen, konnte damit seine eigene Existenz gefährden. Nicht körperliche Unversehrtheit und sein Leben waren bedroht, aber seine gesellschaftliche Position allemal.

Nicht alle Beschäftigten der Menagerie waren darüber im gleichen Maße informiert, aber die Kenntnisreichen verbreiteten die rechtlichen Grundlagen – Nachdenklichkeit machte sich breit. Zum ersten Mal seit ihrer Ankunft in der Menagerie erhielt

Fleetwood mitten in der Nacht Männerbesuch in ihrer Kammer. Ihr Herz raste, als sie vier Gestalten zählte. Sie war bereit zu schreien, aber nicht bereit, so jung zu sterben. Als sie die beiden Kuchenstücke auf dem Teller anstarrte, die ihr entgegengehalten wurden, verdoppelte sich ihre Irritation – zumal es sich um ihren Liebling handelte: den Paradieskuchen, den du nicht zerbeißen musst, sondern schlürfen kannst.

Ihr Kopf ging zwischen den Gestalten und dem Paradies hin und her. Sie kapierte spät, aber dann schob sie sich den ersten weichen Bissen in den Mund, was schlagartig die Atmosphäre in der kleinen Kammer auf den Kopf stellte. Plötzlich saßen zwei der vier auf ihrem Bett, und alle fragten sie nach ihrer Meinung zu den neuen Häuptlingen aus.

Um ein Haar hätte sie gesagt: »Das ist alles? Sonst wollt ihr nichts?« 20 Minuten beredete man dann die aktuelle Situation, Fleetwood riet zu Vertrauen und zur Pflege der bisherigen Nähe zu Leu. Man solle stets bedenken, dass auch für ihn eine veränderte Lage entstanden sei – ganz zu schweigen von seinem Bruder.

»So wie wir jetzt gerade müssen sich unsere Viecher vorgekommen sein«, sagte sie. »Eben noch in der alten Heimat, und auf einmal hat sich alles verändert. Was tut man da? Was denkt man da? Dreht man durch? Beißt man um sich? Hört man auf zu fressen? Oder benimmt man sich freundlich, arbeitet ordentlich, verkneift sich vielsagende Blicke und vielsagende Bemerkungen? Meine Meinung ist: Wir halten zusammen, und den Viechern gilt weiter unsere Aufmerksamkeit. Weil sie sie verdient haben. Weil die Tiere das sind, was uns alle verbindet. Auch uns und die Grafen. Können wir uns darauf einigen?«

Erst vor der Tür von Fleetwoods Kammer sagte der bekennende Kuchenfreund: »Ich wollte die ganze Zeit sagen, dass der Kuchen für uns alle gedacht war. Aber ich habe es nicht fertiggebracht. Sie sah so glücklich aus beim Kauen.«

53

Fleetwood war fast eingeschlafen, als sie schon wieder Besuch bekam. Wieder raste ihr Herz. Als sie einen einzigen Schatten sah, legte das Herz am Geschwindigkeit zu. Einer allein ist immer ein Mann. Fleetwood griff zwischen Bett und Wand, wo sie den Gegenstand aufbewahrte, der für zwei Dinge perfekt geeignet war: um die eigene Unversehrtheit zu schützen und um einen Mann auszuschalten.

»Ich komme in Frieden«, sagte die Gestalt. Fleetwood atmete aus, und Trine sagte: »Was für ein Tag.«

»Mein Leben war nie aufregender als hier«, entgegnete Fleetwood und rückte an die Wand, damit Trine sitzen konnte.

»Fünf Minuten«, sagte die Hebamme. »Hast du eben gelacht?«

»Ja natürlich. Wenn ihr fünf Minuten sagt, weiß man nur eines: dass es mit Sicherheit nicht fünf Minuten sein werden. Sondern mehr.«

»Fleetwood de Ridder, ich habe einen Auftrag für dich. Streng genommen sind es zwei Aufträge.«

»Mitten in der Nacht verteilt Ihr Aufträge? Macht ihr Hebammen das so?«

»Wir machen unsere wunderlichsten Dinge nachts. Nachts vollbringen wir Wunder, wir versorgen die Welt mit neuem Leben.«

»Muss schön sein.«

»Und in seltenen Fällen reden wir auf Menschen ein, deren Geburt schon einige Zeit zurückliegt.«

»Kinder?«

»Fast. Geschwister. Was war das? Ist dir etwas hinters Bett gerutscht?«

»Kümmert Euch gar nicht drum. Was wolltet Ihr sagen?«

»Dass kein besserer Moment kommen wird, um deinen Brüdern zu sagen, dass sie eine Schwester haben. Und zwar die allerbeste, die sich ein Bruder wünschen kann, wenn er alle Tassen im Schrank hat.«

Schweigen begann, es war so dick, dass man es in Scheiben schneiden konnte. Dann räusperte sich Fleetwood und sagte: »Ihr habt getrunken. Ich verstehe das. Auch eine Frau muss manchmal ... kann manchmal ...«

»Mädchen, ich bin die Frau eines Gastwirts, der eines der wildesten Häuser im Norden betreibt. Wenn ich nicht trinkfest wäre, wäre Deichmann seit zehn Jahren Witwer. Na gut: seit fünf.«

»Aber das mit den Geschwistern ist doch ...«

»Wenn ich nicht bei den Viechern bin, bin ich bei dir. Seit mehreren Wochen setze ich Himmel und Hölle in Bewegung, um ein Steinchen nach dem anderen zusammenzusetzen. Zuerst waren die Lücken groß, aber seitdem die Meldungen aus Lübeck einlaufen und die aus dem Anhaltischen und die von den Kolleginnen, die alles wissen und alles aufheben und die nie ein Geheimnis vergessen ... Dazu kommen noch die, die ein Gedächtnis haben, das gar nicht vergessen kann, selbst wenn es vergessen will. Ich habe um zwei Ecken herum nachgefragt und um drei. Ich habe viel Geld für Kuriere ausgegeben, zwei von ihnen haben ein Pferd zuschanden geritten, was ich sehr bedaure. Zuletzt fand ich wertvolle Auskunft dort, woran ich nie gedacht hätte: in Lüneburg, ausgerechnet. Willst du hören, was ich herausgefunden habe?«

»Ich glaube Euch kein Wort. Ihr klopft auf den Busch. Alles nur Vermutungen.«

»Deine Frau Mutter hatte einen Verehrer. Im Lauf der Jahre hatte sie mehrere davon, aber einen hat sie sehr liebgehabt. Sie wollte ihren Mann verlassen, die Angst war zu groß. Ihr Mut reichte aber, ihn ein halbes Jahr zu verlassen, angeblich eine Kur, angeblich in einem Kloster. Wofür Klöster doch gut sein können. Dein Vater ist ein Italiener. Baltin und Italiener, erstaunlich, dass die beiden ein Kind kriegen können bei so viel Unterschieden im Temperament. Aber genau das hat sie wohl angezogen. Sie hat ein gesundes Mädchen zur Welt gebracht, sehr klein, sehr zart. Bis zu den Ohren angefüllt mit Energie und Lebenswillen. Es fanden sich Eltern für dich, kein Adel, kein Schloss. Ordentliche Handwerker, das muss ich dir ja nicht erzählen. Du hast großes Glück gehabt. Manchmal geht so eine Konstruktion auch schief.

Aber natürlich musste irgendwann passieren, was so oft passiert. Das Kind ahnt etwas, das Kind kann nicht in der Ungewissheit leben. Das Kind fängt an, sich schlau zu machen. Seit wann weißt du, dass Leu deine Familie ist? Und auch Lauris, aber der war immer weiter entfernt. Zu dem hast du dich nicht so hingezogen gefühlt. Kennengelernt hast du beide. Wären sie keine sturen Männer, hätten sie es merken müssen. Mit zwei Schwestern hättest du das Spiel nicht spielen können.

Natürlich sind die beiden streng genommen deine Halbbrüder. Aber wir wollen jetzt nicht anfangen, Kirschkerne zu spalten. Was ist? Weinst du?«

»Natürlich nicht. Ich bin kein Mann.«

»Mach ruhig. Ich bin auch schon fertig. In den letzten Tagen ist viel passiert, was für niemanden absehbar war. Zwei sture Brüder haben sich die Hände gereicht und eine gemeinsame Zukunft beschlossen. Geschehen konnte das am Rande auch deshalb, weil es dich gibt und weil die Menagerie nicht nach wenigen Wochen gescheitert ist. Du bist das Herz der Menagerie. Nein! Ich will jetzt nichts hören. Jeder hier bestätigt mir das. Ohne den Grafen? Zur Not. Ohne Fleetwood? Nie und nimmer. Das sagt jeder. Jetzt beginnt das neue Kapitel, jetzt baut sich eine Familie zusammen. Das Dach fehlt noch. Morgen früh rücken die Dachdecker an. Ich will das unbedingt erleben. Wenn du es nicht fertigkriegst, gehe ich zu den beiden. Falls sie nicht gerade wieder dabei sind, sich zu prügeln. Ich liebe es, wenn Männer vor Rührung weinen. Gute Nacht, Fleetwood. Du bist jetzt eine Schwester, du wirst nie mehr allein sein.«

54

Sabbelkopp war der Erste an den Gehegen, das war nicht die Regel. Aber die Unruhe hatte ihn genauso gepackt wie alle anderen. Sein Kopf war noch nicht ganz klar, er beneidete die Tiere. Wasser saufen hat Vorteile, wenn auch nicht viele, längst nicht so viele wie Bier und Schnaps und diese mörderischen Getränke in manchen Häusern, wo die Blindheit schon beginnt, während der zweite Schluck noch in der Kehle brennt.

Die Elefanten taten, was sie am besten konnten: Sie standen herum, dachten über das Leben nach und wunderten sich wohl über das neue Afrika vor ihrem Rüssel.

Daneben lebten die Gazellen in guter Nachbarschaft mit dem in seiner Ursprünglichkeit belassenen Heidestück, das die Karnickel und Hamster im Handumdrehen besiedelt hatten, als man vor einem halben Jahr die Anlagen in Form brachte. Dann kam das erste Vogelhaus, es gab vier davon – Folge des ersten Versuchs, alles, was fliegen kann, gemeinsam unterzubringen. Das Geschrei war ohrenbetäubend und war auch nach mehreren Tagen nicht leiser geworden. Deshalb hatte man die Vogelwelt auf vier Standorte verteilt. Seitdem war es ruhiger, wenn auch nicht so ruhig wie heute. Im Grunde war es noch nie so still gewesen. Sabbelkopp schrieb das seiner Verfassung zu, aber die Trinkerei hatte ihm noch nie auf die Ohren geschlagen. In den Tagen, die er mit Deichmann verbracht hatte, war er von dem erfahrenen Älteren ständig beobachtet worden. Kein einziges Mal hatte er Sabbelkopp seine Jugend vorgeworfen.

Damit das auch so blieb, musste er nur hinter die Tür gucken, die nachts die Volieren vom Weg trennte, auf dem die Besucher vorüberpromenierten.

Die Tür war nicht verschlossen, das passierte manchmal. Dass es gestern passiert war, wunderte Sabbelkopp nicht. Gestern war alles durcheinandergegangen. Nun war die Tür offen, aber die Vögel waren immer noch ruhig. Ausgerechnet hier, wo einige der lautesten Schreihälse …

Er stand vor der Voliere, sie war leer. Na, nicht ganz. Hinten in der Ecke saß einer der kleinen schwarzen Schreier, deren Gefieder bläulich schimmert, wenn man in einem bestimmten Winkel darauf schaute. Er war lebendig, aber so eingeschüchtert wie sonst nie.

Jetzt war Sabbelkopp wach und lief zurück. Nein, die Gazellen waren noch nicht zu sehen. Er ließ sich in den Graben hinab, überwand den Zaun, durchsuchte das Gehege. Keine Gazelle, weder lebendig noch tot.

Jetzt war er hellwach und bereits panisch. Das durfte nicht sein, das war auch gar nicht möglich. Das würde sich schnell aufklären lassen. Aber das Einzige, was klar wurde, war, dass auch die Zebras verschwunden waren, ebenso die Vögel aus der zweiten Voliere. Sabbelkopp begann zu schreien. Oder zu rufen. Er wusste nicht, wie man das Geräusch nennen sollte, das er immer wieder ausstieß.

Er fand es unnötig, zu den Löwen zu laufen. Wie sollten Löwen verschwinden! Das war unmöglich, genauso wie Elefan... Er überprüfte die Elefanten. Der erste, der zweite, der neue. Lebendig, unversehrt, keine Verletzungen.

Vom Gebäude mit den Schlafkammern eilten die ersten herbei.

Sabbelkopp fanden sie bei den Löwen. Bei den drei Löwen, von denen sich einer gut versteckt haben musste, denn er war nicht auf den ersten Blick ... und nicht auf den zweiten ... und ...

»Das ist jetzt nicht wahr!«, rief Eduard. Sabbelkopp hatte noch niemanden erlebt, der mit so vielen Klamotten ins Bett ging. Er sah aus wie eine Frau, die gleich anfangen würde zu tanzen. Aber keine Tänzerin würde so unelegant und zornig mit dem Fuß aufstampfen.

»Was denn?«, rief Graf Leu. Man hörte ihn, bevor man ihn sah. Aber man wusste nicht, ob man ihn jetzt wirklich sehen wollte.

Deichmann war der nächste. Wie er schlief und was er dabei trug, kannte Sabbelkopp ja. Er sah auch frisch aus dem Bett wie ein richtiger Mann aus.

»Sabbelkopp! Was hast du angestellt?«

Einen Moment fühlte sich Sabbelkopp schuldig. Und sogar ein wenig geschmeichelt. Sie trauten ihm also doch einiges zu!

Van Gou lief herbei. Es war nicht zu fassen, er hatte seine Mal-Utensilien dabei, ohne die man ihn nicht kannte.

Eduards Empfangsworte lauteten: »Gehst du mit deinen Pinseln auch scheißen oder tickst du einfach nicht richtig?«

»Ich muss doch ...«, entgegnete Van Gou und holte Luft. Er lief wohl nicht oft und nicht weit. Er stand vor der leeren Voliere. Und er malte! Oder skizzierte! Er schien nicht zu begreifen, dass das gerade der falscheste Moment war, um den Künstler herauszukehren. Ein Sündenbock, ein Blitzableiter – das war genau das, was man jetzt brauchte. Zwei Minuten später wusste das auch Van Gou, als ihn nacheinander Eduard, Leu und einer der schweigsamen, aber sehr robusten Wächter am Schlafittchen gepackt hatten.

»Ich hab doch nichts getan!«, rief Van Gou kläglich. Er hätte sich besser wehren sollen, für seinen lädierten Ruf wäre das ein Segen gewesen. Aber er jammerte und protestierte halbherzig.

»Du bist ein Mädchen«, sagte der robuste Wächter verächtlich. Damit hatte Van Gou das unterste Ende der Nahrungskette erreicht.

Zuletzt tauchte Lauris auf. Im Gegensatz zu allen anderen sah er aus wie aus dem Ei gepellt.

»Was gibt's?«, fragte er und klang arglos. »Ärger in der Tierwelt?«

Er registrierte, dass er zehn Männern gegenüberstand, von denen ihn kein einziger freundlicher Blick erreichte. Jeder Blick, der sich dann von Lauris abwandte, landete bei Leu. Der blickte auf den Boden, atmete tief und sagte: »Wir sind ausgeraubt worden!«

»Was redest du?«, rief Lauris. »Wir sind doch alle vollzählig. Jedenfalls die meisten. Die anderen werden bestimmt auch gleich …«

»Die Tiere, Lauris. Sie haben die Tiere geraubt.«

»Alle?«

»Was ist das denn für eine Frage?«, sagte Deichmann. »Begreift Ihr denn nicht?«

»Macht mich schlau«, forderte Lauris ihn auf, während Trine dazustieß. Mit ihren Antennen für Stimmungen und Zorn erkannte sie sofort, wie die Paarung aussah, die gleich aufeinander losgehen würde. Sie stellte sich neben Lauris, so musste Deichmann sie entweder ansehen oder bewusst ignorieren. Beides würde ihm nicht gefallen, das wusste sie. Aber es durfte jetzt nicht zum Äußersten kommen. Zornige Männer, zumal wenn es sich um machtbewusste, starke und angstfreie Exemplare handelte, waren zu jeder Eselei gut. Und die Frauen durften danach die Scherben wegräumen.

Fleetwood war nun auch dabei und stellte die Fragen, die die Informationen zum Fließen brachten.

»Halt!«, sagte dann der robuste Wächter. »Ein Wort, bevor

wir uns alle in den Armen liegen und die Verluste beweinen. Gestern taucht ein lange verschollener Bruder unseres Grafen auf, man feiert Familienfest, spielt ›Backe, backe Kuchen‹. Und trinkt so viel, dass alle gut und fest schlafen. Zwei Stunden später steigen die Dreckskerle ein und räumen unsere halbe Menagerie leer. Heimlich, still und leise, was nur möglich ist, wenn man sich auskennt. Und das ist nur möglich, wenn man sich vorher gründlich umgesehen hat.«

»Sag Bescheid, wenn du fertig bist. Ich fang inzwischen mit der Arbeit an, damit sich wenigstens einer nützlich macht«, entgegnete Eduard.

»Hiergeblieben«, sagte Leu. Mehr nicht, aber Eduard blieb.

»Das glaubt Ihr doch selbst nicht«, sagte Lauris. »Ich bin genauso bestohlen worden wie wir alle.«

»Beweise!«, forderte der Robuste.

Aus dem Hintergrund eilten zwei Wächter herbei. Sie hatten durchsucht und gezählt. Alle Vögel, acht Gazellen, zwei Zebras, ein Löwe.

»Dafür braucht man vier Wagen«, sagte Fleetwood.

»Zwei«, korrigierte Leu. »Zur Not zwei. »Die Vögel zählen nicht mit, die wickelst du zur Not in Tücher.«

Sie verbissen sich in spitzfindige Debatten. Vier Wagen, drei, zwei. Oder zwei Wagen und zahlreiche Käfige. Die Gazellen mit zusammengebundenen Beinen würden auf offenen Wagen Platz finden. Nur der Löwe brauchte Platz.

»Falls sie gekommen sind, um lebende Beute zu machen«, sagte Trine.

»Ach!«, fauchte der Robuste. »Ausgerechnet unsere Lebensspenderin will kaltblütig die besten Tiere opfern.«

Es wäre ihm lieber gewesen, wenn sie jetzt woanders hingeblickt hätte. Er war doch noch recht jung und unerfahren. Wie jeder Mann unerfahren ist, der Trine Deichmann nicht kennt.

Trine sagte: »Ich bin gerade erst dabei, mich über die Gründe der Sammler klug zu machen.«

»Sehr gut«, entgegnete der Robuste. »Dann geht los und macht Euch klug. Wir Fachleute reden solang miteinander, wie Fachleute das tun.«

Deichmann reagierte nicht, das hatte Trine erwartet. Er griff ein, wenn er es für nötig hielt. Was momentan ablief, waren für ihn Kaspereien, begründbar durch Wut und Sorge um die Tiere.

Unerschütterlich sagte Trine: »Einige sammeln auch ausgestopfte Tiere, sogar besonders gern. Sogar ausschließlich. Weil keine Folgekosten anfallen, weil man keine Ställe und Zäune braucht und natürlich kein Futter. Und weil ausgestopfte Tiere stillhalten, wenn man sie besichtigt. Ich denke, das ist ein sehr wichtiger Grund, Tiere zu töten und haltbar zu machen. Sie ähneln dann Gemälden und den Werken der Bildhauer.«

»Widerlich, aber absolut richtig«, stimmte Leu zu. »Dann ist es auch viel leichter, den Löwen zu fangen. Du verletzt ihn oder tötest ihn gleich an Ort und Stelle. Natürlich so, dass er danach nicht entstellt ist. Das Bild muss aussehen wie nach der Natur.«

Man blickte Van Gou an. Der wusste nicht, was er sagen sollte und ob er etwas sagen sollte.

»Wo willst du hin?«, fragte Trine, denn es war ungewöhnlich, dass Deichmann in diesem Stadium die Runde verließ. Er kam auf Trine zu, drückte sie, küsste sie und sagte: »Die alte Geschichte von uns Männern. Wir müssen tun, was wir tun müssen. Du weißt schon.«

»Nimm Hilfe mit.«

»Sonst gerne. Diesmal nicht. Kümmere dich hier darum, dass sie sich nicht an die Gurgel gehen. Das hilft vielleicht den Nerven, aber nicht den Tieren.«

»Frag Sabbelkopp.«

»Zu jung.«

Sie blickte ihm nach. Wenn Deichmann allein sein wollte, gab es mehr Grund zu Besorgnis, als wenn er mit zehn Helfern losgezogen wäre.

55

Er fuhr wie der Teufel und forderte das Pferd über Gebühr. Aber es trug eine leichte Last, Deichmann hatte jeden entbehrlichen Ballast abgeladen. Er reiste ohne Waffen, denn er würde gegen mehrere Männer antreten müssen. Schießen konnte er immer nur auf einen zurzeit. Zu viele blieben gesund und einsatzbereit. Mit Gewehr und Pistole war die Sache nicht zu gewinnen.

Noch vor Lüneburg begann er, Trine zu vermissen. Das war sein zweitstärkstes Gefühl. Noch stärker war nur sein Bedürfnis, sie nicht unnötig in Gefahr zu bringen. Er lächelte, wenn er daran dachte, wie sie allein mit Fleetwoods Unterstützung gegen einen Haufen zorniger Männer antreten würde. Dabei waren Waffen unnötig, das ging nur mit List und mit viel Verstand. Also war Trine praktisch bis an die Zähne bewaffnet.

Lüneburg war die letzte Möglichkeit, neu zu planen. Aber er kannte zu wenige Männer, die als Mitstreiter infrage kamen. Im Rathaus hatte er niemanden getroffen, der mit den Fäusten eine Hilfe gewesen wäre. Ein gefülltes Tintenfass werfen und mit der Schreibfeder zustechen, das würde höchstens Flecken und Schrammen erzeugen. Bei einem Händler kaufte er Brot und Käse, viel Käse. Auch im Wirtshaus wurde viel Käse verarbeitet. Deichmann vertilgte ihn in Mengen, seitdem er ein Kind war. Als erwachsener Mann redete er nicht gern über diese Vorliebe, sie kam ihm unmännlich vor.

Er jagte auf die Elbe zu, ein Wolkenband zog über ihn hinweg. Zarter Landregen wäre in Ordnung gewesen und eine Erholung für das Pferd. Heftige Regengüsse würden alles schwerer machen.

Gegen Mittag stand er am Elbufer und winkte hinüber. Er hatte wieder Glück, am Fährhaus drüben sah er Menschen, die reagierten. Ein Boot setzte sich in Bewegung. Deichmann kannte das Tempo von Fähren. Es war gemächlich und wurde erst unangenehm, wenn man es eilig hatte.

»So sieht man sich wieder«, sagte Deichmann zur Begrüßung.

Bolko entgegnete: »Es gibt einen Kaufmann, der sagt jedes Mal den gleichen Spruch. Man sieht sich immer häufiger als einmal, zweimal, dreimal, Ihr wisst schon. Zuletzt war er bei über 40.«

»Er findet das wohl witzig.«

»Aber er lacht nie. Er schreibt auch jedes Mal etwas in sein Buch.«

»Bolko, warum blickst du mich nicht an?«

»Ich blicke Euch doch an.«

»Du weichst meinem Blick aus.«

»Ihr irrt Euch bestimmt.«

»Sind sie bei euch?«

»Ich weiß nicht, wovon Ihr redet.«

»Sie sind beim ersten Morgenlicht gekommen oder ein wenig später. Haben sie euch bedroht?«

»Die Päpstin ist jetzt bei mir.«

»Wie schön. Aber ihr scheint euch nicht gut zu verstehen.«

»Wie kommt Ihr darauf?«

Deichmann deutete auf sein Gesicht.

»Ach das«, sagte Bolko und wendete sich ab. »Ein Unfall. Vieles ist morsch in dem Haus. Sagt man so: morsch?«

»Nein. Richtig ist, wenn du sagst: Ich lüge, weil ich Angst habe.«

»Nicht um mich.«

»Das weiß ich doch.«

Sie waren auf dem Fluss. Alles ging zu langsam: das Fließen, die Fahrt, Bolkos Antworten.

Dann sagte der Fährmann: »Ihr müsst bestimmt schnell weiter. Lübeck, nehme ich an.«

»Zuerst schaue ich bei euch vorbei. Guten Tag sagen.«

»Das ist nicht gut. Sie hat nicht gern Besuch.«

»Jeder Fährmann hat gerne Kunden und Gäste. Mit ihnen verdient er seinen Lebensunterhalt.«

»Beim nächsten Mal.«

Deichmann schwieg, bis sie das Ufer erreichten. Bolko wurde immer unruhiger. Aber er war der Typ, der seine Nervosität nicht mit nervösem Reden bekämpft.

Als alle wieder festen Boden unter den Füßen hatten, wollte sich Bolko schnell verabschieden. Deichmann spielte mit, man grüßte, Geld wechselte den Besitzer, obwohl Bolko es energisch ablehnte. Deichmann trug ihm auf, der Päpstin Grüße auszurichten. Dann fuhr er Richtung Norden davon. Jedes Mal, wenn er sich umdrehte, war Bolko kleiner geworden. Aber er war immer da.

Er fuhr die Kutsche so weit wie möglich vom Weg entfernt und machte sie fest. Bis zum Anwesen brauchte er 20 Minuten, ebenfalls durch den Wald. Zweimal musste er seine Richtung korrigieren, einen schwerwiegenden Fehler konnte er nicht begehen, dafür würde der Fluss sorgen.

Das Anwesen lag so still und verloren da, wie er es in Erinnerung hatte. Kein verräterischer Wagen, keine Menschen, überhaupt keine Bewegungen.

Er schlug einen Bogen und näherte sich von Süden, sodass er zuerst die Scheune mit den Käfigen und kleinen Gehegen erreichte. Drinnen war Bewegung, er zog sich in die Höhe und erreichte die Luke. Der erste Wagen stand fast in Reichweite. Das war schlecht, denn er versperrte die Sicht in den Raum.

Er riskierte es, fiel nicht besonders elegant durch die Luke ins Innere, blieb in der Hocke. Er spürte und hörte die Geräusche von Tieren. Die Gazellen, die Käfige, alle mit Decken verhängt. Eine kluge Entscheidung, denn erschreckte exotische Vögel waren laut wie Kirchenglocken. Jetzt bedauerte er, dass er in der Menagerie nicht häufiger die Tiere betrachtet hatte. Aber was er hier sah, waren die geraubten Tiere.

Als der Wagen neben ihm zu leben begann, fiel er vor Schreck beinahe um. Die vergitterte Seite war ebenfalls verhängt, aber über den Bewohner gab es keinen Zweifel. Einen Moment dachte Deichmann ernsthaft darüber nach, wie man einen Löwen beruhigt. Der Moment war kurz. Der Löwe sprang nicht mehr gegen die Wände des Wagens, aber das Knurren blieb.

Wo waren die Tierdiebe?

Er musste es riskieren. Er hasste es, in der Öffentlichkeit den Dummkopf zu geben. Er fühlte sich dann wie im falschen Körper, aber er musste die lebende Päpstin sehen. Sie war wie eigens zu dem Zweck erschaffen, gewaltbereite Männer zur Weißglut zu treiben. Dafür musste man kein Dieb sein.

»Kundschaft!«, rief er und schlug mit der Faust gegen die Haustür.

»Wir kaufen nichts!« Die bekannte Stimme, der bekannte Tonfall. Nie hatte er ihn mit so viel Erleichterung gehört.

»Ich komme rein!«, rief er. »Ich sterbe vor Hunger.«

»Da bist du nicht der Erste«, rief sie zurück. Er öffnete die Tür. Er war auf ein halbes Dutzend Männer eingestellt, die an den Tischen saßen und im besten Fall die harmlosen Fährgäste geben würden.

Mit der Zahl der Männer lag er goldrichtig, aber sie saßen nicht am Tisch, sie lagen auf dem Boden. Drei oder vier waren am Leben, die anderen rührten sich nicht. Aber sie wirkten nicht wie Schlafende. Die, die lebendig waren, krümmten sich vor Schmerzen, stöhnten leise. Es ging ihnen sehr schlecht. Was Deichmann am meisten überraschte, war die Zahl: Alle waren tot oder krank. An den beiden Tischen war gegessen worden, Töpfe und Utensilien sahen aus, als ob die Mahlzeit gerade erst stattgefunden hatte. Am Herd stand die

Päpstin, in der Hand einen großen Holzlöffel, im Gesicht die alte Kiebigkeit.

»Dich kenn ich.«

»Gutes Gedächtnis«, erwiderte Deichmann. »Und dabei sagt man immer, dass zu viel Schnaps aufs Gedächtnis schlägt.« Er näherte sich den Männern.

»Was ist das hier?«

Sie blickte in den großen Topf auf dem Herd und sagte: »Für zwei Mahlzeiten reicht es noch. Wie groß ist der Hunger?«

»Vor fünf Minuten war er größer. Ich wiederhole meine Frage.«

»Muss nicht«, sagte sie. »Gutes Gedächtnis, schon vergessen?«

Hinter ihm ging die Tür, Deichmann sprang in die Tiefe des Raums und drehte sich um. Bolko stand im Türrahmen und sagte traurig: »Das ist nicht gut.«

»Nicht essen«, sagte die Päpstin, an ihn gerichtet. »Du weißt ja.«

Deichmann ging zum Herd, ein drohend erhobener Kochlöffel musste zur Seite geschoben werden. Der große Topf war halb gefüllt, es sah aus wie ein Eintopf aus allem, was die Erde hervorbringt. Es sah appetitlich aus, die Päpstin rührte darin herum.

»Nicht essen!«

»Weshalb rührst du dann?«, fragte Deichmann.

»Das ist für den Fall, das die beiden da keine Ruhe geben und Nachschlag wollen.«

Sie deutete auf die Männer, die sich in Krämpfen wanden. Das, was neben ihren Gesichtern schwamm, war wohl erbrochen worden.

»Deine Medizin?«, fragte Deichmann.

Die Päpstin lachte. »Die heile ich nicht. Sie sind schlechte Menschen, sie haben Bolko geschlagen. Niemand schlägt meinen Mann. Das haben sie gelernt. Ist zwar das Letzte, was sie in diesem Leben lernen werden, aber sie hatten etwas Klugheit nötig.«

»Red endlich«, forderte Deichmann sie auf.

»Sie haben meinen Mann geschlagen.«

»Erzähl mir was, was ich noch nicht weiß.«

»Sie haben meinen ... Das war nicht gut. Dann hatten sie Hunger. Ich habe gesagt: Ihr seid kranke Menschen. Sie lachen. Ich sage: setzen, Essen kommt gleich.« Und plötzlich mit veränderter Stimme, leiser, ernsthaft, verzweifelt: »Sie haben mir meine Schlangen weggenommen!«

»Was? Was haben denn ...?«

Er sah in den Topf und schluckte.

»Alle sind weg«, sagte sie. »Ich wollte ihnen nur eine geben, aber sie haben Bolko geschlagen. Meinen Mann. Solche Menschen brauchen wir nicht. Alle meine Schlangen.«

»Sie hat ihre Kreuzottern gekocht?« Deichmann blickte Bolko an.

Bolko zuckte mit den Achseln. »Die paar Schläge hätte ich auch noch überlebt. Aber sie hat es nicht ertragen. Sie hat geweint, als sie die Tiere ...«

»Wie konnte sie das tun? Wo waren die Diebe da?«

»Die waren noch bei den Tieren. Es musste schnell gehen. Wisst Ihr, wie schnell man große Kreuzottern zerschlagen kann?«

»Nur den Kopf«, murmelte die Päpstin. »Im Kopf ist die Klugheit und die Strafe auch.«

»Wie lange hat es gedauert?«

»Wenige Minuten. Einer fing an, die anderen folgten schnell. Sie haben es bis zuletzt nicht begriffen. Wenn sie sich vollgeschissen hätten, hätten sie wohl geahnt, dass die Päpstin ihnen was untergemischt hat. Aber das, was mit ihnen passierte, war schlimmer als Dünnschiss.«

Ein Dieb lebte noch. Man sah ihm nicht an, ob er in der Lage war, Gesprächen zu folgen. Seine Augen waren offen, aber es war nicht zu erkennen, ob er etwas erkannte. Er krümmte sich nicht mehr zusammen, wirkte recht entspannt. Seine Hände schlossen und öffneten sich.

»Und wer bezahlt mir jetzt das Essen?«, fragte die Päpstin. Sie deutete auf Deichmann: »Du! Du bist reich. Wie viel gibst du freiwillig? Wenn du dich weigerst, zeige ich dich an. Zechpreller können wir hier nicht gebrauchen.«

»Die da liegen, sind das alle Männer?«

Die Päpstin zählte mit dem Kochlöffel durch.

»Alle vorhanden. Aber freundlicher jetzt als bei der Ankunft.«

Mit einem Geräusch, das Deichmann noch nie von einem Menschen gehört hatte, folgte der letzte Tierdieb seinen Kumpanen.

ENDE

Alle Bücher von Norbert Klugmann:

Rebenblut
ISBN 978-3-89977-613-3

Schlüsselgewalt
ISBN 978-3-89977-615-7

Kabinettstück
ISBN 978-3-89977-680-5

Die Nacht des Narren
ISBN 978-3-89977-769-7

Die Adler von Lübeck
ISBN 978-3-8392-1004-8

Die Tochter des Salzhändlers
ISBN 978-3-8392-0256-2

Lüneburger Elefanten
ISBN 978-3-8392-0389-7

Bitte parken Sie nicht in unserem Schaufenster
ISBN 978-3-8392-0237-1